동의보감

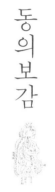

고전 찬찬히 읽기

06

양생과 치유의 인문의학

동의 보감

안도균 지음

작은길

일러두기

1. 이 책은 『동의보감』이 한의학 전공자나 학술 연구자를 너머 교양독자 일반에 폭넓게 읽히기에 적합하도록 집필되었다. 독자들은 원전의 원문을 찬찬히 읽어 가면서 어렵거나 중요한 대목에서는 저자의 해설을 통해 본뜻을 제대로 이해하는 데 필요한 도움을 받을 수 있다.

2. 본문에 인용된 『동의보감』 원문은 저자가 원전을 번역하여 실었으며, 필요한 경우 원뜻을 왜곡하지 않는 범위에서 다듬었다.

3. 이 책은 『동의보감』의 여러 편 중 「내경편」에 관한 해설서이다. 따라서 인용의 출처는 모두 「내경편」이므로 별도로 밝히지 않았다. 「내경편」이 아닌 다른 편의 인용일 경우에는 당연히 밝혔다.

4. 이 책의 인용 출전 표기방식은 아래 예시를 두어 설명한다.

   > 머리는 천곡으로서 신을 저장한다(頭爲天谷以藏神)① 머리에는 구궁九宮이 있어서 구천九天과 상응한다. 그 가운데 하나의 궁을 이환궁泥丸宮이라 이르는데, 또 다른 말로 황정黃庭, 곤륜崑崙, 천곡天谷이라고도 한다. 그렇게 이름은 많지만 결국 '원신元神'이 거처하는 곳을 말한다. 또한 그 빈 모습이 마치 골짜기와 같고, 신이 거처하므로 '곡신谷神'이라고도 한다.(『정리正理』)② ― 頭③, 「外形篇」

   ① '항'의 제목. 『동의보감』의 편체는 편篇―문門(강綱)―항項(목目)의 순서로 되어 있다.
   ② 『동의보감』에 실린 글의 원출전이 되는 의서의 제목.
   ③ '문門'의 제목. 이 책의 차례는 「내경편」의 '문'에 맞추어 구성되었으므로, 각 장에서 다른 문의 내용이 인용되는 경우를 제외하고는 '문'의 제목은 적지 않았다.

5. 이 책에 나오는 십이시의 시간 구분은 통용되는 시각에 30분을 더하여 사용했다. 천지의 운기와 지리적 조건을 중시하는 의역학과 사주명리학에서는 한반도의 경도가 동경시보다 30분 앞서는 점을 반영하는 까닭에서다.

존재의 기법, 의학을 변주하다

아주 오래전부터 나는 한의학 공부를 독학해 왔다. 나는 그 공부가 참 재미있었다. 하지만 독학한 의학은 고립될 수밖에 없었다. 임상은 물론이고 일상적인 대화거리도 되지 못했다. 많은 직업을 전전하던 때도, 대학에서 서양의학을 공부할 때도 한의학은 나 혼자만의 놀이였고 독특한 취미였으며 숨겨진 친구였다.

그러다가 옛 수유너머 연구실에서 동의보감 세미나와 접속하게 되었다. 그때 세미나 반장이 지금 감이당 멤버 중의 한 분인 고미숙 선생님이었고, 어떤 한의대생이 튜터 역할을 하고 있었다. 나머지 세미나 회원들은 다양한 분야의 사람들이었다. 설치미술가, 신화를 공부하고 있는 시간제 강사, 시나리오 작가를 꿈꾸는 백수, 프랑스 유학파 백수, 그냥 백수 등등.

세미나에선 한의학을 나보다 훨씬 더 재미있게 공부하고 있었다. 한의학 이론들이 해체되어 다양한 얘기로 재조합되었다. 이렇게 재밌는 곳이 있었다니. 시간 가는 줄 몰랐다. 토요일 오후 3시부터 시작한 세미나가 저녁 9시가 다 돼서 끝났지만, 그게 끝이 아니었다. 못다 한 얘기들은 술자리에서 이어졌다. 세미나 첫날, 나는 새벽 첫 지하철을 타고 집에 돌아갔다. 그 뒤로도 종종 나는 그 첫차를 탔다. 몸을 중심으로 그렇게 많은 이야기가 펼쳐질 줄 몰랐다. 그때부터 몸과 의학에 대한 생각을 다시 하게 되었다. 의학은 임상으로만 사용되는 줄 알았다. 그게 아니었다. 의학이 철학, 문학, 영화, 예술, 신화, 정치, 역사 그리고 일상의 윤리와 지혜로 연결되는 모습을 보면서 이제 내가 공부했던 한의학도 세상과 만날 수 있겠구나 하는 생각이 들었다.

그 이듬해부터인가, 나는 글쓰기를 만났다. 글쓰기는 살아오면서 했던 작업 중에서 가장 어려운 일이었다. 글쓰기를 하면 내가 정직하게 드러난다. 그래서 더 어려웠다. 특히 완성된 글을 누군가가 지적해 주는 경험은 아주 독특한 고통이었다. 그 경험을 통해서 나의 허세와 기만, 무지와 망념을 (술도 없이) 맨 정신으로 지켜봐야 했다. 하지만 동시에 우물 안에 갇혀 있는 자기를 발견하는 일은 매우 짜릿했다. 내가 나를 넘어선 느낌, 고치를 빠져 나온 나비처럼 자유로운 느낌이 들었다. 자기를 객관화하고 있는 그대로의 모습을 볼 수 있는 기회, 그것은 값진 선물이었다.

기회가 닿아 신문에 고전을 소개하는 연재 중 두 편을 쓰게 되었다. 그것을 인연으로 연구실 친구들과 공저를 내기도 했다. 그러다 기회가 또 닿았다. 이번엔 『동의보감』을 풀어쓰는 작업이었다.(바로 이 책이다.) 단행본이라 부담이 됐지만 흔쾌히 하겠다고 했다. 내 인생에서 의도했던 많은 일들이 무모한 시도였다. 작은 성공도 있었지만 대부분은 넘어지고 좌절했다. 하지만 베테랑이 된 후에 하려고 했다면 난 그동안 아무것도 못했을 것이다. 결과가 어떻든 새로운 작업을 시도할 수 있는 기회를 얻는 건 기쁜 일이다. 일 년 안에 내기로 한 책이 2년 반이 지나서야 완성되었다. 책도 시절인연이 중요하다는 것을 깨달았다. 원고 완성이 늦어지다 보면 앞에 썼던 내용을 고치고 싶어진다. 그러다 보면 또 다시 뒤쪽을 손봐야 하고. 그렇게 두 번 정도 원고를 뒤집었다. 잘 쓰고 싶은 마음이야 당연하겠지만 너무 욕심을 부리면 때를 놓친다. 때가 되면 자식도 내보내야 하듯이, 책도 때에 맞춰서 놓아주어야 한다. 그 뒤부터 책은 독자의 몫이 된다.

이 책은 독자들이 『동의보감』의 내용을 찬찬히 읽어 볼 수 있도록 좋은 내용을 발췌하고 간단한 설명을 곁들이는 것으로 기획되었다. 『동의보감』은 별 해설 없이 읽어도 쉽게 이해되는 내용이 꽤 많다. 하지만 해설하려고 들면 한도 끝도 없다. 깊고 깊은 심연에 빠지는 느낌이다. 어떤 방법론을 가지고 들어가는가에 따라 『동의보감』은 천변만화한다. 그래서 나름 몇 가지 원칙을 두었다. 첫째는 『동의보감』의 의학이론을 일반인이 이해할 수 있는 언어로 바꾸는 것이고, 둘째는 기존의 해석에 얽매이지 않고 새롭게 보는 것이다. 그래야 나도 재미있게 쓸 수 있을 테니까. 그렇지만 의학은 생명을 다루는 학문이므로 임상적 엄밀함을 간과할 수가 없었다. 그래서 한편으로는 조심스러웠다. 이러한 나의 여러 욕망과 크고 작은 제약이 한데 섞여 이 책이 탄생했다.

『동의보감』은 역학易學(『주역』)의 논리를 바탕으로 한다. 『주역』의 역사는 동북아시아 문명사를 망라한다. 의학뿐만 아니라 과학, 정치, 사상 그리고 삶의 영역까지 거의 모든 분야가 역학의 영향을 받았고, 또한 역의 이치 안에서 이들은 통합되고 연결될 수 있다. 그러한 연결은 다양한 가능성을 낳는다. 특히 의학이 존재의 기법으로 변주될 수 있다면, 신체의 건강을 포함한 존재의 통합적인 '치유'가 가능하게 될 것이다. 그러기 위해선 인문학적 통찰이 필요하다. 나는 『동의보감』에 서술된 양생의 논리 안에 삶의 기술로 응용될 수 있는 인문학적 가능성이 숨어 있다고 생각한다. 그리고 이 책에서 그것을 꺼내는 데 최선을 다했다. 책 제목이 『동의보감, 양생과 치유의 인문의학』이 된 데에는 그런 연유가 있었다.

책을 내기까지 많은 분들의 도움이 있었다. 먼저 글쓰기의 세계로 길을 내어 주신 고미숙 선생님께 감사를 드린다. 또한 『동의보감』을 함께 공부했던 감이당 멤버와 학인 들에게도 고마움을 표한다. 그들은 나의 많은 개념적 시도와 시행착오의 희생자였다. 그들 덕분에 난 지금 강의와 글쓰기를 좀 더 잘할 수 있게 되었다. 이 글을 처음 쓰기 시작할 무렵부터 과천의 어떤 공부모임에서 장기간 강의를 하게 되었다. 그 인연을 계기로 과천과 안양에 〈관문학당〉과 〈서인학당〉을 열었다. 그곳 학인들이 2년째 "대체 책은 언제 나오냐?"고 물어 본다. 그러면 나는 매번 "곧 나온다."고 대답한다. 부족한 도반의 책을 오랫동안 기다려준 관문, 서인의 여러분들에게 감사하다는 말씀을 전한다. 또한 2년 동안 인연을 맺고 있는 대구수성아트피아 학인들과 이젠 친형제 같은 전주시 평생학습원의 삼현, 지영, 종경에게도 고맙다는 말을 전한다. 약샘(강민혁)에게도 인사를 하고 싶다. 그는 술은 못 마시지만 나의 취기에 따라 덩달아 취하면서 내 미천한 공부에 많은 힌트를 주었다. 그에게서 사유의 자극을 많이 받았다. 그리고 장기간 고생한 작은길출판사 대표 최지영 선생님에게도 고마움의 마음을 전한다. 이 밖에 안팎으로 도움을 주신 분들이 많다. 이 글을 대신해서 감사의 인사를 드린다.

2015년 10월
안도균

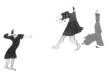

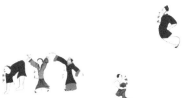

1장

수양과
의학

:: 『동의보감』의 배경

『동의보감』은 1596년 선조에 의해 기획되었다. 임진왜란이 막 끝난 때였다. 전쟁은 끝났지만 백성들은 여전히 역병과 기근에 시달렸다. 연고지를 버리고 뿔뿔이 흩어져 산으로 들어가기도 하고 식량이 있는 곳을 찾아 유랑하기도 하였다. 어떤 이들은 목숨을 걸고 관아의 창고를 습격하기도 했다. 심지어 왜란의 피해가 심했던 지역에서는 시체를 먹거나 사람을 살해해서 인육을 먹는 지경에까지 이르렀다. 역병으로 인한 고통과 두려움은 더욱 컸다. 여름엔 학질과 장티푸스가, 겨울에는 두창과 마진이 창궐했고, 이에 많은 사람들이 죽었다. 전란 이후의 과제는 산더미처럼 쌓였지만 무엇보다 백성을 질병과 가난으로부터 구제하는 것이 급선무였다. 선조는 그 일환으로 태의太醫 허준 許浚을 불러 의서의 편찬을 명했다.

우리 선종대왕[선조]께서는 몸을 다스리는 것으로 백성을 구제하려 하셨고, 그런 어진 마음이 의학에 대한 관심으로 이어져 백성들의 병고를 살피고자 하셨다. 그래서 일찍이 병신년丙申年(1596年)에는 태의 허준을 불러 다음과 같이 하교하셨다. "근래 중국의 의학서적들을 보니, 모두 자질구레해서 보기에 탐탁치 못하다. 그러니 여러 의론과 처방들을 모아 한 책으로 만드는 것이 좋겠다. 또한 사람의 질병은 모두 조섭調攝을 잘못하는 데서 생기므로 수양修養이 우선이고, 약과 침은 그 다음이다. 그런데 여러 의론과 처방들은 번다하니, 그 요점을 가리는 데 힘써야 할 것이다. 궁벽한 마을에는 약이 없어 요절하는 사람이 많고, 우리나라에는 향약鄕藥이 많이 생산되나 사람들이 알지를 못한다. 그러니 향약의 이름을 분류하여 백성들이 쉽게 알 수 있도록 하라." 허준이 물러 나와 유의儒醫 정작, 태의 양예수, 김응탁, 이명원, 정예남 등과 함께 국局을 설치하고 『동의보감』의 대략을 완성하였으나 정유재란을 만나 의원들이 뿔뿔이 흩어져 『동의보감』 편찬은 멈추게 되었다. 그래서 선왕께서는 허준에게 혼자 편찬하라 다시 하교하시고 의술서 500권을 내어주면서 참고하라고 하셨다. 그런데 이 책이 완성되기 전 선왕께서 승하하셨다. ─『동의보감』 서문

서문의 요지는 세 가지다. 번다한 중국 의서를 한 책으로 정리하라는 것과 지천에 널려 있는 향약(약초)들을 잘 활용할 수 있도록 하라는 것. 그리고 삶의 수양을 약이나 침 치료보다 우위에 두어, 생활을 바꿔 몸과 마음의 병을 고치는 이른바 '양생養生'을 치유의 근본이 되게 하라는 것이다.

첫째, 『동의보감』은 『황제내경皇帝內經』부터 『의학입문醫學入門』까지,

약 240여 종에 달하는 의서를 인용했다. 중국 의학사의 거의 모든 문헌을 망라했다고 해도 과언이 아니다. 그런데도 분량은 25권 정도에 지나지 않는다. 이는 인용 서적 중 하나인 『의학입문』 정도의 분량이다. 세종 때 편찬된 조선 최초의 관찬 의서인 『향약집성방鄕藥集成方』(조선의 향토에서 생산되는 약재의 효능을 응용한 종합 의서)이 있었지만, 86권이나 되는 방대한 양에도 불구하고 활용도 낮은 편찬 방식과 불충분한 의학 이론 탓에 종합 의서로서의 자격에는 미달했다. 반면 『동의보감』은 형의상학적 의론을 근본으로 한 종합 임상서로서 적절한 임상 케이스들 그리고 절묘한 처방을 아울러 25권 안에 담아냈다. 이것이 가능했던 것은 각 의론醫論들 사이를 화학적으로 연결할 수 있는, 병리적 서사에 대한 깊고 폭넓은 통찰이 있었기 때문이었다. 또한 한의학의 이론이 고대의 중국 사유로부터 출발한다는 점에서 의론의 집대성은 철학적 작업이기도 했다.

둘째, 향약은 우리 땅에서 나는 약초를 말한다. 산과 들에 나가면 약초가 지천에 널려 있다. 그러나 문제는 용법이었다. 약초인 줄 안다 하더라도 어떤 증상에 써야 할지 잘 모르는 경우가 다반사다. 그래서 선조는 백성이 향약을 잘 활용할 수 있도록 주문했다. 그렇게 된다면 굳이 비싼 중국 약재를 구하지 않고도 비교적 쉽게 병을 고칠 수 있기 때문이다. 이렇게 해서 향약은 어느 항목을 보더라도 마지막 부분에 단방약單方藥(한 가지 약재만을 써서 지은 약)으로 기술되어 있다.

국화는 현기증과 두통에 쓴다. 꽃을 말려 가루 낸 후 술에 타서 먹는다.

검은콩은 오장에 뭉친 적취積聚을 흩어 버린다.

치아와 잇몸이 아플 때는 살구씨 100개, 소금 1돈을 물 1되에 넣고 팔팔 끓여서 양치하고 뱉어낸다.

미나리는 소아가 갑자기 열이 나거나 곽란으로 구토하고 설사하는 것을 치료한다.

단방약은 여러 가지 약을 섞어 먹을 형편이 안 되는 대부분의 백성들에게 아주 유용한 처방이었다. 단방약이라고 효과가 떨어지는 것은 아니다. 병증의 맥락과 구체적으로 잘 연결한다면 오히려 단방약이 더 큰 효과를 볼 수도 있다. 더구나 자기가 사는 지역의 기운이 서려 있는 것이라면 더 그렇다. 단방약 중에는 웅담이나 사향, 녹용, 나귀 기름처럼 비싸고 구하기 힘든 것도 있지만, 소금, 겨자, 멥쌀, 곶감, 대나무잎같이 쉽게 구할 수 있는 약재가 대부분이다. 약값을 대다가 가산이 거덜 날 정도로 약재가 귀하고 비싼 시대였다. 그렇기에 향약의 존재는 그야말로 산속에 숨겨진, 아니 지천에 널린 보물이었다. 누구나 접할 수 있기에, 그래서 의학의 문턱이 아주 낮아졌다는 점에서도 향약은 보배라 할 수 있다.

:: 수양과 도道 — 치료의 주체

마지막으로 '수양'을 약이나 침보다 우위에 두라는 말을 살펴보자. 수양이란 일상을 늘 갈고 닦는 새로운 삶의 양식을 말한다. 따라서 수양이 약이나 침보다 우위라는 말은 질병을 치료하는 데 있어 전문 의료보다 삶의 태도가 더 중요하다는 뜻이다. 병은 당연히 병원에서 치료해야 할 것 같지만, 잘 생각해 보면 그렇지만은 않다. 서문에서 언급한 것처럼 사람의 질병이 "조섭調攝을 잘못하는 데서" 생긴다고 한다면 치료 역시 조섭을 잘하는 것이 더 타당한 논리가 된다. 조섭이란 음식 조절과 운동 등으로 몸의 컨디션을 회복하는 것을 말한다. 만일 과음이 질병을 일으켰다면 약을 먹는 것보다 우선해서 술을 끊어야 하지 않겠는가. 몸을 움직이지 않으면 비만과 순환계 질환이 생기기 쉽다. 그러면 운동이 약보다 더 근본적인 치료가 되는 것이 당연하다.

그런데 이렇게 안 좋은 습관을 고쳐서 조섭을 잘하는 것이 그리 쉬운 게 아니다. 나쁜 습관을 고치기 위해 새해 벽두마다 새로운 다짐을 하지만 결과는 작심삼일일 때가 많은 걸 보면. 그래서 수양을 위해서는 지속적인 발심과 실천이 필요하다. 그야말로 도를 닦는 마음으로 훈련하지 않으면 안 된다. 『동의보감』에서도 '이도요병以道療病' 즉, '도로써 병을 치료하라'고 했다. 습관 하나를 고치기 위해 도를 닦아야 한다니. 이쯤 되면 그냥 약과 침을 쓰는 게 더 편할 것 같다. 맞다. 아프면 병원에 가는 게 더 편하다. 하긴 수동적인 건 뭐든 편리하지 않은가.

그렇긴 한데 이때의 치료 주체는 환자가 아니라 의사가 된다. 선조가 말하는 수양의 의도는 치료의 주체를 환자로 설정하려는 것이다. 일상을 갈고닦는 일을 누가 대신 해줄 수 있겠는가. 병원과 의사에 의존할수록 자기 몸을 스스로 소외시키게 된다. 이는 현대인에게 더 해당되는 말이다. 현대인은 병원에 지나치게 의존한다. 환자는 특별히 할 일이 없다. 의사의 말만 잘 들으면 된다. 수술을 하건 약을 먹건, 의사가 내린 명령은 불문율처럼 따라야 할 명령이며 격언이다. 아프지 않다 하더라도 이런 의존성은 크게 달라지지 않는다. 미래에 올 질병에 대한 두려움 때문에 사람들은 보험을 든다. 언제든 만날 준비 태세가 되어 있는 것이다. 의사의 도움을 받는 것이 나쁘기야 하겠는가. 문제는 의사에 대한 지나친 의존성이다. 이러한 전적인 의존성은 수동성을 넘어 노예적이라 말할 수 있다. 몸은 스스로를 치유한다. 이것을 자생력이라 한다. 의학기술은 자생력의 보조수단일 뿐. 모든 치유의 과정에는 자생력이 가장 중요하다. 노예적인 몸에서 능동적 자생력을 기대할 수는 없다. 그러니 스스로 일상을 갈고닦는 수양이야말로 질병의 치유와 예방의 근본이라 할 수 있다. 의학의 기술은 그 근본을 갖춘 후에야 제대로 영향력을 발휘할 수 있다.

치유의 차원에서 보면 수양도 의학의 영역 안에 포섭될 수 있다. 수양도 약도 모두 병을 고치는 행위이니 말이다. 그렇게 되면 의학 안에 치료를 행할 수 있는 주체가 두 부분, 즉 의사와 환자로 나뉘게도 되지만 또한 환자의 자가치료 행위가 확대된다는 뜻이기도 하다. 다시 말해 수양의 차원에서 행하는 음식 요법은 약초로 확대될 수 있고,

운동 요법은 안마나 지압 혹은 침술로 이어지기도 한다. 한의학은 특성상 인위적인 의료장비가 필요치 않다. 자연에서 나는 그대로의 약초를 쓰고 장비라 해도 침 정도다. 그러니 환자의 수양 치료와 의사의 전문 치료는 경계가 애매하다. 물론 의학을 심도 있게 다루려면 깊고 오랜 공부가 필요하다. 하지만 수양의 범위를 조금만 넓혀도 향약도 만나고 의가들의 의론도 얼마든지 만날 수 있다. 그렇게 되면 수양의 기술이 더욱 다채로워질 것이다. 그 기술은 삶의 기술이면서 치유의 기술이다. 그 안에는 약과 침의 이론과 실제도 있겠지만 의학 이론안에 숨겨진 생명과 우주의 이치도 담겨 있다.

:: 「내경편」, 몸에 대한 인식의 우선순위

　　이고李杲[호는 동원東垣. 중국 금대의 이름난 의학자]는 북쪽의 의사다. 나천익羅天益은 동원의 의술을 전수받아 강소와 절강 지방에서 이름을 떨쳤다. 주진형朱震亨[호는 단계丹溪. 원대의 이름난 의학자. 동원과 함께 금원 사대가金元四大家로 일컬어짐.]은 남쪽의 의사다. 유종후劉宗厚는 그의 학문을 이어받아 섬서 지방에서 이름이 널리 알려졌다. 이렇듯 의학은 이미 남쪽과 북쪽의 이름을 가지고 있었다. 우리나라는 동쪽에 위치하고 의약의 도道가 끊이지 않고 이어져 오고 있으니 우리나라의 의학도 또한 동의東醫라고 부를 수 있다. ─『동의보감』 집례

『동의보감』의 '동의'라는 말은 중국의 북의와 남의에 견주어 동쪽의 의학을 대표한다는 뜻이 있다. 허준이 표방한 '동의보감'은 중국의학에 떳떳하게 맞서는 조선의학의 자부심을 드러낸 것이다. 하지만 '동의'에 내포된 더욱 중요한 점은 조선의 땅과 사람에 적합한 의학이라는 데 있다. 신토불이란 말처럼 자기가 사는 토양에서 얻은 음식과 약초가 그 사람에게 가장 적합하다. 『동의보감』에는 우리나라 사람에게 잘 맞는, 우리 땅에서 나는 약초가 소개되어 있다. 또한 우리 실정에 맞는 약재의 양과 가짓수를 조절해 놓기도 했다.

옛 사람들의 처방에 들어가는 약재는 그 양과 숫자가 너무 많아 그대로 쓰기가 어렵다. 특히 『화제국방和劑局方』에서 쓰고 있는 약재의 가짓수는 더욱 많아서 가난한 집에서 이를 어찌 다 감당할 수 있겠는가. [중략] 그리고 당약唐藥과 향약鄕藥을 함께 실었다. 향약은 산지와 채취 시기 그리고 말리는 법을 써놓아 편리하게 사용하도록 하였다. 이는 멀리서 구하여 얻는 데 어려운 폐단을 없애고자 함이다. ―『동의보감』 집례

이렇게 자기가 사는 시공간에 맞는 의료가 필요한 것처럼 삶의 기술이면서 치유의 기술인 수양도 자기 삶과 몸에 맞는 방법이 있어야 함은 말할 것도 없다. 태어난 시공간이 다 다르니 타고난 기질이나 유전적 특질도 모두 다를 것이다. 그리고 대개는 그 기질이 음양적으로 크고 작게 치우쳐 있다. 수양의 방향은 이런 치우친 기운들을 바로잡

는 쪽으로 가야 한다. 음적인 경우엔 양으로 나와야 하고, 양으로 치우친 경우엔 음으로 수렴되어야 한다. 그러기 위해서는 자기의 삶과 몸을 제대로 알아야 한다. 『동의보감』의 사유 안에서 삶은 몸을 통해 표현된다. 몸은 정신과 육체를 아우르는 총체이며 그 기운은 고스란히 삶에 반영된다. 따라서 몸을 알아야 자기에게 맞는 최선의 수양을 찾을 수 있다.

『동의보감』에서는 몸을 세 가지의 단계로 인식한다. 즉 '몸 안의 풍경', '육체의 형상', '관계 속의 존재'다. 허준은 이 세 단계를 순서대로 「내경편內景篇」, 「외형편外形篇」, 「잡병편雜病篇」이라 이름 붙이고 『동의보감』의 골격이 되는 큰 목차로 세웠다. 이외에도 「탕액편湯液篇」과 「침구편鍼灸篇」이 더 있지만, 이 두 편은 약의 종류와 침법을 설명해 놓은 부분으로 성격상 부록에 가깝다고 볼 수 있다.

「내경편」은 말 그대로 몸 안의 풍경을 담았다. 몸 안의 풍경이란 오장육부를 비롯한 여러 장기의 모습을 뜻한다. 하지만 그 모습은 해부학적 구조라기보다는 내부의 장기와 외형이 관계하고 있는 기운의 회로라 할 수 있다. 육체의 형상(외형)은 내면의 기운과 연결되어 있다. 쉽게 말해 오장육부는 외형과 긴밀한 관계를 갖는다. 겉으로 보여지는 외형은 내면의 기운이 반영된 것이다. 거칠게 비유하자면 내경은 질료, 외형은 형상이라 할 수 있다. 내부의 모습은 외형이라는 현실태로 표현되는 가능태로서 존재한다. 여기에는 대표적으로 오장육부, 그리고 오장육부의 기능적 질서인 정精, 기氣, 신神이 있다. 이 밖에도 신형身形, 혈血, 몽夢, 성음聲音, 언어言語, 진액津液, 담음痰飮, 포胞, 충蟲, 소변, 대변이 「내경편」에 속한다.

「외형편」에 속하는 두頭, 면面, 안眼, 이耳, 비鼻, 구설口舌, 아치牙齒 등은 이름 그대로 머리, 얼굴, 눈, 코 같은 외형적 모습이다. 이 외형들은 내부의 기운을 반영한다. 예컨대, 눈 하나에도 오장육부의 기운이 연결된다. 동공은 신장, 홍채는 간, 흰자위는 폐, 눈초리는 심장, 눈꺼풀은 비장과 관련이 있다. 이렇게 외형은 내경과 긴밀하게 연락되며, 이 연결의 이치는 발병과 치유의 원리로 작동한다.

여기에 '외부'라는 요소를 하나 더 추가해야 한다. 발병과 치유는 몸과 외부가 만나는 접점에서 일어난다. 질병은 대개 감정, 외사外邪, 음식 같은 원인으로부터 발생한다. 이들은 모두 외부 세계와의 관계에서 드러난다. 치유는 그 관계성을 회복하는 것에서 시작된다. 감정을 다스리고, 음식을 조절하며, 외사를 방어하는 기운을 얻어야 치유도 가능하다. 몸이 이렇게 외부와 만나서 관계하는 존재라는 것을 인식하는 것으로부터 「잡병편」이 시작된다.

내부의 기운은 외형과 연결되고 이런 연결체인 몸은 다시 외부와 상응한다. 이런 식으로 「내경편」, 「외형편」, 「잡병편」을 배열하면 몸의 안쪽으로부터 바깥을 향하는 구도가 생긴다. 그러나 몸이 외부와 접속하면서 일어나는 감정, 음식 섭취, 외사의 침입 같은 사건은 다시 내경에서 다루는 정·기·신과 오장육부의 흐름을 결정하는 요인이 된다는 점에서 「잡병편」은 「내경편」으로 연결된다. 결국 『동의보감』 안에서 몸을 인식한다는 것은 몸이 외부와 연결되어 있음을 체득하는 것이다.

그중에서도 「내경편」은 『동의보감』에서 가장 중요하게 다뤄진다. 몸 안에 흐르는 기운은 외형을 유지하고 외부와 접속하는 능동적 주체가 되기 때문이다. 그만큼 「내경편」은 몸을 인식하고 이를 통해 자기만의 삶과 치유의 기술인 수양법을 찾는 데 우선순위가 되어야 할 충분한 이유가 있다. 이제 「내경편」 안에 있는 그 풍경들을 하나씩 들여다볼 차례다.

2장

신형 身形

'신형문身形門'은 「내경편」을 여는 장이다. 신형에는 「내경편」의 핵심 사상이 집약되어 있다. 또한 「내경편」이 『동의보감』의 중추이므로 신형身形을 『동의보감』의 핵심이라고 해도 지나치지 않다. 핵심 사상을 책의 머리에 두는 것은 뒤에 나오는 내용 역시 이 사상적 요추 아래에 놓여 있다는 뜻이다. 『동의보감』의 모든 내용은 '신형'의 사유를 기반으로 한다.

　『동의보감』은 유불도儒佛道 삼교의 영향을 모두 받았다. 『동의보감』의 대표 저자인 허준의 사상적 성향이 그랬다. 허준은 당시 서울을 중심으로 경기 서북부(지금의 파주)와 호남의 사림들과 함께 유불도 삼교회통 사상을 공부했다. 유불도 중에서도 특히 도가 사상에 주목해야 한다. 신형의 많은 부분들이 도가 사상의 내용이다. 『동의보감』 편찬에 참여했던 인물 중에는 정작鄭碏이라는 유의儒醫(유학자이면서 의사)가 있었다. 그는 조선 도가 사상의 가장 중요한 인물 중 한 명인 북창 정렴의 동생이다. 정작 역시 조선 단학파의 한 사람으로서 도가 사상에 정통했다. 이런 인물들의 참여로 『동의보감』은 도가 양생술의 색채가 짙다. 도가의 이러한 사상이 집약된 부분이 「내경편」이고 그중에서도 '신형'이다.

도가 사상은 육체와 마음의 수련으로 실천된다. 이를 성명쌍수性命雙修라 한다. "성性과 신神은 서로 통하는 말들로, 양자 모두 사람의 심성, 정신, 의식 등을 가리킨다. 그리고 명命과 형形 또한 서로 일치하는 것으로, 사람의 생명, 형체를 가리킨다."(이원국, 김낙필 외 옮김, 『내단1』, 성균관대학교출판부, 92쪽) '신형'이란 말에도 성명쌍수의 도가적 이치가 내함되어 있다. 신형의 글자를 풀이하면 '몸의 형상'이 된다. 몸의 형상은 육체의 외형外形을 지시하기도 하지만 내부를 흐르는 기氣의 모습, 즉 내경內景이기도 하다. 내부의 기란 비가시적이고 유동적인 동력을 총칭한다. 그것은 힘으로 작동하는 물리적 에너지이기도 하지만 정신활동을 의미하기도 한다. 이 둘을 합쳐 몸 혹은 몸의 형상(신형)이라고 한다. 요컨대 신형은 정신과 육체를 아우르는 개념이다.

성명쌍수의 실천적 윤리가 육체와 정신을 함께 수양하는 데 있는 것처럼 신형의 내용도 육체와 정신을 동시에 수양해야 하는 양생적 실천을 요구한다. 그 도가적이고 양생적인 실천은 '천인상응天人相應', 즉 인간과 하늘은 서로 감응한다는 사상을 근본으로 한다. 여기서 하늘이란 '자연' 혹은 '세계'나 '외부'를 의미한다. 인간이 자연과 어떻게 소통할 것인가가 도가의 화두라 할 수 있다. 자연과 소통하는 인간. 그 발생의 관점과 소통의 방법론. 그런 얘기들이 신형에 실려 있다. 이렇게 또 다른 차원의 접속과 소통을 경험하는 것이 『동의보감』을 이해하는 첫 관문이 될 것이다.

:: 풍경화와 산수화

『동의보감』은 한 장의 그림에서 시작된다. 이름하여 '신형장부도身形藏府圖'. 몸의 형태와 오장육부를 그린 그림이란 뜻이다. 대개 의학서적에 나오는 인체도라고 하면 정교한 해부도를 떠올릴 테지만, 이 그림은 그냥 투박한 소묘에 가깝다. 오장육부의 이름이 적혀 있긴 하지만 장기의 형태를 묘사했다기보다는 장기의 영역을 약도처럼 표시해 놓았을 뿐이다. 허준은 왜 이런 그림을 본문 첫 장에 두었을까? 그 질문을 천천히 풀어 보도록 하자. 혹시 그 해답 속에 『동의보감』 전체를 꿸 수 있는 힌트가 있을지도 모른다.

신형장부도는 「내경편」을 시작하는 그림이다. '내경'이란 글자 그대로 '몸 안의 경치 혹은 풍경'이라는 뜻이다. 그렇다면 신형장부도는 몸 안의 풍경을 표현한 그림이라고 할 수 있다.

서양의 풍경화는 원근법을 기반으로 대상을 사실적으로 묘

『동의보감』 첫 장을 장식하는 그림 신형장부도. 손재주 없는 화가가 그린 듯한 어설픈 그림처럼 보이지만, 이 그림에는 정밀한 해부도에서 볼 수 없는 중층적 인체의 이미지가 구현되어 있다.

사한다. 원근법은 관찰자의 시점에서 피사체와의 공간적 거리감을 객관적으로 파악한다. 이런 시점에서 몸을 그린 것이 해부도이다. 이러한 원근법을 바탕으로 집도의는 환자의 몸에서 절개할 부위를 머릿속에 그린다. 풍경이 캔버스 안에서 고정되듯이, 몸속 풍경이 의사의 머릿속 화폭 위에 잘 고정되어야만 실수로 혈관이나 신경을 자르는 의료사고 없이 수술을 마칠 수 있다.

한의학에서 보는 몸은 고정된 하나의 공간이 아니라 시간성을 포함한 다층적인 공간이다. 예컨대 오장육부五臟六腑(오장은 간, 심心, 비脾, 폐, 신腎. 육부는 담膽, 소장, 위, 대장, 방광, 삼초三焦)는 공간을 점유하는 고정된 물질이면서 동시에 유동하는 기운으로 파악된다. 공간을 차지할 때의 장부는 해부학상의 위치와 형태와 거의 동일하다. 이것은 우리가 보통 알고 있는 심장, 간, 위 등의 질량적인 장기라고 생각하면 된다. 이 장부에 담긴 질량적 에너지를 '정精'이라고 한다. '정精'은 음적인 에너지인데, 수시로 양적으로 전환되어 움직인다. 공간이 시간성을 내포하게 되는 것이다. 이 동적인 에너지를 '기氣'라고 한다(자세한 내용은 3장 참조). 기가 다니는 길을 '경맥經脈'이라고 한다. 경맥은 사지로 뻗어 있으며 좌우 12쌍이 대칭한다. 유동적인 장부란 것이 바로 이 경맥을 말한다.

그렇다면 왜 유동적인 장부가 필요한 걸까? 생명은 흐름으로 존재한다. 생명이 지속되는 현상은 '현재'라는 시간을 매순간 갱신하는 일이다. 생명은 이 시간의 흐름을 타고 있다. 그리고 시간은 변화를 낳는다. 그래서 생명은 변화의 차이를 매순간 받아들이며 항상성을 유지한다. 변화를 능동적으로 받아들이고 차이를 수용하기 위해서는 몸의 기운도 시절인연과 함께 흘러야 한다. 그 흐름이 '기'이며, 그 패턴에는 다섯 가지가 있다. 그것을 '목화토금수木火土金水'라고 하기도 하고, 간심비폐신肝心脾肺腎, 즉 오장으로 부르기도 한다. 다시 말하지만 '기'는 시간과 함께 항상 움직이고 있어야 한다. 움직이지 않으면 '기울氣鬱'이 된다. 기울은 기가 병리적으로 울체된 것이다. 생명을 유지하기 위한 기의 유동성, 그것은 장부의 유동성이기도 하다.

정리하면, 장부는 두 가지 방식으로 표상된다. 하나는 고정된 장기로서의 장부이고, 또 하나는 유동하는 장부다. 고정된 장부는 해부학적인 장기이고 여기엔 정精이라는 에너지가 포함된다. 유동하는 장부는 흐름으로 존재하며 이를 기氣라 부른다. 음양론에서는 전자를 음으로, 후자를 양으로 본다. 하나의 장부는 이렇게 두 가지 양태로 존재한다. 두 양태가 각각 따로 존재하는 것은 아니다. "정精과 기氣는 서로를 기른다. 기가 모이면 정이 가득 차고, 정이 가득 차면 기가 왕성해진다."(정은 지극한 보배로다(精爲至寶), 精,「內景篇」) 이렇게 정(음)은 기(양)로, 기(양)는 정(음)으로 맞물려서 상호전환이 지속적으로 일어난다.

때문에 신형장부도를 고정된 하나의 시점을 가진 서양의 풍경화라 말하기 어렵다. 신형장부도는 풍경화보다는 산수화에 가깝다. 동양의 산수화가 중요하게 여기는 것은 기하학적 원근법과 정밀한 묘사가 아니라 대상 안에 담겨진 형이상학적 의도이다. 겸재 정선도 즐겨 그렸다던 조선시대의 흔한 '사의寫意 산수화' 같은 경우엔 묘사의 대상조차 존재하지 않는다. 사의 산수화란 직접 보고 그리는 것이 아니라 자신의 이상향 등을 상상해서 그린다. 허준은 신형장부도 안에 산수화처럼 두 개의 공간을 담으려 했다. 그것은 기하학적인 해부도의 공간과 기가 유동하는 개념적 공간이다. 해서 신형장부도는 해부도처럼 정확한 묘사를 필요로 하지 않는다. 물론 오장육부의 객관적 묘사도 중요하다. 그러나 더 중요한 것은 유동하는 여러 기운의 충돌, 화합 같은 관계성이다. 이 관계성의 공간이 잘 표현된 그림이 신형장부도인 것이다.

:: 숨은그림찾기 ─ 틈새의 소통

신형장부도에 그려진 장부를 잘 살펴보면 어느 장부도 명확하게 닫힌 경계선으로 표현된 것이 없다는 것을 알 수 있다. 특히 간肝은 숨은 그림찾기처럼 신腎과 담膽을 그린 여러 선들 사이에서 드러난다. 이는 다른 의서의 장부도와도 다르다. 『유경도익類經圖翼』(중국 명대의 의사 장개빈이 편찬한 의서)의 장부도를 보면 신형장부도보다 훨씬 사실적이다. 각 장기의 위치가 분명하게 그려져 있으며 장기의 모습 또한 해부학적 특징을 잘 살렸다. 특히 식도에서 분문을 거쳐 위, 유문, 소장, 대장, 직장으로 이어지는 소화관(GI tract: 위장관)은 지금의 해부도와 정확히 일치한다. 명나라 이천李梴의 『의학입문醫學入門』에 실린 장부도 역시 소화관이 정확하게 그려져 있다. 신형장부도에서는 이 같은 소

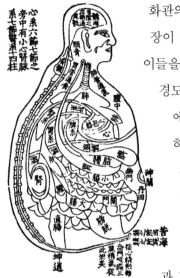

『의학입문』(1575) 장부도

화관의 연결을 볼 수 없다. 위와 소장, 대장이 방처럼 분리되어 있을 뿐만 아니라 이들을 연결하는 관이 보이지 않는다. 『유경도익』은 『동의보감』보다 10여 년 뒤에 출간되었기 때문에 허준이 참조하기 어려웠겠지만, 『의학입문』은 『동의보감』에서 가장 많이 인용한 의서다. 허준이 『의학입문』에 실린 장부도를 보지 못했을 리가 없다.

이렇듯 신형장부도의 열린 선분과 그 선분에 의해 표현된 장부의 불명확한 영역이 허준이 함께 담아내려 했던 두 공간을 위한 화법이었다. 온전히 닫힌 선분으로 사실적 묘사에 치중했다면 해부학적 공간만 있는 것이고, 거칠게 구분해 놓은 불명확한 영역마저 없다면 유동성만 남게 되는 것이다.

이 유동성만의 공간인 경맥에 대해 잠시 살펴보고 가자. 앞서 언급했듯이 장부의 정은 기로서 유동하며 12개의 경맥으로 흐른다. 12경맥은 서로 연결되어 있다. 또한 세로로 흐르는 12개의 경맥은 낙맥絡脈에 의해 가로로 연결된다. 경맥과 낙맥을 합쳐서 경락經絡이라 부른다. 그러므로 종횡의 망상으로 짜인 경락의 네트워크에서 오장육부의 기운은 서로 긴밀하게 연결되어 있다. 이 네트워크를 표현하기 위해서는 '경락도'와 같은 별도의 그림이 필요하다. 허준은 이러한 경맥상의 공간을 닫혀 있는 해부학적 공간과 섞으려 했다. 그것이 바로 신형장부도에 나타난 열린 경계와 불명확한 장부의 영역이다. 살짝 열린 그 틈 사이로 장부들의 기운이 서로 이어지고 있다. 때문에 신형장부도에는 해부학적 장부에 담긴 에너지 '정'과 경맥에 흐르는 에너지 '기'가 상호전환되고 있는 모습이 표현되어 있다고도 볼 수 있는 것이다.

정과 기의 상호전환은 몸의 항상성을 유지하기 위한 한의학의 가장 기본적인 생리 기전이다. 정은 음에 속하고, 기는 양에 속한다. 음양은 상대적이다. 예컨대 음은 어둡고 양은 밝다. 절대적으로 그렇다는 게 아니라 상대적인 것이다. 또한 상대적으로 음은 차갑고 양은 따뜻하다. 이런 식으로 음은 양보다 더 수렴적이고 무겁고 정적이다. 반대로 양은 음보다 더 확산하고 가벼우며 동적이다. 이런 음양의 이치를 가지고 위에서 언급한 내용을 계열화해 보면 이렇다.

음陰 — 정精 — 육체 — 해부학적 장부
양陽 — 기氣 — 정신 — 유동하는 장부로서의 경맥

그러므로 정과 기가 상호전환한다는 것은 육체와 정신이 교류하는 것이고(육체와 정신을 대비시킬 때는 보통 기氣 대신 신神이란 용어를 쓴다), 몸통 안의 고정된 장부와 경맥이 연동하는 일이다. 그리고 이런 교류와 연동은 몸의 항상성에 긴밀하게 영향을 끼친다. 예컨대 육체와 정신이 따로 놀면 몸의 항상성을 해치게 된다. 항상성의 어긋남이 질병 상태다. 그러니 정과 기 혹은 정과 신神의 상호전환이 기본 생리

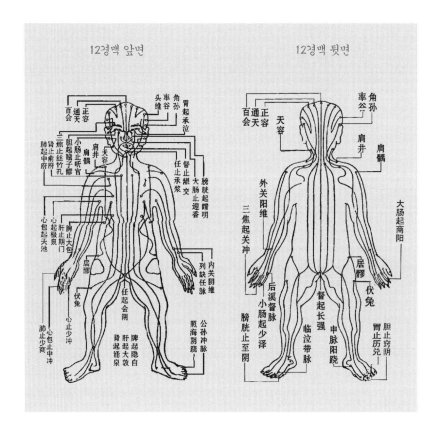

12경맥도에는 열두 개의 경맥이 시작하고 끝나는 혈자리와 경맥의 길이 그려져 있다. 12경맥의 이름은 다음과 같다. 수태음폐경手太陰肺經, 수양명대장경手陽明大腸經, 족양명위경足陽明胃經, 족태음비경足太陰脾經, 수소음심경手少陰心經, 수태양소장경手太陽小腸經, 족태양방광경足太陽膀胱經, 족소음신경足少陰腎經, 수궐음심포경手厥陰心包經, 수소양삼초경手少陽三焦經, 족소양담경足少陽膽經, 족궐음간경足厥陰肝經. 이 그림에는 12경맥에는 속하지 않지만 몸의 앞뒤 정중앙을 지나는 임맥과 독맥도 표현되어 있다.

기전인 것은 당연하다. 그것을 허준은 살짝 열린 틈새를 통해서 드러내려고 한 것이다. 그러니 상호전환은 결국 틈새를 통해 일어난 것. 한마디로 틈새로 소통한 셈이다.

덧붙이자면, 몸 밖에서도 소통은 틈새로 일어난다. 호흡의 들고 남은 얼굴의 틈새 중 콧구멍에서 일어나고, 사람 사이의 소통은 입과 귀라는 틈새로 이루어진다. 생각의 틈새도 있다. 우리가 하는 대개의 생각은 무의식에서 나온다. 잘 생각해서 결정한다고 하지만 결국 무의식 안에 잠재된 자아의 습관적인 결정이다. 이미 정해진 코드 안에서 반복되는 생각에 균열을 만들고 틈새를 내야 한다. 그래야 그 틈새로 묵은 기운과 새로운 기운을 교환할 수 있고, 또한 세상과도 소통할 수 있다.

:: 옆모습에 숨겨진 라인

신형장부도의 특징 중 또 한 가지는 옆모습을 그렸다는 데 있다. 앞이나 뒤가 아니라 옆모습을 그린 이유는 등줄기에 있는 척추와 척추에 연결된 뇌의 모습을 담아내기 위해서다. 척추는 독맥督脈이라는 경맥을 포함한다. 독맥은 임맥任脈과 함께 인체의 정중앙을 흐르는 맥이다. 꼬리뼈 부근에서 등줄기를 따라 올라가 정수리를 지나 인중에 이르는 길이 독맥이고, 회음에서 시작해서 앞쪽으로 배꼽을 지나 입술 밑까지 이르는 길이 임맥이다. 12경맥이 좌우에 각각 대칭되어 쌍으로 존재하는 반면, 독맥과 임맥은 정중앙을 지나기 때문에 단 하나씩의 맥도脈道로 존재한다. 하나의 독맥과 하나의 임맥. 이들은 몸에서 각각 양기와 음기를 대표하는 맥이고, 또한 12경맥을 매개하는 중심 맥이기도 하다.

독맥과 뇌는 하나의 라인으로 보는 것이 편하다. 마치 뇌가 척수로 연결되듯이 말이다. 그런데 서양생리학에서의 척수는 요추 5번(허리 중앙)까지다. 반면 독맥은 꼬리뼈 부근까지 이어진다. 뇌가 척추로 이어져 꼬리뼈까지 내려와 있다고 보아도 된다. 다만 뇌는 고정된 기관이고 독맥은 유동하는 기관(보통 장부는 오장육부를 두고 일컫는 말인데, 뇌는 오장육부에 속하지 않으므로 장부라고 하지 않음)이다. 그래서 하나의 라인이라고 해도 같은 것은 아니다. 뇌는 정精에 속하고 독맥은 기氣에 속한다. 그리고 정은 음이고 기는 양이므로, 뇌와 독맥은 음양의 세트가 된다.

뇌는 정신활동에 관여한다. 한의학에서도 그렇다. 하지만 한의학에서 뇌는 정신활동을 하는 유일한 장소가 아니다. 오장육부 역시 정신활동의 주체가 된다. 이에 대해서는 오장육부 편에서 본격적으로 다룰 것이다. 어쨌든 뇌는 '신神'이 거처하는 곳이다. 신은 '마음'을 뜻한다. 신형장부도에서는 '이환궁泥丸宮'이라고 부른다.

머리는 천곡으로서 신을 저장한다(頭爲天谷以藏神) 머리에는 구궁九宮이 있어서 구천九天과 상응한다. 그 가운데 하나의 궁을 이환궁泥丸宮이라 이르는데, 또 다른 말로 황정黃庭, 곤륜崑崙, 천곡天谷이라고도 한다. 그렇게 이름은 많지만 결국 '원신元神'이 거처하는 곳을 말한다. 또한 그 빈 모습이 마치 골짜기와 같고, 신이 거처하므로 '곡신谷神'이라고도 한다.(『정리正理』) — 頭, 「外形篇」

신이 이환궁에 잘 거처하게 하려면 정이 충만해야 한다. 뇌는 정으로 이루어졌기 때문이다. 그런데 정과 기는 상호전환된다고 앞서 말한 바 있다. 그리고 그 기가 마음으로 해석될 때는 신이란 용어를 쓴다는 것도 언급했다. 그러니 신도 정과 상호전환된다고 말할 수 있다. 정은 신으로 전환되기 전의 상태이고, 신은 정이 전환된 상태다. 그러므로 신이 잘 거처한다는 것은 정이 충만하다는 말과 다르지 않다.

등에는 삼관이 있다(背有三關) 『선경仙經』에서는 "등에는 삼관三關이 있다. 그중 옥침관玉枕關은 머리 뒤쪽에 있고, 녹로관轆轤關은 요추腰椎 부위에, 그리고 미려관尾閭關은 수화水火가 만나는 꼬리뼈 지점에 있다. 이들은 모두 정과 기가 드나들며 오르내리는 길 위에 있다. 은하수가 북두칠성을 따라 흐르는 것처럼, 사람의 정기는 삼관을 통해 위아래로 순환한다."고 하였다.

뇌와 척추에 정이 가득차려면 임맥에서 기운을 받아야 한다. 임맥은 호흡을 통해 들어온 천기天氣와 곡식을 먹고 얻은 지기地氣를 독맥에 전해 준다. 그 시작이 꼬리뼈에 있는 미려관이다. 미려관에서 얻은 기운은 녹로관을 거쳐 옥침관에 이르고 뇌로 들어간다. 뇌와 척추에 정이 충만하면 독맥이 정을 양기로 전환시키며, 이로 인해 온몸의 기와 신의 상태가 활발해진다. 사람이 움직일 수 있으려면 먼저 척추가 바로 서고 뇌가 활동해야 한다. 팔다리의 움직임은 그러한 척추와 뇌의 활동을 근본으로 하는 것이다. 그래서 뇌와 척추, 그리고 거기에 오버랩되는 독맥의 흐름이 매우 중요하다. 신형장부도의 옆모습은 바로 그런 몸의 중추를 표현한 것이다. 참고 삼아 덧붙이자면, 도가에서는 단전호흡을 통해 이 루트를 잘 닦는 수련을 한다. 호흡으로 하단전下丹田(배꼽 조금 아래 부분)에 기를 잘 모은 뒤 회음부로 기를 보내고 이 길을 통해 뇌로 저장한다. 이를 '환정보뇌還精補腦'라 한다. 기운을 정으로 되돌려 뇌를 보한다는 뜻이다. 이 기운이 뇌를 거쳐 다시 하단전까지 한 바퀴 도는 것을 일러 '소주천小周天'이라고 한다. 도가 수련의 초보 단계에 해당하는 수련법이다.

∷ 형상과 숫자, 몸과 우주를 연결하다

손진인孫眞人이 말하기를, "천지간에 사람이 가장 귀한 존재다. 머리가 둥근 것은 하늘의 형상을 닮은 것이고 발이 네모난 것은 땅의 모양을 본뜬 것이다. 하늘에 사시四時가 있듯이 사람에게는 사지四肢가 있고, 하늘에 오행五行이 있듯이 사람에게는 오장이 있다. 하늘에 육극六極이 있는 것처럼 사람에게는 육부가 있고, 하늘의 팔풍八風은 사람의 여덟 관절과 연결되어 있다. 그리고 하늘에 구성九星이 있듯이 사람에게는 아홉 구멍(구규九竅)이 있고, 하늘에 십이시十二時가 있듯이 사람에게는 열두 개의 경맥이 있다. 하늘에 24절기가 있듯이 사람에게는 스물네 개의 수혈兪穴이 있고, 하늘에 365도가 있듯이 사람에게는 삼백육십오 개의 마디가 있다. 하늘에 해와 달이 있듯이 사람에게는 두 눈이 있고, 하늘에 밤과 낮이 있듯이 사람도 깨어 있을 때(寤)와 잘 때(寐)가 있다. 하늘에 천둥과 번개가 있는 것처럼 사람에게는 기쁨과 분노가 있고, 하늘에 비와 이슬이 있듯이 사람에게는 콧물과 눈물이 있으며, 하늘에 음양이 있듯이 사람에게는 한열寒熱이 있다. 땅에 샘물이 있듯이 사람에게는 혈맥이 있고, 땅에 풀과 나무가 있듯이 사람에게는 털과 머리카락이 있으며, 땅에 금속과 돌이 있듯이 사람에게는 치아가 있다. 이 모두는 사대四大와 오상五常을 천지로부터 부여받아 그 기운을 합쳐 잠시 형체를 이룬 것이다."라고 하였다.

손사막(호는 진인)은 당나라 최고 의사이자 도교 사상가다. 신형장부도에 연이어 서술된 손사막의 글에서는 사람의 몸과 자연물을 상세하게 연결한다. 신형장부도에서 위치적으로 고립되어 있던 각각의 오장육부가 서로 연결됐다면, 손진인의 글에서는 개체의 몸과 우주가 서로 연결된다. 신형장부도는 선분의 열린 틈새를 통해 각 장부의 기운을 연결했다. 손진인의 글은 두 가지 장치를 통해 몸과 우주의 기운을 연결한다. 그중 하나는 '형상'이고, 다른 하나는 '숫자'다.

하늘과 머리, 땅과 발, 샘물과 혈맥 등은 천지의 형상과 몸의 '형상'이 닮았다는 점을 들어 몸과 우주를 연결하고, 사시와 사지, 오행과 오장, 육극과 육부 등은 '숫자'의 일치를 가지고 연결한다. 형상이 닮았다거나 숫자가 같다고 기운이 연결된다는 점이 논리적으로 납득이 잘되지 않을 수 있다. 하지만 우리 삶에는 논리적 이성보다 다른 차원의 감각이 더 필요할 때가 많다. 직관 같은 것이 그렇다. 과학 법칙의 발견도 대부분 직관에서 비롯됐다. 1928년 노벨생리의학상 수상자인 샤를 니콜은 "새로운 사실의 발견, 전진과 도약, 무지의 정복은 이성이 아니라 상상력과 직관이 하는 것"이라고 역설했다. 아인슈타인 역시 "자연법칙으로 다가가는 논리적인 길은 없다. 다만 경험의 공감각적 이해를 바탕으로 한 직관만이 그 길"이라고 말했다. 직관은 논리에 앞선다.

형상과 숫자를 줄여서 '상수象數'라고 한다. 상과 수는 주역을 해석하는 장치이기도 하다. 기호(象)와 숫자(數)를 위주로 세계를 해석하는 이 수수께끼 같은 해석법은 문자언어의 논리를 넘어서 있기 때문에 때론 상식적인 인과법칙을 벗어난다. 이런 점 때문에 상수학象數學은 점복술로 응용되기도 한다. 점복술이야말로 언어의 논리를 넘어선 데서 기능하지 않는가. 이는 상과 수가 가지고 있는 독특한 매개성에서 기인하는데, 때론 그것이 자연과 사람을 연결하는 이치로 작동하기도 한다.

위에 인용된 손진인의 진술이 그런 경우다. 손진인은 하늘과 사람의 머리가 서로 통한다는 것을 친절하게 설명하지 않는다. 그냥 닮았다는 점만으로, 혹은 오장과 오행을 숫자의 동일함으로 연결해 버린다. 언어의 촘촘한 논리적 장치가 배제된 대신 이렇게 형태적 유사성이나 숫자로 자연과 인간을 연결한 것은 둘 사이의 심리적 거리를 단축시키는 효과가 있다. 구구절절한 설명은 오히려 직관적 연결성을 끊는다. 관념의 연쇄가 몸적인 감각을 방해하는 것이다.

헌데 한 가지 주의할 것이 있다. 상수학적 직관은 감정적 항진과는 거리가 있다. 감정이 고양되면 평소에 접하지 못했던 색다른 느낌이 일어나게 된다. 이때 직관과 같은 즉각적인 깨달음이 오기도 한다. 예컨대 집단적 최면 속에서 신을 영접하거나 개인적으로 너머의 세계에 접속되는 등의 초자연적 체험도 있고, 소소하게는 남녀 간 혹은 자식에 대한 사랑하는 마음이 고조될 때 느끼는 엑스터시 같은 감각도 여기에 속한다. 이런 경우에 자신이 신과 연결되거나 연인 혹은 자식과 하나가 되었다는 느낌을 받는다. 자연에 대한 느낌도 이런 식으로 일어날 때가 있다. 즉 전원의 풍경에 대한 감상적 흥취나 감정이 고조되는 것이다. 그럴 때는 순간 내가 자연이 된 것 같은 느낌이 일어난다. 하지만 이는 상수학적 직관에 의한 연결과 관계가 멀다. 오히려 이러한 도취적 친근감은 제거되어야 할 대상이다. 감정은 시야를 가리고 판단을 왜곡시키기 때문이다. 양생養生을 위한 지침에도 감정은 절제의 대상이 된다.

양성의 금기(養性禁忌) 『양성서養性書』에서는 "지나치게 기뻐하거나 화를 내면 지志를 상하게 되고, 슬픔이 깊어지면 성性을 상하며, 부귀영화는 덕을 어지럽히고, 지나친 성생활은 정精을 고갈시키니, 이것이 도道를 배우는 데 있어 지켜야 할 금기사항이다."라고 하였다.

감정이 제거되어야 직관적 연결이 가능하게 된다. 형상과 숫자로 직관의 세계를 해석하려는 학문적 태도에서도 알 수 있듯이, 상수학적 직관은 철저하게 이치적이고 법칙적이다. 그리고 보면 이러한 직관을 논리적 이성의 확대라고 볼 수도 있을 것 같다. 다시 말해 직관은 이성의 반대가 아니라 이성의 스펙트럼이 확장된 것이라고 볼 수 있다. 감정이 제거된 상태에서 인식되는 고차원의 깨달음. 이렇게 또 다른 차원의 이성을 '도道'라 불러도 될 것이다. 이러한 도가 마음과 섞일 때 진정으로 자연과 연결되는 것이다.

인심은 천기와 부합한다(人心合天機) 『환단론還丹論』에서는 "도道는 마음을 통해 드러난다. 마음을 잘 쓸 줄 아는 사람은 도로써 마음을 통찰하고 마음으로 도를 관통한다. 그렇게 마음이 곧 도이고, 도가 곧 마음이 된다. 그런데 이 마음은 인심心心이자 천심天心이라 할 수 있다. 천심은 북극北極에 자리해서 조화의 중심이 되니 이것이 하늘의 마음이다. 여기에 북두칠성北斗七星의 운행으로 사계절이 바뀌고, 오행이 추위와 더위를 오가게 하여 음양의 순환이 자리를 잡게 되는 것이니, 이는 사람의 마음이 순환하는 이치와 같다."라고 하였다. 「탁약가橐蕘歌」에서는 "천상에 걸린 해가 땅 밑으로 돌아 들면, 바닷속 고운 달이 하늘 높이 떠오른다. 건곤乾坤과 일월日月은 본래 돌지 않건만, 북두칠성이 그 기틀을 돌리게 되면 모두 따라 돌게 된다. 그래서 인심과 천심이 하나가 되면, 세상이 뒤바뀌는 것은 그저 한 순간일 뿐이다."라고 하였다.

등에는 삼관이 있다(背有三關) 『참동계參同契』 주해에서는 "몸의 기혈氣血이 위아래로 왕래하면서 밤낮으로 쉬지 않고 순환한다. 이는 강물이 바다에 이르기까지 마르지 않고 흘러가는 것과 같은데, 이렇게 물이 고갈되지 않는 것은 산과 강이 땅 속의 구멍을 통해 물을 순환하고 있기 때문이다. 그리고 해와 달 역시 같은 이치로 운행한다."라고 하였다.

그렇게 연결될 때만이 자연과의 거리감이 사라진다. 만일 감정이 고양된 상태에서 '마음이 순환하는 이치'를 '북두칠성의 운행'에 빗대어 본다면 어떨까? 무슨 환영을 보거나 신들린 사람 같아서 참 불편해질 것이다. 한편 기존의 이성적 논리로는 이런 말을 꺼내기도 어렵다. 과학적으로 북두칠성의 운행과 마음의 순환을 무슨 수로 증명해낸단 말인가. 그냥 시적인 은유라고 표현할 수밖에.

그러나 상수학적 세계관 안에서의 자연은 초월적 체험의 대상도 아니고 은유도 아니며 증명을 거쳐야 하는 것도 아니다. 형상과 숫자를 통해 몸과 우주가 직관적으로 연결되지만, 그 직관은 철저하게 어떤 법칙 안에서만 일어난다. 이로써 자연은 더욱 확대되고 보편적인 사유의 바탕이 된다. 그래서 자연과의 거리감은 좁혀진다. 보편적인 사유는 특별히 논증을 하지 않아도 되기 때문이다. 그러니 북두칠성과 마음을 단번에 연결할 수 있을 뿐만 아니라 어떤 자연의 이치도 연결된다.

:: 의학의 전제

그렇다면 자연과 인간의 이러한 직관적 연결이 왜『동의보감』앞부분인 신형문에 등장했을까? 첫째는 인간의 발생에 대한 존재론적 연원을 밝히기 위해서이고, 둘째는 이 연결성이 의학의 전제가 되기 때문이다.

나는 누구인지, 어디서 왔는지, 어디로 가고 있는지. 이 세 가지 질문은 수없는 삶의 길목에서 인류가 늘 던져 왔던 질문들이다. 인간의 본성과 운명에 대한 이런 근원적 화두로부터 인류는 철학과 종교, 과학의 언어에 기대어 많은 답변을 해왔다. 도가 철학의 주요 고전인 『장자莊子』의 한 대목을 먼저 보자.

순임금이 승丞에게 물었다. "도를 소유할 수 있습니까?" 승이 대답했다. "당신의 몸조차도 당신 것이 아닌데, 어찌 도를 소유할 수 있겠습니까?" 순임금이 다시 물었다. "내 몸이 나의 소유가 아니라면 대체 누구 것이란 말이오?" "그건 천지의 부속물이지요. 생명도 당신 것이 아니라 천지의 기가 쌓여서 화한 것입니다. 성명性命도 당신 것이 아니며 자연의 이치에 따라 주어진 것입니다. [후략]"—「지북유知北遊」

『동의보감』도 이러한 도가적 사유로 존재의 근원을 설명한다.

사대가 형체를 이룬다(四大成形) 석가釋迦는 "지地, 수水, 화火, 풍風이 서로 화합하여 사람을 이룬다. 근육과 뼈와 살은 모두 땅(地)에 속하고, 정精, 혈, 진액은 모두 물(水)에 속하며, 호흡과 체온은 불(火) 그리고 신령스런 기운과 일상의 활동은 바람(風)에 속한다. 그러므로 바람이 그치면 기가 끊어지고, 불이 꺼지면 몸이 차가워지며, 물이 고갈되면 피가 마르고, 땅이 흩어지면 몸이 갈라진다."고 하였다. ○상양자上陽子는 "머리카락, 치아, 손발톱은 땅에서 온 것이고, 콧물, 정, 혈, 액은 물에서 온 것이며, 따뜻하고 건조하고 뜨거운 것은 불에서 온 것이고, 정신과 육체적 활동은 바람으로부터 온 것이다. 이 네 가지(地水火風)가 합쳐지면 사람이 태어나는 것이다. 지기地氣가 왕성하면 뼈가 쇠처럼 단단하고, 수기水氣가 왕성하면 정이 옥처럼 굳으며, 화기火氣가 왕성하면 기氣가 구름같이 풍성하고, 풍기風氣가 왕성하면 지혜가 신령스러워진다."고 하였다.

동쪽에서 오른 태양이 서쪽으로 지듯이, 탄생한 존재는 반드시 죽음을 맞게 된다. 그것이 천지자연의 운명이다. 그 길로 가고 싶지 않아도 마법에 걸린 듯 서쪽을 향해 갈 수밖에 없다. 그러나 서쪽은 끝이 아니다. 음의 극이 양으로, 양의 극이 음으로 이어지듯이 서쪽의 끝은 동쪽과 이어져 있다. 죽음 역시 완전한 단절은 아니다. 탄생과 죽음의 지점은 천지자연이라는 곳에서 서로 맞물려 있다. 그런 점에서 '나'는 무無에서 생겨난 유有가 아니라 자연의 기운이 몸으로 변모한 존재이고, 또한 몸의 해체와 더불어 없어져 버리는 것이 아니고 다시 자연이 되는 존재인 셈이다. '나'는 자연에서 왔고 자연으로 돌아가는, 자연과 연결된 존재, 또는 자연 그 자체다. 이것은 바로 존재의 연원을 찾는 세 가지 질문에 대한 『동의보감』식 답변이다.

존재의 연원에 대한 탐구는 의학의 기초분야인 발생학에 대한 연구와 맥을 같이 한다. 의학에서의 생리와 병리는 발생학적 연원을 기초로 한다. 이는 한의학이나 서양의학 모두 마찬가지다. 서양의학의 발생학은 최근까지 유전학과 분자생물학, 더 나아가 물리, 화학적인 방법을 통해 설명되고 있다. 생명의 발생을 조직과 세포의 전변이라는 관점에서 주목하고 있는 것이다. 한의학에서의 발생론은 자연철학적인 차원에서 다뤄진다. 즉, 인간은 자연과 어떤 관계를 맺고 있는지가 한의학의 발생학적 관점이다. 그 해답은 이미 언급했듯이 '자연과 연결된 존재'로서의 인간이다. 이러한 발생에 대한 탐구는 의학 본연의 욕망, 즉 생명과 몸의 근원을 알고 싶다는 앎의 의지이기도 하지만, 이러한 연구가 임상의 치료에도 도움이 되기 때문이다. 그것이 바로 『동의보감』에서 자연과 인간의 직관적 연결을 시도하게 된 두 번째 이유다.

자연과 인간의 연결성이 의학의 전제가 된다는 말은, 쉽게 말해 질병을 잘 치유하려면 내가 자연과 연결되어 있음을 직관적으로 알고 있어야 한다는 뜻이다. 그 앎이 자기를 고립으로부터 벗어나게 한다. '나'는 혼자가 아니라 만물과 섞여 있다. 왜냐하면 나는 기氣이고 흐름으로 존재하기 때문이다. 그래서 바람과 섞이고, 대지와 섞이고, 북두칠성과 섞인다. 또한 동물과 섞이고 타인과 섞인다. 죽은 후에는 육체마저 흩어져 아예 만물이 되어 버린다. 하나의 큰 흐름 안에선 삶과 죽음의 경계도 없다. 그렇게 직관적 앎이 죽음의 두려움마저 흩어 버린다. 내가 자연 그 자체인데 죽음이라는 생물학적 단절이 그렇게 크게 두렵겠는가. 이런 직관은 몸의 순환과 생명력을 강렬하게 만든다. 그러니 질병의 반쯤은 치료된 거나 마찬가지다. 허준은 『동의보감』 서두에서 이렇게 말하고 있는 것이다.

나는 자연에서 왔고 자연으로 돌아가야 한다. 이렇게 나의 생명을 자연과 함께 연동시킬 때 삶의 무게가 훨씬 가벼워진다. 나를 자연과 연결시키면 나의 생명은 본래 나의 것이 아니게 된다. 나는 자연에서 빌린 존재다. 그렇기 때문에 잘 써야 하고, 쓰고 나면 잘 돌려주어야 한다. 로마의 철학자 세네카도 이와 비슷한 생각을 가지고 있었다. 그는 인생은 대여된 것이라 여겼고, 그래서 "살다가 돌려 달라면 불평 없이 모두 기꺼이 돌려줄 각오가 되어 있"어야 한다고 역설했다. 그리고 왔던 곳으로 되돌아가는 것을 두려워하지 말라고 당부했다.

자네가 왔던 곳으로 돌아가는 것이 뭐가 그리 어려운가? 잘 죽을 줄 모르는 사람은 잘못 살게 될 것이네. [중략] 죽음을 두려워하는 자는 결코 산 사람 노릇을 못할 것이네. 그러나 잉태되는 순간 그런 운명을 타고났다는 것을 아는 사람은 그런 조건에 맞게 살아가며 한결같은 정신력으로 자신에게 일어나는 어떤 일도 불시에 일어나지 않도록 하는 경지에 이를 것이네. ― 세네카, 천병희 옮김, 『인생이 왜 짧은가』, 106쪽

잘 쓰고 돌려주어야 한다는 생각은 '삶에 대한 애정'과 '죽음에 대한 수용'을 모두 담고 있다. 삶과 죽음이 대립하지도 않는다. 대립은

돌려주려 하지 않을 때 생긴다. 가진 게 많으면 돌려주기 싫다. 아니 빼앗길까 두렵다. 소유와 집착은 두려움을 낳는 법이다.

이런 생각에까지 이르면 자연스럽게 소유와 집착에서 벗어나려는 삶의 의지와 실천이 일어날 것이다. 소유하는 것이 줄어들면 삶의 무게도 줄어든다. 이것만으로도 삶이 생기로워진다. 삶이 생기롭다면 질병은 저절로 낫는다. 이런 점에서 보면 『동의보감』에서 가장 중요한 목적은 질병의 치유가 아니라 더 나은 삶일지도 모른다. 해서 병의 치료는 덤이다.

:: 질병 탄생의 비밀

형과 기의 시작(形氣之始) 『건착도乾鑿度』에서는 "하늘의 형태는 건괘乾卦에서 나오는데, 그 생성에는 태역太易, 태초太初, 태시太始, 태소太素의 과정이 존재한다. 태역은 기氣가 아직 드러나지 않은 것이고, 태초는 기가 시작되는 것이며, 태시는 형形이 시작되는 것, 그리고 태소는 질質의 시작을 뜻한다. 사람의 형체와 기운이 갖춰진 후에는 '아痾'라고 하는 병증이 생기는데 이것은 병의 시초인 약간 피곤한 상태를 이르는 말이다. 이것이 쌓이면 피로가 누적된 상태인 '채瘵'의 단계로 진행하고 그 이후에 본격적인 질병이 시작된다. 사람은 태역에서 생기고 병은 태소에서 시작된다."라고 하였다.

손진인의 글 바로 다음에 나오는 항목이다. 제목은 형기지시形氣之始, 즉 형태(形)와 기운(氣)의 시작이라는 뜻이다. '태역—태초—태시—태소'로 이어지는 과정으로 우주의 탄생과 사람의 탄생을 설명하고 있다. 사람과 자연이 닮았으니 그 시작도 다르지 않다. 사람과 자연이 닮았다는 손진인의 언표가 본격적으로 구체화되기 시작한다. 기운이 드러나지 않은 어떤 기미와 징조의 상태가 태역이고, 태초의 단계에서 기운이 나타나기 시작한다. 형形은 기운이 생기고 난 뒤 태시에 이르러야 생긴다. 그리고 그 형形이 어떤 질적인 특이점으로 드러나는 단계가 태소이다.

이 발생 개념을 글쓰기 과정에 비유해서 이해해 보자. 작가는 여러 상황 속에서 작품에 대한 영감을 얻는다. 독서를 통해서 얻기도 하고, 여행 중에 생기기도 하며, 먹을 때, 쉴 때, 때론 누군가와 이야기를 하다가도 글감이 불현듯 떠오른다. 이때부터 태초의 단계가 시작된다. 즉 기氣가 드러나서 유동하기 시작하는 때이다. 태초의 전 과정은 글에 대한 착상에서 참조자료를 모으고 글의 양식을 정해 글을 쓰기 전까지다. 글쓰기 준비 단계라 보면 된다. 태시에서는 형形이 만들어진다. 형形이란 틀이다. 형은 유동하던 기氣가 틀 안에 질서화된 것이다. 글쓰기로 보자면 목차와 개요에 해당한다. 목차와 개요는 글 전체를 가늠할 수 있는 틀과 형식이다. 이제 머릿속에서 떠돌던 착상들이 질서화되기 시작한다. 중국의 정치가이자 사상가였던 강유위는 "형을 얻으면 세력이 있다."고 했다. 그런 점에서 목차와 개요의 형식만으로도 글은 세력을 갖는다. 다만 좀 거칠다. 하지만 목차와 개요만으로도 어느 정도 글의 운명을 가늠해 볼 수 있다. 『손자병법』에서는 교전 이전에 이미 승리가 결정된다고 했다. 사건의 전 단계에서 미리 준비하는 것이 얼마나 큰 힘을 가지고 있는가를 말하고 있는 것이다.

질이 완성되는 태소는 개요에 살을 붙여 완성된 글을 만들어가는 단계다. 그런데 글은 많은 경우에 처음 의도한 대로 가지 않는다. 글을 쓰다 보면 새로운 생각이 눈과 모니터 사이를 스친다. 그 순간 허공에서 절묘한 단어들이 잠시 부유한다. 그것을 낚아채서 글로 옮기면서 글의 방향이 조금, 때로 크게 바뀐다. 무슨 일이 벌어진 걸까. 우선 개요와 목차를 썼던 당시에 비해 시간이 흘렀다. 흐른 시간만큼 존재는 변한다. 그 변화의 기운이 글에도 반영된다. 또한 개요와 목차가 만들어지면서 글에도 세력이 생겼다. 그 자체적인 힘도 변이한다. 이런 변화의 힘들이 변수가 되어 글을 완성시킨다. 프랑스 현대철학자 들뢰즈가 말한 대로 "책은 갖가지 형식을 부여받은 질료들과 매우 다양한 날짜와 속도들로 이루어져"(질 들뢰즈·펠릭스 가타리, 김재인 옮김, 『천개의 고원』, 새물결, 11쪽) 있기 때문이다. 여기서 '형식을 부여받은 질료'를 기氣로 보면 된다. 이 기가 형形을 부여받아 시간성과 변수를 더하면 질적으로 완성된 책이 된다.

그런데 한 가지가 빠졌다. 태역이다. 태역은 기氣가 일어나기 전 징조와 기미의 상태다. 그러니까 사건을 통해 글의 착상이 떠오르는 시점, 그 이전의 상태다. 예를 들어 루쉰의 어떤 책을 읽고 글쓰기에 대한 영감이 떠올랐다고 하자. 이미 설명한 대로 그 영감부터가 태초다. 그런데 이 책을 접하게 되기까지의 경위를 살펴보자. 그 책이 수강하고 있는 인문학 프로그램의 교재였을 수도 있고, 친구에게 추천을 받았을 수도 있다. 어쩌면 너무나 우연히 책장에 꽂혀 있는 책을 꺼내 들어 읽었을 수도 있다. 필연이든 우연이든 이 책을 만나서 글감을 얻게 된 인연에는 나의 의도가 들어 있지 않다. 설사 글쓰기의 의도를 가지고 읽었다 하더라도 거기서 문득 떠오른 착상까지 의도한 것은 아니다. 그러나 이 우발적인 영감은 의식의 차원에서는 의도되지 않았지만 그렇다고 절대적인 우연이라고 말해 버릴 수는 없다. 스스로는 의식하지 못하지만 의식의 심연에 숨겨진 자기의 욕망이 그 책을 읽도록, 그래서 그런 착상이 떠오르도록 이끌었다고 볼 수도 있다. 이 기운은 아직 질서화(形)가 되지 않았을 뿐만 아니라, 질서가 만들어지기 위한 모태로서의 질료(氣)가 되지도 못한다. 그러나 이미 그 착상에 접근하기 위한 원형의 기운은 그전부터 시작되고 있었다. 그런 기운을 기미와 징조라 한다. 이런 기미와 징조는 언어로 설명해낼 수 없다. 이렇게 언어적 분절 이전의 혼돈 상태를 흔히 카오스라 하고 여기서는 태역이라 부른다. 주의할 것은 이러한 태역의 무의식적 욕망을 주체적 욕망이라고 한정해서는 안 된다. 그 욕망은 자기의 욕망이기도 하지만 동시에 자연의 욕망이기도 하다. 다시 말해 그것은 과거의 경험에 잠재되어 있던 개인의 욕망이기도 하고, 내 유전자 안에 감춰진 조상의 조상들, 계보학적으로는 인류 전체 혹은 동물과 식물 혹은 돌과 바람의 욕망이기도 하다. 그렇다 해도 개인의 경험에서 반영되는 욕망을 무시하지 못한다. 그런 점에서 현재 내가 살고 있는 삶은 앞으로 벌어지게 될 내 운명의 토대이며 기미와 징조다.

이러한 발생과정은 자연의 이치로서 우주와 사람의 발생을 설명할 뿐만 아니라 다른 사물과 사건의 발생 과정에 적용되기도 한다. 그래서 글쓰기로 이 과정을 설명한 것처럼 모든 사물과 사건의 발생 과정을 이 태역, 태초, 태시, 태소의 과정으로 설명해낼 수 있다.

또 한 가지 주목할 것은 사람의 형체와 기운이 갖춰진 후, 태소 단계에 이르면 '병'이 생긴다는 것이다. 태소는 질이 발생하는 단계. 그러므로 사람은 병이라는 질적인 특이점과 함께 완성된다는 것을 알 수 있다. 다시 말하면, 사람은 누구나 질병을 안고 태어난다! 생명의 완성이 생명을 위협하는 질병과 함께 이루어진다는 것이 참으로 아이러니하다. 하지만 잘 생각해 보면 이 말은 당연하다. 질병은 일종의 변수다. 글쓰기로 따지면 개요와 본문 사이에 개입되는 변화의 기운이다. 이것이 있어야 질이 완성되며 글과 몸의 생명력이 약동할 수 있다. 그러므로 완벽한 글 혹은 완전한 건강은 있을 수 없다. 오히려 그런 말 자체가 순환하지 못하는 비건강성이 아닐는지. 건강이란 변화의 동력을 가지고 있는 상태니까. 따라서 질병은 죽음으로 갈 수 있는 동력인 동시에 죽을 때까지 삶을 지속시키는 힘이다. 죽음으로 달려갈 수 있어야 살 수 있다. 그 활동력이 멈추면 바로 생명이 멈춘다. 그 활동변화의 코드가 바로 질병이다. 다만 여기서 주어진 병은 '아痾'라고 하는 병이다. 아병은 다른 말로 '미병未病'이라고 한다. 말 그대로 아직 발현되지 않은 병이다. 태어나면서부터 아픈 것은 아병이 발현된 질병 상태로 탄생한 것이고, 그렇지 않으면 이렇게 잠복된 형태의 아병을 가지고 태어난다.

그렇기 때문에 병을 너무 부정적으로 해석하지 않아도 된다. 잠복되어 있건 드러나 있건 병은 누구나 가지고 태어나는 것이다. 그래서 병은 박멸해야 할 적이라기보다 함께 살아가야 할 동반자다. 병에 대한 두려움은 병을 더욱 키울 뿐이다. 그래서 병이 나면 두려움을 거두는 것이 가장 중요하다. 배타적인 생각을 버려야 한다. 오히려 살짝 친근함마저 들면 좋다. 그래야 몸이 두려움에 경직되지 않는다. 몸이 유연해야 치료도 잘된다.

:: 나는 국가다 — 몸의 정치학

인체는 한 나라와 같다(人身猶一國) 『포박자抱朴子』에서는 "사람의 몸은 국가에 비유할 수 있다. 가슴과 배는 성城 안에 있는 궁궐의 위치와 흡사하고, 사지四肢는 성 밖으로 갈라진 땅에 비유할 수 있으며, 뼈마디가 나뉘어 있는 것은 관청이 곳곳에 배치되어 있는 것과 같다. 신神은 임금과 같고, 혈血은 신하와 같고, 기氣는 백성과 같다. 하여 몸을 다룰 줄 알아야 나라를 잘 다스릴 수 있다. 또한 백성을 아껴야 나라가 편안해지는 것처럼 자신의 기운을 잘 돌봐야 몸이 온전해지며, 백성이 흩어지면 나라가 망하는 것처럼 기운이 고갈되면 몸이 죽는다. 죽은 사람은 살릴 수 없고, 망한 나라는 보전할 수 없다. 그러므로 도의 경지에 이른 자는 우환이 생기기 전에 미리 예방하고 병이 생기기 선에 치료할 뿐, 사태가 벌어진 뒤 수습하지 않는다. 그런데 대부분의 사람들은 이러한 양생적 예방법이 익숙하지 않아 쉽게 위험에 처한다. 그리고 그런 준비되지 않은 상태에서의 기운은 탁할 수밖에 없다. 따라서 기혈을 맑고 튼튼하게 하여 장수하려면, 분별력을 키워 현재의 욕심을 버리고 새로운 진기眞氣를 취해야 하는 법, 이는 국가가 위엄과 덕망을 분별해 사직社稷을 보전하는 일과 같은 것이다."라고 하였다.

『포박자』는 위진남북조 시대 도가 선도술의 대가였던 갈홍葛洪(283~343)이 지은 책으로, 윗글에서 갈홍은 몸을 국가에 비유했다. 손진인이 몸을 우주(천지)와 연결시킨 것에 비하면 몸을 국가에 비유하는 정도는 얼마든지 가능할 것이다. 하지만 국가는 통치술이 필요하다는 점에서 천지자연과 다르다. 자연은 통치의 대상이 아니며, 스스로 순환하는 시스템을 가지고 있다. 몸을 우주에 빗댄 손진인의 의도도 그러하다. 몸이 그 자체로 자연이다. 그러므로 몸을 우주에 빗댄 것은 몸이 자생적 시스템에 의해서 운용되는 소우주라는 측면을 강조한 것이다.

　한편 몸을 국가에 비유한 것은 몸의 의지적 기능, 즉 실천적 삶의 용법과 관련이 있다. 병의 인자는 타고나는 것이다. 앞서 얘기했듯이 그것은 몸의 질적인 완성을 위해서 어쩔 수 없다. 하지만 병은 태어날 때의 '아병' 상태로만 잠복해 있지 않다. 언젠가는 아병이 질병이 되고 죽음으로 이어질 것이다. 그것이 자연의 이치다. 그 자연의 이치대로라면 『동의보감』에서 언급한 수명처럼 인간은 120세까지 살아야 한다. 대개의 야생동물이 제 수명을 다하고 죽는 것처럼 말이다. 그러나 인간은 그러지 못하다. 왜인가? 『동의보감』에서도 『황제내경』의 말을 빌려 이러한 질문을 던진다.

수명을 다하는 것과 요절하는 것의 차이(壽夭之異) 『소문素問』에서 황제가 "내가 듣기로, 옛날 사람들은 나이가 100세가 되어도 몸이 가벼웠다고 하는데, 요즘 사람들은 나이가 50세만 되어도 동작이 굼뜨니, 이는 시대가 달라서인가? 아니면 사람들이 도道를 잃어버리고 살아서인가?"라고 물었다.

『소문素問』은 가장 오래된 한의학 고전인 『황제내경』을 구성하는 한 부분(나머지 한 부분은 『영추靈樞』)으로, 황제가 묻고 기백이라는 신하가 답하는 형식으로 서술되어 있다. 오래된 중국 고전이 대개 그렇듯이 저자는 한 사람이 아니며, 저작 시기는 전국시대 전후로 본다. 지금으로부터 약 2000여 년 전인데도 옛날 사람, 요즘 사람 운운하는 것이 좀 재미있기도 하다. 어찌됐건 이 물음에 기백이 답한다.

"옛날 사람들은 도를 알았기 때문에 음양을 따르고 술수術數를 잘 조화시켰습니다. 또한 음식을 절제하고 생활에는 일정한 규칙이 몸에 배어 있었으며, 힘을 함부로 낭비하지 않았습니다. 그렇기 때문에 형체와 정신이 잘 어우러져 천수를 누리다가 100세가 넘어서 죽었습니다. 그런데 요즘 사람들은 그렇지 않습니다. 술을 물처럼 마시고 제 기분대로 대충 사는데, 특히 취한 상태로 성교하기 때문에 정이 많이 소모되고 진기도 흩어져 버립니다. 이렇게 쾌락에 빠져 생활에 절도를 잃어버리게 되면 당연히 정이 고갈되기 마련인 법. 그래서 나이 50세만 되어도 몸이 쇠약해지는 것이니, 이는 진정한 양생의 즐거움을 모르고 사는 것입니다."

기백의 대답은 생활의 태도가 건강과 수명을 결정한다는 뜻이다. 아무리 튼튼한 간을 가지고 태어났어도 매일 과음을 하면 간병이 생길 것이다. 반대로 약하게 태어났지만 행동을 조심스럽게 하고 음식과 운동을 적절하게 운용하면 건강하게 장수할 가능성이 높다. 갈홍은 그 운용의 기술을 국가의 통치술에 빗댄 것이다. 몸을 다루는 일이 얼마나 어렵고 중요하면 국가의 통치술에 비하겠는가. 그도 그럴 것이 몸은 나의 의지대로 잘 따라 주지 않는다. 몸에 붙은 습관 때문이다. 아주 사소한 버릇에서 심각한 중독까지, 습관은 어지간해선 잘 바뀌지 않는다. 따라서 몸을 운용하는 일은 임기응변식 정도로는 어림없다. 그야말로 국가의 '통치술'에 맞먹는 거시적인 시야와 치밀한 전략이 필요할지 모른다. 이른바 '몸의 정치학'이라고나 할까.

물론 정치도 여러 종류가 있다. 갈홍이 살던 위진남북조 시대는 중국 역사상 왕조의 교체가 가장 심하여 정치, 사회적으로 혼란이 극심한 시기였다. 이런 혼란기에는 대체로 사상들의 분화와 혼용이 많이 일어난다. 이때도 사상적으로 유불도가 골고루 발전하였으며 융합도 있었다. 도홍경 같은 사상가는 불교와 도교의 융합을 시도했고, 갈홍은 도교와 유교를 모두 받아들였다. 『포박자』(갈홍의 호이기도 함)의 경우가 그렇다. 내편과 외편으로 구성되어 있는데 내편에는 도교적 내용을, 외편에는 유교적인 내용을 실었다. 특히 노자와 장자의 계보를 이은 도가 사상은 민중적인 신앙으로까지 확대되었다. 이러한 시대적 배경이나 그의 도가적 학풍으로 볼 때, 갈홍이 비유한 국가의 모델은 무위지치無爲之治의 덕을 내세운 국가에 가깝다고 할 수 있다. 무위지치란 억지로 다스리려 하지 않아도 저절로 다스려지는 통치를 말한다. 한나라 시대의 회남왕 유안이 쓴 『회남자』의 한 대목을 참조하면 보다 잘 이해할 수 있을 것이다.

> "잘 다스려지는 나라는 이렇다. 통치자는 가혹한 명령을 내리지 않고, 관리들은 백성들을 복잡하게 다스리지 않으며, 선비들은 남에게 보이기 위한 거짓된 행위를 하지 않고, 기술자들은 불필요한 기교를 부리지 않으며, 모든 일은 질서정연하게 이루어져 번잡하지 않고, 사용하는 물건들은 완전할 뿐 꾸밈이 없다." ― 유안, 이석명 옮김, 『회남자 1』, 670쪽

그렇다면 갈홍이 의도한 몸의 통치술 역시 무위의 덕이 필요할 것이다. 이는 천지자연이 운행하는 이치와 크게 다를 게 없다. 자연이 스스로 순환하듯, 몸 역시 억지로 다스리지 않아도 자생력에 의해 순환하게 하는 것. 이것이 몸에 대한 무위의 통치술이다.

그런데 조금 이상한 점이 있다. 저절로 순환한다면 굳이 통치라 할 필요가 없고, 반대로 통치를 하는 기라면 '저절로' 순환하는 것이 아니지 않는가. 그러나 '함이 없는 통치'를 한다 해도 국가를 운용하려

면 최소한의 법과 제도가 필요하기 마련이다. 마찬가지로 몸이 자생적으로 순환하려면 기본적인 자기 관리가 필요하다. 그러한 관리를 '양생'이라고 한다. 그러니까 양생은 몸이 자생력을 발휘할 수 있도록 돕는 기초적인 자기 관리 혹은 조절 장치를 말한다. 양생을 적절하게 실천해야 자생력이 강해지고 자생력이 강해지면 음양의 균형이 치우치지 않는다. 음양의 균형이 크게 어긋나면 아병이 질병으로 발현된다. 결국 자기 관리라는 장치는 인위적인 조절기제가 아니라 몸의 기운이 더욱 자연스럽게 흐르도록 돕는 역할을 한다. 그러고 보면 자연스럽게 산다는 것이 막 사는 게 아님을 다시 생각하게 된다.

한편, 과도한 관리는 몸의 기운을 억압한다. 법과 제도에 대한 과도한 의존성이 무위지치를 무색하게 하듯이, 자기에 대한 지나친 엄격함은 자생력을 해친다. 예컨대 건강염려증을 가진 사람은 오히려 엄격한 자기 통제가 병이 된다. 이것이 심한 강박증으로 이어져 일상생활을 제대로 할 수 없는 사례도 많다. 조금만 아파도 병원에 가는 사람도 크게 다르지 않다. 질병을 예방하고 조기 발견한다는 점 때문에 의료계에서는 이런 행동을 장려하기도 한다. 그러나 다시 말하지만 치료의 주체가 의사가 되면 스스로를 치유하는 자생력이 약해진다. 그리고 그런 생명력이 약해지면 병원에 갈 일이 더 많아질 것이다.

음식에 대한 과도한 조심성도 문제다. 유기농 먹거리만 고집한다거나 칼로리와 영양소를 정확히 따지는 경우, 그리고 특정 건강식품에 과도하게 의존하는 것도 일종의 강박증이다. 좋은 음식을 찾아 먹는 거야 이상할 것이 없다. 문제는 과도한 불안증이 낳은 병리적 영향이 좋은 음식의 장점을 압도한다는 데 있다. 이 밖에도 중독적인 운동, 목표 달성을 위한 과도한 압박과 자기 질책 등도 몸의 기를 억압한다. 자기를 관리하는 게 아니라 속박하는 장치가 되고 만다.

:: 양생의 초식 — 줄이고 또 줄여라

무위지치의 통치는 인위적이고 가시적인 공적을 남기려 하지 않는다. 뭘 자꾸 짓고 만들어 가시적인 효과를 노리는 지금의 정치 현실과는 반대다. 이런 통치술의 입장에서 보면, 양생의 초식은 더하는 것이 아니라 줄이는 것이다. 그것이 양생적 삶을 위한, 몸의 정치학적 미덕이다. 새롭게 만드는 것은 그 다음 일이다.

양생의 요결(攝養要訣) 「태을진인칠금문太乙眞人七禁文」에서는 "첫째, 말을 적게 하여 몸 안의 기를 기른다. 둘째, 색욕을 줄여 정기精氣를 기른다. 셋째, 기름진 음식을 적게 먹어 혈기血氣를 기르고, 넷째 침을 삼켜서 오장의 기를 기른다. 다섯째, 화를 내지 않아 간肝의 기를 기른다. 여섯째, 음식을 맛있게 먹어 위기胃氣를 기르고, 일곱째로 생각을 적게 하여 심기心氣를 기른다. 사람은 기로 인해 살 수 있고, 기는 신神에 의해 왕성해진다. 따라서 기를 길러 신을 온전하게 하면 참다운 도를 얻을 수 있다. 그렇기 때문에 세상에서 가장 소중하게 지켜야 할 것은 바로 원기元氣인 것이다."라고 하였다. [중략] "말을 많이 하면 기가 손상되고,

지나치게 기뻐하면 감정이 상하며, 자주 화를 내면 뜻을 그르친다. 또한 자주 슬퍼하거나 근심이 많으면 신을 상하게 되며, 욕심내서 과도하게 일을 하면 정을 해친다. 또한 침을 멀리 뱉지 말고, 빨리 걷지 않으며, 지나치게 많이 듣거나 보지도 말고, 너무 배가 고프기 전에 먹되 배부르게 먹지 않고, 목마르기 전에 마시되 많이 마시지 않는다."

양성의 금기(養性禁忌) 『양성서養性書』에서는 "섭생을 잘하는 사람은 생각을 줄이고, 걱정을 줄이고, 욕심을 줄이고, 일을 줄이고, 말을 줄이고, 웃음을 줄이고, 근심을 줄이고, 즐거움을 줄이고, 기쁨을 줄이고, 노여움을 줄이고, 좋아하는 것을 줄이고, 싫어하는 것을 줄인다. 이 12가지를 줄이는 것이 양생의 핵심이다."라고 하였다.

말, 색욕, 음식, 일, 감정 등 줄여야 하는 대상이 일상의 거의 모든 것에 해당한다. 그런즉, 일상의 모든 행위들을 과도하게 하지 말라는 얘기다. 그런데 그런 실천은 참으로 어렵다. 자꾸 뭘 벌이고 쌓으려는 습성 때문이다. 자기도 모르게 저지르게 되는 이런 잉여적 습관에서 벗어나지 않으면 기운은 쇠약해지고 순환은 막힌다. 자연히 담음이나 어혈, 적취 같은 잉여물이 몸에 적체되고 질병으로 발현될 것이다.

습관은 고치기 어렵다. 몸에 각인되어 자기도 모르는 사이에 즉각적으로 나타나기 때문이다. 어떤 상황에서 순간적으로 튀어나오는 말, 특정 상황에서 불현듯 솟는 성욕, 통제 안 되는 습관적 과식, 생각할 겨를 없이 빠져드는 감정. 삶의 대부분은 이렇게 거의 무의식적으로 작동하는 습성들에 의해 구성된다. 시간이 지날수록 삶과 운명의 주도권을 습성에 빼앗기고도 알아차리지 못한 채로 살아간다. 그러면 어떠한 새로운 사유도, 다짐도 습성들의 잔치로 끝나고 만다. 여기서 벗어나려면 내가 어떤 습관으로 살고 있는지 자꾸 생각을 해야 한다. 습관은 의식을 비켜난 곳에서 생겨나고 굳어져 가기 때문이다.

특히 현대인의 잉여적 습관은 분열증적인 자본주의 욕망과 맞닿아 있다. 끝없이 증식하려는 자본의 무의식을 내면화한 채, 그 증식에 대한 욕망이 잉여적 습관을 생산한다. 그래서 관계도 방만해지고 하고 싶은 것도 많아진다. 몇 년 전부터 버킷 리스트라는 것이 유행이다. 죽기 전에 꼭 해야 할 리스트를 작성해서 그것을 하나씩 이뤄 간다고 한다. 꽤 그럴싸하게 보이지만, 버킷 리스트 안에는 많은 욕망들이 아무런 맥락 없이 산발적으로 나열되어 있다. 이처럼 산만한 욕망은 정기를 분산시켜 몸을 지치게 하고 삶을 공허하게 만든다. 이렇게 여러 가지를 욕망하게 되면 선택에 있어서 항상 우유부단해지며 하나도 제대로 할 수가 없다.

욕망은 코앞에서 사라지지 않는다. 욕망은 세상의 기운과 섞여서 셀 수 없는 인연을 만들고 예측할 수 없는 수많은 변화들을 낳는다. 그리고 그 인연과 변화의 장 안에서 나는 다시 그 기운의 운명을 감당하게 된다. 불교에서는 이를 '업'이라 한다. 이런 욕망의 파장을 고려하는 것이 몸의 정치학에서 필요한 통치술이자 양생의 덕목이다. 그런 점에서 욕망의 끝없는 팽창은 기운의 질적인 낭비를 야기할 뿐만 아니라 감당할 수 없는 관계의 파탄을 초래하게 된다. 쉽게 말해, 정기는 낭비되고 업장은 적체되는 꼴이다. 쇼핑과 도박으로 파산한 철없는 사람들처럼 기운의 부도를 맞지 않으려면 내가 쓰는 기운의 우주적 파장을 잘 살펴야 할 것이다. 깨어 있는 생각이란 바로 그런 관찰을 통해 무엇을 줄여야 하는지를 결단하는 일을 말한다.

∷ 양생의 실천 1 — 시간의 리듬과 마음의 조절

야생동물들은 본능적으로 때를 맞춰 산다. 곰이나 뱀은 겨울 동면에 들고, 철새들은 세절에 따라 이동한다. 세렝게티 초원에서는 건기때마다 누 무리가 이동을 한다. 비록 티비에서 보는 장면이지만 참 장관이다. 이동 중 많은 희생을 감수해야 하지만 건기에 살아남으려면어쩔 수 없는 선택이다. 말할 필요도 없이 동물뿐만이 아니라 식물도때를 맞춘다. 계절과 빛을 감지하여 꽃을 피우고 열매를 맺는다. 살아있는 것은 모두 자연의 시간성을 내재하고 있다. 그 시간성이 작동해서 때를 맞춰 산다. 그리고 때가 되면 죽는다. 심지어 생명이 없는 사물도 시간성을 가지고 있다. 북송의 학자 소강절邵康節(1011~1077, 본명은 소옹邵雍)은 의자의 수명을 알아맞혔다고 한다.

당연히 사람에게도 자연의 시간성이 내재되어 있다. 그리고 동물들처럼 때를 맞춰야만 생존할 수 있었던 시기도 있었다. 문명이 발달할수록 인간에 내재된 자연의 시간은 생존적 구속력을 잃어 갔다. 자연의 시간을 따르지 않아도 먹고 살 수 있게 된 것이다. 하지만 문명이 발달해서 밤에 불을 밝혀 낮처럼 살 수 있고 계절에 관계없이 살 수 있다 해도 여전히 몸은 자연의 시간과 상응하고 있다. 인간은 주행성 동물이라 낮에 활동하고 밤에 잠을 자는 생활 패턴이 몸에 잘 맞는다. 낮은 태양의 기운이 활발하게 움직여 양기가 오르는 시간이다. 이때 깨어서 일을 하면 외부의 양기 덕분에 활동하기가 수월하다. 마치 산에 오를 때 밑에서 바람이 불어와 양 옆구리를 치켜드는 것 같은 도움을 낮의 양기로부터 얻는다. 당연히 밤에는 잠을 자면서 휴식을 취하는 것이 유리하다. 대지에는 양기가 저물고 음기가 가득하다. 수렴하는 음의 힘을 빌려 양기를 안으로 거두면 깊은 휴식을 취할 수 있어 다음 날 활동의 원천이 된다. 이와는 정반대의 리듬으로 사는 경우에는 에너지 소모가 많다. 밤의 음기를 거슬러 양기를 일으켜야 하고, 낮의 치솟는 양기에 맞서 기운을 반대로 수렴시켜야 하니 말이다.

『동의보감』에서는 사계절에 따라 어떤 마음을 가져야 하는지 서술해 놓았다. 문면에 드러난 뜻을 오늘날에 잘 응용한다면 현대인들이 잊고 살아온 자연의 시간성을 일깨워 볼 기회가 될 것 같다.

사계절에 따른 신의 조절(四氣調神) 봄의 3개월은 묵었던 기운이 깨어나고 천지가 생동하며 만물이 자라난다. 이때에는 늦게 자고 일찍 일어나야 한다. 그리고 천천히 뜰을 거닐기도 하고, 머리를 풀고 몸을 편안하게 하면서 마음에 생동감이 넘치게 해야 한다. 이 시기에는 살생을 하지 않고, 빼앗지도 처벌하지도 않는다. 이렇게 살리고 베푸는 것은 생명을 기르는 봄의 양생법이다. 이를 지키지 않으면 간이 상하고 여름에 한병寒病이 생긴다.

여름 3개월은 만물이 무성하게 자라나는 화려한 계절로 천지가 교통하여 꽃이 피고 열매를 맺는다. 이 시기에는 늦게 자고 일찍 일어나야 한다. 또한 햇빛을 싫어하지 않아야 하고, 화를 내는 것도 삼가야 하며, 여름의 무성함처럼 그렇게 기운을 밖으로 내보내야 한다. 이것이 여름 기운에 호응하면서 사는 양생의 도이다. 이를 지키지 않으면 심이 상하여 가을에 학질이 찾아오고, 결국 거두는 힘이 약해져 겨울에 중병을 앓게 된다.

가을 3개월은 만물이 결실을 맺는 계절이다. 천기天氣는 급하게 변하고, 지기地氣는 맑아진다. 가을에는 일찍 자고 일찍 일어나야 한다. 닭우는 소리에 깨어나서 편한 마음으로 기운을 수렴해야 가을의 날카로운 기운을 고루 안정시킬 수 있다. 또한 뜻을 밖에 두지 않고 안으로 들여야 폐의 기운이 맑아지니, 이것이 가을 기운에 순응하는 양생법이다. 이를 어기면 폐가 상해 겨울에 소화되지 않은 음식을 설사하게 되니, 이에 따라 기운을 저장할 수 없게 된다.

겨울 3개월은 닫아 두고 저장하는 계절이다. 물은 얼고 땅은 갈라지며, 양기陽氣가 요동치지 못하게 된다. 이때는 일찍 잠자리에 들고 해가 뜬 뒤에 일어나야 한다. 귀한 것을 얻은 것처럼 마음을 안으로 거두어 들여야 하며, 추위를 피해서 몸을 따뜻하게 만들고, 땀이 나지 않도록 해서 기운을 지켜야 한다. 이것이 겨울 기운에 순응하면서 사는 양생법이다. 이를 지키지 않으면 신장이 상해 이듬해 봄이 되면 팔다리에 기운이 빠지고 손발이 차가워지는 병에 걸린다. 그러면 봄의 생동하는 기운을 받아들일 수 없게 된다.

사계절과 음양은 만물의 근본이다. 그래서 성인은 봄여름에 양陽을 기르고, 가을겨울에 음陰을 길러 그 근본을 따르려 했고, 만물과 함께 생장과 소멸의 순환을 몸소 겪었다. 근본을 거스르면 생명의 뿌리인 진기眞氣가 사라진다. 그러므로 시종始終과 생사生死의 근본인 음양과 사계절의 이치를 어기면 삶을 해치게 되고 그 이치를 따르면 병이 들지 않으니, 이것을 두고 도를 얻었다고 하는 것이다.

마지막 문단의 내용처럼, 때를 맞춘다는 것은 봄여름에는 양을 기르고 가을겨울에 음을 길러서 근본을 따르며 만물과 함께 생장과 소멸의 순환을 몸소 겪는 것이다. 봄에는 생동감이 넘치게 해야 하고, 여름에는 기운을 밖으로 내야 한다. 생동감이 넘치게 하려면 위의 서술처럼 몸을 적절하게 움직여야 하고 빼앗지도 처벌하지도 않는다. 소유욕을 버리고 용서하는 마음을 가져야 한다는 말이다. 두 가지 모두 응축된 기운을 밖으로 풀어 버리는 양적인 방향성을 가진다. 여름에 기운을 밖으로 내야 한다는 것은 더위를 피하려고만 하지 말고 땀을 배출해야 한다는 뜻이다. 더위 속에서 땀을 내면 기운이 빠져나가 지치고 힘들긴 하지만 빠져나간 기운과 함께 번다한 기운 혹은 마음의 찌꺼기도 내보내게 된다. 번다한 기운이란 봄을 거치면서 충동적으로 들뜬 많은 욕망들이다. 봄이 되면 몸이 들떠서 하고 싶은 일들이 많이 생긴다. 그러나 결실로 맺어지는 것은 일부이고 나머지는 마음의 찌꺼기가 되어 열매가 맺히는 것을 방해한다. 이런 것들이 땀과 함께 빠져나가게 된다. 실한 열매를 위해 잔가지를 쳐 주는 셈이다.

배출해야 할 마음의 찌꺼기는 또 있다. 오랜 인연에 대한 집착과 낡은 기억이 그것이다. 우리는 맺어진 인연에 집착하며, 그 인연의 끊어짐을 두려워한다. 이별은 자연의 이치다. 만물은 늘 생성하고 사멸한다. 특히 생명을 가진 존재들의 생멸주기는 더 짧다. 자연 안에서 이별은 매우 흔한 일이다. 부지불식간에 몸 안에서도 이별이 일어나고 있다. 내 몸 안의 모든 세포도 늘 생멸을 반복한다. 경맥에 흐르는 기도 호흡(흡식)과 섭식에 의해 늘 새로운 기운으로 바뀐다. 기존의 기운은 호흡(호식)과 배설에 의해 이별하게 된다. 그러니 이별은 그렇게 특별한 일이 아니다. 인연에 집착할수록 이별이 특별하게 다가온다. 집착이 감정을 강렬하게 만든 것이다. 감정이 고양되면 경맥의 흐름이 왜곡되고 덩달아 사태도 왜곡되어 보인다. 그러면서 몸도 이곳저곳 자꾸 아프다. 경맥의 왜곡으로 기혈의 흐름이 원활하지 않은 탓이다. 이 과정에는 낡은 기억이 동반된다. 낡은 기억은 감정을 울컥하게 만드는, 혹은 아련한 추억에 잠기게 하는 과거의 이미지다. 이런 기억은 객관적 사실로서 상기되는 것이 아니라, 주관적 감정 안에서 회상되는 탓에 그 기억 또한 감정의 필터를 거쳐 왜곡된다. 이런 기억이 존재의 시간성을 고립시켜 현재의 흐름에서 벗어나게 한다. 이러한 '지난 인연에 대한 집착'과 '낡은 기억'은 봄여름에 산포시키는 것이 유리하다. 봄에는 뭉친 기억과 감정을 풀기가 쉽고, 여름에는 풀어진 것들을 확 태워서 없애기 쉽다. 물론 너무 더워서 정신줄도 놓치고 몸의 기운도 빠져나가지만 묵은 집착과 기억 또한 함께 사위어 버릴 수 있다.

가을겨울은 음의 시기이므로 수렴하는 기운을 써야 한다. 가을에 뜻을 안으로 두라는 것과 귀한 것을 얻을 것처럼 마음을 안으로 거두어들여야 한다는 겨울의 실천법이 바로 가을겨울에 써야 할 수렴의 기운이며 음의 용법이다. 뜻을 안으로 두라는 것은 새로운 일을 시작하기보다는 진행되고 있는 일을 수렴하여 매듭을 지으라는 권고다. 결실에 집중해야 하기 때문이다. 겨울에 마음을 안으로 거두어들여야 한다는 것도 이와 비슷한 뜻인데, 겨울은 침잠하고 저장하면서 다음 해를 준비한다. 그렇게 시작과 끝은 맞물려 있다. 이러한 시간의 이치는 소우주인 몸 안에 내재되어 있다. 따라서 시간의 리듬에 맞추어 삶의 스텝을 얼마나 잘 밟느냐에 따라 몸의 건강성이 달라질 수 있다. 또한 때를 맞춘다는 것은 현재라는 시공간에 대한 인식과 관련이 있다. 이것은 철학적인 화두이며 실천적 윤리로 연결된다. 그래서 시간을 사유한다는 것은 단순히 건강의 차원을 넘어서 있다. 동의보감에서는 그것을 '도'라고 부른다.

:: 양생의 실천 2 — 도인법

자연의 시간에 맞춰 할 수 있는 일은 마음을 조절하는 것 외에 몸을 직접 움직이는 방법도 있다. 흔히 도인법導引法이라고 하는 방편인데, 격하고 큰 동작이나 도구를 이용하는 운동이 아니라 비교적 쉬운

동작으로 따라 할 수 있다. 그도 그럴 것이 어렵고 특별한 동작이 필요하다면 『동의보감』의 양생술의 취지와 어긋난다. 양생은 누구나 일상에서 특별한 의료행위 없이 쉽게 행할 수 있는 것이어야 하니까. 그래서 이빨을 부딪친다거나, 귀를 잡아당기고, 숨을 잘 쉬는 것으로 양생을 도모할 수 있다.

반운과 복식(搬運服食) 『양성서』에서는 "사람이 수양하고 섭생하는 도道에는 여러 가지 방법이 있다. 기본적으로 정을 손상하거나 기를 소모하거나 신을 상하게 해서는 안 된다. 이 세 가지는 도가에서 말하는 정을 온전히 하고, 기를 온전히 하고, 신을 온전히 하는 것이다. 매일 아침 첫 닭이 울 때 일어나 앉아서 이불을 두른 채로 숨을 고른 후 이빨을 부딪쳐(고치叩齒) 신神을 모은다. 한참을 이렇게 하고 나면, 몸 안의 신기神氣가 안정되고 화기火氣가 임맥과 독맥을 돌기 시작하는데, 그렇게 수십 번 기운이 돌고 나면 몸이 화평해지면서 혈맥이 자연스럽게 통하게 된다. 이때 신기가 담긴 맑은 침이 입안 가득 고이는데, 이것을 입안에서 돌린 뒤 삼키면 단전丹田으로 내려가 원양元陽을 보하게 된다. 이렇게 반운이 끝나면 평소에 먹던 보양補陽약을 먹고, 손바닥을 비벼 열이 나게 한다. 그리고 머리를 빗고 양치하고 손발을 씻은 다음, 향을 피우고 『동장洞章』을 암송한 후 정원에 나가 약 백 보 정도 걷는다. 해가 좀 올라오면 죽을 먹고 배를 문지른 후에 다시 삼백 보를 걷는다. 이것이 바로 도인법이자 양생의 대략적인 방법이니 반드시 알아야 할 것이다."라고 하였다.

안마와 도인(按摩導引) 『양생서養生書』에서는 "밤에 누워서 깬 채로 이를 아홉 번 부딪치고 침을 아홉 번 삼킨 후, 코의 양쪽을 위아래로 수십 번 문지른다. 코의 겉과 속을 모두 열나게 하는 것을 '중악中岳에 물 댄다'라고 하는데, 이것은 폐를 맑은 진액으로 적셔 주는 안마법이다. 또, 매일 아침 일찍 일어나 치아를 맞부딪치고 침으로 입안을 고루 행군 다음, 숨을 멈추고 오른손을 머리 뒤로 넘겨 왼쪽 귀를 14번 당기고, 반대로 왼손을 머리 뒤로 넘겨 오른쪽 귀를 14번 잡아당긴다. 이렇게 하면 귀가 밝아지고 장수할 수 있다. 또한 두 손을 비벼 열이 나게 한 다음 양쪽 눈에 대고 가볍게 비벼 주기를 20회 정도 하면, 침침하던 눈이 밝아지고 풍風도 없앨 수 있다. 그리고 이마를 자주 마사지하는 것도 좋은데, 머리카락이 난 부위까지 이마를 14번 문지르면 얼굴에서 자연히 빛이 난다. 또, 귓바퀴를 문지르는 안마법도 있다. 이를 '성곽을 닦는다'고 표현하는데, 횟수에 관계없이 귀를 문지르면 신기를 보할 수 있고, 귀가 어두워지는 것을 예방할 수 있다."라고 하였다.

치아를 맞부딪치는 것을 고치법叩齒法이라 한다. 치아는 뼈의 남은 부분으로 뼈와 연결되어 있다. 고치의 소리와 리듬 그리고 작은 충격은 온몸의 뼈를 깨운다. 첫 닭이 울 때 고치법을 하는 것은 잠에서 깨어나는 일과 관련이 있다. 동작의 중추인 뼈가 깨어나야 움직일 수 있기 때문이다. 신神은 쉽게 말해 마음 혹은 정신이라고 해도 된다. 신을 모은다는 것은 정신을 집중하는 것이다. 정신이 들어야 잠에서 깨어날 수 있다. 고치법을 하면 잠에서 깬 이후에 신을 안정시켜 비몽사

몽의 상태에서 금방 벗어나게 한다. 신기가 안정되면 임맥과 독맥을 따라 기운이 돌기 시작한다. 임맥과 독맥은 각각 우리 몸의 음맥陰脈과 양맥陽脈의 대표다. 임맥과 독맥으로 기운이 수십 번 돌면 몸의 음과 양이 깨어나 그날의 새로운 기운을 세탁한다. 임독맥의 순환이 순조로우면 입안에 맑은 침이 고이는데, 이는 몸 안의 토土 기운이 오장육부를 잘 조화하였으며, 그래서 외부의 기운을 받아들일 준비가 되었다는 뜻이다. 일종의 윤활유라 할 수 있다. 이 침을 삼키면 하단전으로 침의 기운이 내려가서 연료 역할을 한다. 그래서 원기를 보하게 된다. 이어 손바닥을 비비거나 배를 문지르고 암송을 하고 산책을 하는 것도 다 원기를 북돋고 기운의 흐름을 순조롭게 하기 위해서다.

호흡을 통한 양생법도 있다. 더 정적인 동작이긴 하지만 역시 몸을 직접 쓰는 도인법이다.

반운과 복식(搬運服食) 『태식론胎息論』에서는 "복식腹息의 방법은 다음과 같다. 자시子時에 눈을 감고 동쪽을 향해 정좌하고, 뱃속의 묵은 기운을 두세 번 입으로 불어낸 다음, 숨을 잠시 멈추었다가 코로 맑은 공기를 조금씩 들여 마신다. 그후, 혀를 입천장에 붙이고 잠깐 숨을 멈추면, 오래지 않아 침이 저절로 고이게 되는데, 이 침을 삼키면 좋은 기운이 오장으로 흘러들어가게 되며, 특히 혀 아래의 두 개의 구멍을 통해 침이 신장으로 전달된다. 이것이 바로 기를 단전刑田에 모으는 방법이다."라고 하였다.

안마와 도인(按摩導引) 구선臞仙이 지은 노래에 "[상략] 숨을 멈추고 손바닥에서 열이 나도록 비빈 후, 코에서 손바닥으로 서서히 기를 내보낸다. 이 손으로 등과 허리를 문지르고 나서 손을 움켜쥔다. 다시 한 모금의 숨을 들이마시고 또 참는다. 이때 가슴에 있는 심화心火가 배꼽 바로 아래의 단전에서 불타오른다고 생각한다. 배꼽 부위가 뜨거워지는 것이 느껴지면, 머리를 숙이고 양쪽 어깨를 좌우로 36번씩 돌려 척추를 비튼다. 그런 다음, 화 기운이 단전에서 척추를 거쳐 뇌로 올라간다고 생각하면서, 코로 맑은 기운을 들이마신 뒤, 잠시 숨을 멈춘다. 숨을 내쉬고 나서, 두 다리를 쭉 편 채로 두 손을 깍지 껴 위로 올리는 동작을 3번, 또는 9번 실시한다. 다음은 머리를 숙이고 발을 두 손으로 잡아당기기를 13번 한 뒤, 정좌하고 앉아 침이 고이기를 기다려 양치를 하고, 다시 3번에 나눠 꿀꺽 소리 내어 삼킨다. 이렇게 하면 모든 맥이 고르게 퍼지고, 단전의 화 기운이 온몸으로 산포되어 사기邪氣와 잡귀의 접근을 막는다. 뿐만 아니라, 명석한 사람으로 거듭나고, 추위와 더위도 잘 이겨내며, 질병도 머무르지 않게 된다."라고 하였다.

몸에는 천지인天地人이 숨겨져 있다. 독맥에는 미려관(地), 녹로관(人), 옥침관(天)이 있고, 임맥에는 하단전(地), 중단전中丹田(人), 상단전上丹田(天)이 있다. 복식호흡은 임맥의 천지인 중 땅에 해당하는 하단전에 기운을 모아 천기가 흩어지지 않게 하는 수련법이다. 호흡은 폐로만 하는 것이 아니다. 아래에 있는 신장이 기운을 받아들여야(신주납기腎主納氣라고 함) 깊고 온전한 호흡이 된다. 신장이 허해서 천기를 잘 받아들

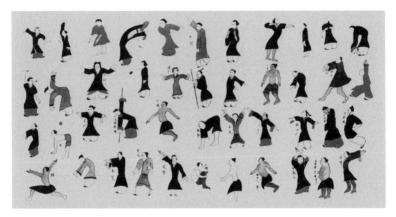

1973년 중국 후난성 창사의 마왕퇴에서 발굴된 비단 채색화를 복원한 그림. 기원전 3세기 서한 시기의 그림으로, 도인술의 여러 동작을 상세히 묘사했다.

이지 못하면 숨이 폐까지만 들어오기 때문에 숨이 가쁘게 된다. 나이가 들어 호흡이 짧아지는 것도 신장이 허하기 때문이다.

자시에 동쪽을 향해 앉는 것은 새로 태어나는 양기를 얻기 위해서다. 자子는 12지지地支 중 가장 음적인 시간대이다. 양기가 더 많은 낮 시간이 아니라 자시에 수련을 하는 이유는 양기를 하단전으로 잘 끌어내려 수렴하기 위해서다. 낮에 수련을 하면 양기는 산포되어 쉬워 기운을 하단전에 집중시키기가 어렵다. 서늘한 기운은 위로 올라가 있고 따뜻한 기운이 아랫배에 있을 때가 가장 컨디션이 좋다. 이런 수승화강水升火降의 배치가 순환의 초식이다. 음기가 양기를 싸고 있으면 아랫배로 양기를 모으기 쉽다. 이런 형상의 기운이 자시에 일어나기 때문에 자시를 선택하는 것이다.

자시는 일양一陽이 시작되는 시간이고 동쪽은 해가 뜨는 곳으로 역시 양기가 막 떠오르는 곳이다. 새싹처럼 생성된 양기는 묵은 기운을 대체하여 몸을 순환한다. 새로운 기운을 받으려면 묵은 기운을 떨쳐내야 한다. 새 적혈구가 생성되려면 수명이 다한 기존의 적혈구가 비장에서 해체되어야 하는 것처럼 말이다. 수명이 다한 적혈구는 산소 수송 능력이 떨어진다. 새로운 인연을 받아들일 수 없게 된 것이다. 만일 새로운 시절과 타인에 대한 이유 없는 저항감이나 두려움이 있다면 자시에 일어나 동쪽을 향해 앉아보는 건 어떨까. 그것이 저항감과 두려움을 극복할 수 있는 묘안이라서가 아니다. 그걸 기억하고 행동하는 자체만으로도 의미가 있다. 자기를 넘어서는 모든 출발은 자기 극복에의 의지를 스스로 확인하는 것으로부터 시작되기 때문이다.

3장

정精, 기氣, 신神

:: 기, 내 몸 안으로 들어온 자연

'신형'은 『동의보감』 전체의 인트로적인 성격이 강하다. 신형에는 사람과 우주의 발생 기원과 건강과 질병에 대한 양생의 논리가 담겨 있다. 이러한 천인상응의 이치는 『동의보감』 전체를 관통하는 사상적 지반이다.

신형 다음으로 등장하는 세 개의 문은 '정', '기', '신'이다. 정과 기와 신은 몸을 구성하는 가장 근원적인 요소다. 신형에서 큰 시야를 가지고 몸과 우주를 탐색했다면, 정·기·신에서는 보다 몸 안으로 주의를 기울여야 한다. 그런 점에서 정·기·신은 몸 안의 풍경을 서술하는 내경편의 본격적인 시작이라 할 수 있다.

그렇다 해도 정·기·신은 신형의 논리를 이어간다. 즉 신형에서 서술되었던 인간과 자연 사이의 직관적 연결이 정·기·신에서도 시도된다. 서로 다른 개념을 지닌 정·기·신은 서로의 영역을 넘나들면서 하나로 합쳐지고 다시 셋으로 나뉜다. 정·기·신은 본래 하나의 기에서 출발한 것이기 때문이다.

기는 정과 신의 근본이다(氣爲精神之根) 이동원李東垣은 "기氣는 신神의 조상이고, 정精은 기의 자식이라 할 수 있다. 그러므로 기는 정과 신의 뿌리다."라고 하였다. 모영茅盈은 "기는 수명을 늘려 주는 약이며, 마음은 기와 신을 부린다. 만약 기를 움직이는 주체가 무엇인지 알 수 있다면 곧 신선이 될 수 있다."고 하였다.

'정'은 몸의 물질적 토대다. '신'은 이 물질에 영적 방향성을 제시한다. 쉽게 말해 정은 육체이고 신은 정신이다. 기는 신의 조상이고 정은 기의 자식이니, '기'는 발생론적으로 신과 정에 앞선다. 즉 정과 신의 뿌리는 '기'다. 이 발생의 구도를 단순하게 '기-(정-신)'으로 도식화해 볼 수 있다. 여기서 기는 인간의 육체(정)와 정신(신)으로 변용되기 전, 원형原形으로서의 자연이다. 그러므로 '정·기·신'이라는 용어는 육체(정)와 정신(신)이라는 현상적 구조와 그 존재론적 근원으로서의 자연(기)을 한꺼번에 지칭하는 말이다.

『동의보감』은 몸을 정·기·신의 합체로서 규정한다. 이로써 주체는 자신의 원류인 자연과 공존하게 된다. 자연은 일종의 타자다. 자연은 나를 낳았지만 나는 자연과 완전히 섞여서는 안 되는 독자적인 순환시스템을 갖고 있어야 한다. 독자적인 순환계가 무너지면 몸이 흩어져 자연의 순환체계 안으로 흡수된다. 이것을 죽음이라 한다. 생명은 개체의 순환시스템이 붕괴되지 않도록 외부와 분리된 경계를 세운다. 피부가 대표적인 경계일 것이다. 하지만 몸은 자연과 완전히 단절될 수 없다. 생존을 위해서 개체는 자연의 기운을 내부로 들여야 하고,

몸 안의 묵은 기운을 자연으로 되돌려 보내야 한다. 먹고 싸야 살 수 있다는 것이다. 그런 점에서 원형으로서의 자연은 낯설긴 하지만 이 질감이 최소화된 타자라 할 수 있다. 결국 몸이 정·기·신의 합체이고, 따라서 자연과 공존하고 있다는 것은 낮은 수준의 이질성을 가진 타자가 늘 내 안에 함께 존재하고 있다는 뜻이다. 바꿔 말하면 몸은 자연이라는 타자가 내 안에 공존하고 있어야 살 수 있는 조건이 된다는 것. 그렇기 때문에 몸을 구성하는 가장 기본적인 요소에는 육체(정)와 정신(신)뿐만 아니라 자연(기)도 함께 설정되어야 하는 것이다.

이러한 기의 역할은 현실적으로 드러난다. 그중의 일부가 우리가 호흡하고 섭취하는 공기와 음식이라는 '기'다. 공기와 음식이야말로 우리의 육체와 정신을 만드는 원형의 질료다. 공기와 음식이 몸에 들어가야 우리는 소모되고 배설된 기운을 새롭게 채우고 새롭게 살아갈 수 있다. 이로써 자연(기)이 정과 신의 원형이라는 것이 또 한 번 확인된 셈이다. 기는 인간의 선천적인 근원이기도 하지만 후천적인 생존의 원천이기도 하니 말이다.

더불어 기는 몸을 활성화시키는 촉매로서 기능하기도 한다. 촉매란 반응 속도를 증가시켜 에너지를 활성화하는 반응이다. 기는 몸에서 완전히 외부도 아닌 그렇다고 완전히 내부도 아닌 '중간항'으로 존재한다. 공기와 음식이라는 외부 기운은 우리에게 익숙한 물질이지만 외부의 존재이기 때문에 약간은 이질적이다. 예컨대 곡식은 나무껍질보다 훨씬 몸에 친숙하지만 그래도 어느 정도의 이질성은 남아 있다. 손님이 찾아오면 집은 부산해진다. 알고 지냈다 하더라도 손님에겐 집

안 식구 대하듯 무심할 순 없다. 익숙하지만 곡식도 그런 손님이다. 곡식이 몸에 들어가면 몸은 부산해진다. 소화액을 촉진하고 연동운동을 하여 음식을 소화한다.(일반적으로는 음식을 소화시키는 소화 효소를 두고 촉매라 한다. 여기선 몸 전체의 활동에너지를 높여 준다는 측면에서 음식을 촉매로 보는 것이다.) 이런 이질적인 기운이 들어오면 기화氣化(기운의 변화)가 일어난다. 이질적인 기운을 몸에 맞는 기운으로 변모시키기 위해서다. 이것이 기가 중간항으로 존재하며 일으키는 촉매작용이다.

정리하자면 기는 크게 두 가지 기능을 한다고 말할 수 있다. 첫째 발생학적으로 기는 정과 신의 모태가 된다. 기를 몸의 원류로 보는 것이다. 두 번째는 촉매작용이다. 약간의 이질성으로 몸의 순환을 촉발시키는 것이다. 기의 이러한 기능은 공기와 음식 외에도 다양한 경우에 적용된다. 몸에서 기는 여러 가지 역할을 한다. 면역계를 담당하기도 하고, 감각 작용을 한다. 감정 또한 기로 해석한다. 각각의 역할을 수행하면서 기는 원형이면서 자가촉매로서 존재한다. 그런 여러 모습의 기 중 대표적인 몇 가지를 소개한다.

:: 기의 향연

천기와 지기

기는 호흡의 뿌리이다(氣爲呼吸之根) 『정리正理』에서는 "사람이 태어나기 전, 자궁 안의 태아는 어머니의 호흡을 따라 숨을 쉬다가, 태어나 탯줄이 끊어지면 한 점의 신령한 기운이 배꼽 아래로 모이게 된다. 사람에게는 기가 가장 귀하니, 호흡보다 우선하는 것은 없다. 안眼, 이耳, 비鼻, 설舌, 신身, 의意(이를 일러 육욕六慾이라 한다)는 모두 기에서 비롯된 것이다. 기가 없다면 색色, 성聲, 향香, 미味, 촉觸, 법法을 지각할 수 없다. 날숨은 하늘의 근원과 닿아 있고, 들숨은 땅의 근원과 닿는다. 기는 몸에서 하루에 810장丈을 돈다.

호흡을 통해 몸속으로 받아들인 공기가 천기天氣이다. 탯줄이 끊어지고 자발적으로 폐호흡을 시작하면 천기가 들어와 배꼽 아래의 하단전으로 모인다. 그것이 아기가 스스로 움직여 세상과 만나는 첫 기운이 된다. 천기는 갓 태어난 아기가 처음 마주치게 되는 이질적인 기운이다. 하지만 처음 만난 이 낯선 기운은 앞으로 아기가 겪게 될 운명적인 혹은 우발적인 사건들의 원형이 된다. 천기와의 첫 마주침에 의해 원형의 자연이 몸에 코드화되는 것이다. 이 시간적 코드를 분석해서 운명의 리듬을 탐구하는 학문을 명리학命理學이라고 한다. 흔히 사주명리라 불리는 이 학문에서 중요하게 여기는 것은 폐의 첫 자발호흡을 통해 만나는 천기의 시간성이다. 그 첫 호흡에 새겨진 코드가 그 사람의 운명을 좌우한다고 본다. 물론 첫 호흡 이후 들어오는 천기도 이질성을 띤다. 이것도 역시 새로운 시절의 기운을 담고 있는 원형으로서의 자연이다. 하지만 탄생 후 첫 호흡만큼 그렇게 크게 영향을 미치지 못한다. 첫 호흡 이후의 호흡은 기의 본성적 기능 중 하나인 촉매로서 작용하여 몸에 새겨진 원형의 자연성(흔히 사주팔자라고 함)이 드러나도록 독려한다.

기는 곡식에서 생긴다(氣生於穀) 『영추』에서는 "사람은 곡식에서 기를 받는다. 곡식이 위胃에 들어오면 곡기穀氣가 폐로 전해지고, 오장육부는 폐로부터 그것을 받는다. 그 기운 중 맑은 것은 영기營氣·榮氣가 되고, 탁한 것은 위기衛氣가 된다. 영기는 맥脈 속을 흐르고 위기는 맥 바깥을 흐른다. 영기와 위기는 경맥을 따라 50번을 쉴 새 없이 돌고 나서 다시 만난다. 이렇게 음양은 서로 연결되어 끝없이 순환한다."고 하였다. [중략] 『정리』에서는 "매일 먹는 음식의 정미로움이 기를 생성시킨다. 이렇게 기가 곡식에서 생기는 까닭에, 기氣 자는 기운 기气 자와 쌀 미米 자를 합쳐서 만들어졌다. 사람의 몸에는 천지의 기운이 온전히 갖추어져 있으니 조심해서 잘 사용해야 한다."고 하였다.

지기地氣는 음식물을 섭취하여 얻는다. 과거에는 음식물 하면 주로 땅에서 나는 곡식을 가리켰기 때문에 지기를 곡기穀氣라고도 한다. 위는 음식물을 받아들이는 첫 장부이다. 다기다혈多氣多血한 왕성한 기운을 가지고 음식물의 방문을 크게 환영하는 동시에 날카롭게 경계한다. 손님들 중엔 분위기를 해치는 좀 성가신 손님도 있고, 때론 손님을 가장한 불량배가 있을 수도 있다. 이럴 때 음식은 사기를 동반한 침입자가 된다. 귀한 손님은 극진히 대접해야 하고, 낯선 침입자에게는 항상 경계를 늦춰서는 안 된다. 이처럼 위는 공항의 출입국장처럼 부산스럽다 보니, 늘 열熱이 많다. 음식물은 기혈을 기르는 귀한 손님이지만, 외부로부터 들어오는 이질적인 물질이기도 하다. 이러한 이질성은 곧 기화氣化를 거쳐 생명 유지에 필요한 기운으로 변모한다. 이는 음식이 신체의 원형으로 기능한다는 뜻이다. 그리고 기화를 일으킬 수 있는 촉매가 되기도 한다. 음식은 낯선 기운이지만 너무 이질적이진 않다. 인간은 독초나 돌을 먹고 살 수는 없다. 음식은 적당히 낯설고 적절하게 동기상응한다. 그래서 기화를 일으킬 수 있는 중간항으로서 촉매의 역할을 할 수 있다.

위기와 영기

음식에서 만들어진 기는 면역계의 역할도 한다. 이 면역작용은 양기陽氣가 담당한다. "양기陽氣는 인시寅時에 일어나 온종일 몸의 외부를 지키고, 저녁이 되면 쇠약해진다."(기는 위기로서 밖을 호위한다(氣爲衛衛於外)) 인시寅時는 의역학醫易學에서 사람이 깨어나기를 권장하는 시간으로, 새벽 3시 반에서 5시 반 사이를 말한다. 이때는 양기가 본격적으로 일어난다. 양기는 몸의 외부를 지킨다. 외부를 지킨다는 것은 일종의 면역작용으로, 여기서 말하는 양기가 바로 '위기衛氣'다. 위기는 '영기營氣'와 함께 음식에서만 만들어진다. 영기를 혈血, 위기를 기氣라고 해도 좋다. 음양으로 따지자면 영기는 음이고 위기는 양이다. 그래서 영기를 '영혈營血' 또는 '음혈'이라 하고, 위기를 '양기'라고 부른다. 음혈은 맑고 부드럽기 때문에 맥(혈맥 혹은 경맥) 안으로 들어가 피가 되고, 위기는 탁하고 거칠기 때문에 맥 밖에서 외사를 지키고 혈액순환을 돕는 역할을 한다.

기는 위기로서 밖을 호위한다(氣爲衛衛於外) 『내경』에서는 "위기는 음식물에서 생성된 기운 중 가장 날래다. 맥 안으로는 들어가지 못하기 때문에 맥 밖에서 맥의 흐름을 따라가는데, 움직임이 가볍고 민첩해서 피부 속과 근육 사이를 헤집고 다닌다. 그러다가 몸통을 지나면서 황막肓膜[횡격막이라는 설, 복강의 빈 공간이라는 설, 장막腸膜이라는 설 등이 있음]을 훈증하고 가슴과 복부로 흩어진다."고 하였다.

그런데 위기가 낯선 기운으로부터 몸을 방어한다는 것이 좀 의아스럽다. 왜냐하면 위기를 생성한 것은 음식물이고 음식은 이질적인 기운이기 때문이다. 다시 말해, 이질적인 기운이 변해 이질적인 기운을 방어하는 꼴이다. 어제까진 같은 편이었는데 오늘은 적이 된 것이다. 하지만 이것이 생명의 묘미다. 기의 원류는 같지만 양태가 다르다. 기의 전변, 즉 기화氣化가 일어났기 때문이다. 모든 생명은 이렇게 낯선 기운을 받아들여 섞여야 하고, 또한 기운을 변화시켜 외부와 차별을 두어야 한다. 그래야 자기 항상성을 지킬 수 있다.

이 배반(?)의 구조는 전변하려는 기의 특성을 잘 보여 준다. 모든 기운은 변한다. 물론 그 속도는 다양하다. 새로 산 물건이 낡은 것이 되는 비교적 완만한 기화가 있는가 하면, 기운이 놓인 배치에 따라서 빠르게 변해야 되는 것도 있다. 호흡과 섭식에 의한 천기와 지기의 기화는 비교적 빠른 편이다. 호흡을 통해 들어온 천기는 즉시 기화해야 하고, 음식을 통해 들어온 지기는 몇 시간 안에 기화가 되어야 한다. 그렇지 않으면 깊고 편하게 숨쉴 수 없고, 음식을 잘 소화시킬 수도 없다.

사람들과의 관계로 생긴 기운도 제각각 다르게 전변의 과정을 거친다. 그래서 배신과 상처가 생겨나는 것이다. 그러나 잘 생각해 보면 이건 기의 차원에서는 매우 자연스런 현상이다. 기는 자기촉매로 인해 늘 전변된다. 생각과 감정도 기운이다. 그래서 이들도 늘 변한다. 처음엔 같은 신념으로 만났다 하더라도, 시간이 지나면서 생각과 감정은 서로 어긋나기 시작한다. 이때 누가 더 기존의 신념에 가깝게 있느냐에 따라 배신자가 결정된다. 양측 모두 변했지만 처음의 신념에서 더 멀어진 사람이 배신자가 된다. 이런 식으로 판가름을 하고 나면 남는 것은 배제와 결별밖에 없다. 하지만 기의 차원에서는 변하는 것이 자연스럽다. 갈등과 배신이 생기는 것은 당연하다. 고통을 수반하는 변화이지만, 변하는 것이 자연스러운 생리라고 생각을 바꾸는 순간 배신에 대한 해석을 바꿀 수 있다. 이는 전제(신념) 자체를 전복함으로써 새로운 관계의 장을 만들어내는 것이다. 장이 바뀌면 모든 감응이 새롭게 일어난다. 바로 운명의 도약이 일어나는 것이다. 이것만이 진정한 화해가 된다. 그렇지 않으면 아무리 화해하려 해도 소용없다. 겉에서만 화해의 포즈를 취할 뿐 무의식속엔 미움이 똬리를 틀고 있을 것이다. 그건 자기를 기만하는 일이다.

칠기와 육기

이러한 기의 전변 혹은 기화의 법칙을 이해하지 못하면 감정이 몸 안에 쌓이게 된다. 상처나 스트레스가 되는 것이다. 한의학에서는 이런 병리적 감정들을 칠정七情 혹은 칠기七氣, 구기九氣(칠정보다는 칠기나 구기가 약간 더 병적인 뉘앙스를 띤다.) 등으로 부른다.

> 칠기七氣　칠기는 기쁘고, 노하고, 슬프고, 생각이 많고, 근심하고, 놀라고, 두려워하는 것[희노우사비경공喜怒憂思悲驚恐]을 말한다. 혹은 추워하고, 열이 나고, 원망하며, 성내고, 기뻐하고, 근심하고, 슬퍼하는 것을 말하기도 한다.(『직지直指』) ○『직지』에서는 "사람에게는 칠정七情이 있는데, 칠정의 기(七氣)가 손상되면 병이 생긴다. 기가 뭉치면 담痰이 생기고, 담이 성하면 기가 더욱 뭉쳐진다. 이때 기를 고르게 하려면 반드시 담痰을 먼저 제거해야 한다. [하략]"고 하였다.

감정 역시 기화되어야 한다. 감정이 동요하는 것을 칠기, 즉 '기'라고 표현한 것은 감정 역시 이질적이며 몸에서 어떤 촉매 역할을 한다는 뜻이다. 내 안에서 일어나는 감정이 이질적이라니 좀 이상하겠지만, 감정은 외부에서 들어온 자극에 나의 정신이 섞여서 일어나는 것이므로 이질적이라고 말할 수 있다. 그래서 기화가 필요하다. 기화되어야 내 몸의 에너지로 쓸 수 있다. 즉 감정은 풀려서 해체되어야 한다. 그것이 기쁜 감정일지라도 말이다. 기화되지 않은 감정은 뭉치게 되고, 뭉친 감정은 열熱과 화火를 조장해서 몸을 태운다. 감정이 예민한 사람의 몸이 바짝바짝 마르는 것도 그 때문이다. 몸에서 기화가 이루어지지 않으면 위기가 생기지도, 감정이 흩어지지도 않는다. 변화가 생리다. 변화의 생리를 따르지 않는 그때부터 병리가 시작된다. 금원사대가金元四大家(중국 금·원대의 이름난 네 의사)의 한 사람인 장종정은 "모든 병과 통증은 기로부터 생겨난 것"이라고 했다.

> 기는 모든 병의 원인이 된다(氣爲諸病) 단계丹溪가 말하기를 "기는 온몸을 순환하면서 생명을 유지하는 역할을 한다. 그렇기 때문에 칠정으로 속을 태우지 않고, 밖으로부터 외사를 받지 않는다면 기로 인한 병은 있을 수 없다. 냉기冷氣, 체기滯氣, 역기逆氣, 상기上氣 등은 모두 화火의 사기를 받아 기가 타올라서 생긴 증상이다. 화사火邪는 이렇게 기를 올리기만 하고 내리지는 않는데, 이것이 호흡의 길목을 훈증하게 되면 심각한 병증이 생긴다."고 하였다.

칠정이라는 기 역시 촉매작용을 한다. 그런데 칠정의 촉매작용은 좀 과도하다. 완충은 덜 이뤄지고 이질성은 더 증가된 탓이다. 대개 과도한 기운은 몸의 항상성을 해친다. 칠정도 그렇다. 칠정의 항진은 기의 속도와 리듬을 어지럽혀서 몸의 균형이 어긋나게 한다.

금원사대가金元四大家는 중국 금대와 원대의 이름난 네 의사를 말한다. 저마다 특색 있는 의론을 발전시켜 고유한 학파를 이루었다.

하간河間 유완소劉完素(약 1120~1200)

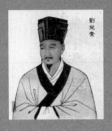

금대의 의사. 하북성河北省 사람인데, 당시 북쪽 지방에는 열병이 유행하고 있었다. 이를 치료하기 위해 운기학설에 근간하여 육기(풍한서습조화)와 질병 간의 상관관계를 밝히고, 열병 치료에 효과가 좋은 한량寒凉한 약을 잘 썼다. 또한 기존 의사들의 처방이 조열燥熱한 약에 치우친 점을 지적하고, 심화心火를 내리고 신수腎水를 보하는 치법을 썼으므로 한량파寒凉派로 분류된다.

대인戴人 장종정張從正(약 1156~1228)

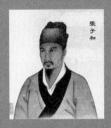

금대의 의사. 호인 대인보다 자字인 자화子和로 더 많이 불린다. 유완소의 의론을 이어받았다. 저서로『상한론傷寒論』이 유명하다. 당시 사람들이 병을 치료하기 위해 보약을 많이 썼는데, 장자화는 이것이 잘못되었다고 보았다. 체내로 들어온 외사를 몰아내기 위해서는 먼저 '공攻'하고 '보補'하는 것은 나중이어야 한다고 주장했다. 이에 한汗·토吐·하下의 세 가지 공하법攻下法을 적극적으로 사용하였으니, 공하파로 불린다.

동원東垣 이고李杲(1180~1251)

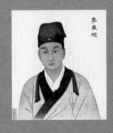

금대의 의사. 금대의 명의였던 장원소張元素를 사사했다. 금나라가 내우외환으로 국력이 기울어가던 때여서 전란이 많았던 탓에 사람들은 기아와 병고에 시달렸다. 이동원은 제대로 섭식을 하지 못해 비위脾胃가 약해지는 것을 우선적으로 치료해야 한다고 보았다. 오늘날에도 많이 쓰이는 '보중익기탕補中益氣湯'이라는 새로운 방제를 만드는 등 중토의 기를 보완하는 치법을 썼기 때문에 보토파補土派로 불린다.

단계丹溪 주진형朱震亨(1281~1358)

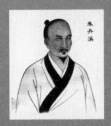

원대의 의사. 단계는 자字이다. 어려서부터 유학을 공부하다가 30세 이후에야 의학을 배우기 시작했다. 고금의 의서를 두루 섭렵하고 중국 각지의 명의를 찾아다니기도 했다. 유완소와 이동원의 영향을 많이 받았다. 주단계의 의론은 '양은 늘 남아돌고 음은 늘 모자란다'는 말로 표현된다. 사람들의 섭식과 생활여건을 보면 상화相火가 망동하기 쉽다. 해서 화를 내리고 음을 보해 주어야 깨어진 음양의 균형을 되찾을 수 있다. 자음강화滋陰降火하는 치법을 주로 썼기 때문에 자음파滋陰派라고 불린다.『단계심법丹溪心法』외 여러 권의 의서를 남겼다.

칠정과 함께 육기六氣도 몸을 상하게 한다. 육기六氣란 풍한서습조화風寒暑濕燥火, 즉 바람, 추위, 더위, 습함, 건조함, 열기를 말한다. 이것은 외부에서 일어나는 매우 자연스런 현상이다. 그런데 면역계가 약하거나 육기가 몸에 너무 강하게 접속하면 병리로 작용한다. 병증을 일으키는 육기六氣를 육음六淫이라고도 하는데, 대개는 '사기邪氣'라고 부른다. 위에서 언급한 '냉기', '화사' 등도 사기이다. 다음에 나오는 황제와 기백의 대화에서도 칠정과 함께 사기가 몸을 해치는 기로 등장한다.

구기九氣 황제가 물었다. "나는 모든 병이 기에서 생긴다고 알고 있다. 심하게 화를 내면 기가 올라가고(氣上), 지나치게 기뻐하면 기가 늘어지고(기완氣緩), 슬픔이 깊어지면 기가 사그라지고(기소氣消), 두려워하면 기가 가라앉고(氣下), 너무 추우면 기가 수렴되고(氣收), 또 너무 뜨거우면 기가 빠져나가며, 크게 놀라면 기가 어지러워지고, 과로하면 기가 소모되고, 생각이 많으면 기가 맺히게 되는데, 이렇듯 구기九氣가 서로 다른 병증을 만드는 것은 무엇 때문인가?"

기백이 대답하였다. "화를 내면 기가 거슬러 오르고, 심하면 그 기를 따라 피를 토하게 됩니다. 또한, 기가 상역上逆하면 아래쪽 몸에는 기가 미치지 못하는 까닭에, 소화되지 않은 음식을 설사로 내보내기도 합니다. 기뻐하면 기가 고르게 퍼지고 뜻이 잘 통하기 때문에, 영기와 위기가 원활하게 순환합니다. 그래서 기가 느슨해진다고 하는 것입니다. 슬퍼하면 심계心系가 당기고 폐가 들떠서, 상초上焦가 잘 통하지 않습니다. 그렇게 되면, 영기와 위기가 막혀 안에서 열이 나고, 열을 내는 데 기를 다 써 버리게 되는 것입니다. 두려워하면 정精이 달아나고, 정이 달아나면 상초가 막힙니다. 상초가 막히면 기가 하초下焦로 몰려서 하초가 단단하게 불러옵니다. 이것은 기가 순환하지 못하고 아래에 머물러 있기 때문입니다. 추우면 땀구멍이 닫혀서 기가 잘 통하지 않기에 기가 수렴된다고 하는 것이고, 반대로 열이 나면 영기와 위기의 지나친 대사로 땀이 많이 나기 때문에, 기가 빠져나간다고 하는 것입니다. 놀라면 심心이 기댈 곳을 잃고, 신神이 심으로 돌아가지 못하게 됩니다. 그렇게 되면, 생각에 일관성이 없어지므로 기가 어지럽다고 하는 것입니다. 과로하면 숨이 차고 땀이 나서 안팎으로 기가 빠져나갑니다. 그래서 기가 소모됩니다. 또한 지나친 생각은 심에 맺히고 신神이 고정됩니다. 그에 따라 정기正氣는 머물러 움직이지 않게 되고, 그런 까닭에 기가 맺힌다고 하는 것입니다."(『내경內經』[『황제내경』의 약칭])

칠정과 사기는 촉매작용을 지나치게 해서 몸의 기운을 어지럽힌다. 과로 또한 강한 촉매작용이라 할 수 있다. 위에서 "과로하면 숨이 차고 땀이 나서 안팎으로 기가 빠져나갑니다."라고 한 것도 과로가 몸의 에너지를 심하게 활성화시킨 까닭이다. 한의학에서는 기운이 과도하게 소모된 상태를 '허로虛勞'라고 한다. 과로도 허로의 일종이다. 『동의보감』「잡병편」에는 '허로'라는 항목을 따로 둘 정도로 기운의 소모를 심각하게 여겼다. 그런데 흥미로운 것은 과로의 반대 의미가 되는 한가함 혹은 게으름도 기운을 소모시킨다는 것이다.

기는 너무 편해도 막힌다(氣逸則滯) 구선臞仙이 말하였다. "피로하고 노곤한 증상은 이유 없이 생길 때가 있는데, 꼭 일을 열심히 해서 그런 것만은 아니다. 오히려 한가한 사람에게 이런 병증이 생기는 경우가 많다. 기력을 쓰지 않은 채, 한가롭게 놀면서 배불리 먹고, 앉거나 누워 있기를 좋아하면, 경락이 통하지 않고 혈맥이 막혀서 몸이 피곤하고 힘들어진다. 그러므로 귀하게 자란 사람은, 몸은 즐거우나 마음이 괴롭고, 막 자란 사람은 몸은 고달프나 마음이 여유롭다. 귀하게 자란 사람은 즐거운 것을 찾아 탐욕을 채우고 싶어하고, 진수성찬을 먹은 뒤 바로 잠자리에 눕는 것을 좋아한다. 이렇게 몸을 쓰지 않고 하고 싶은 대로 살면, 영기와 위기가 막히게 되니, 지나치지 않을 정도로 몸을 많이 움직여야 혈맥이 잘 통할 수 있게 된다. 이는 흐르는 물이 썩지 않고, 문의 지도리는 좀이 슬지 않는 이치와 같다."

몸을 쓰지 않으면 기의 속도가 느려져 기가 막히고, 기가 막히면 경락이 막히게 된다. 몸을 움직이지 않으니 촉매로서의 기가 유동하지 않게 된다. 태과는 불급과 통한다고 했다. 과한 것도 문제고 모자란 것도 문제다.

그런 점에서 휴식에도 지혜가 필요하다. 일할 때 모든 기운을 미친 듯이 쏟아내는 것도 문제지만, 쉴 때 전혀 움직이지 않고 먹고 잠만 자는 것도 반양생적이다. 이렇게 살면 리듬이 깨진다. 남은 진액을 모두 끌어다 쓰고는 죽을 고비를 넘긴 사람처럼 기절하듯 고꾸라지는 것도 모두 일종의 중독이다. 일할 땐 기운이 모두 소모되지 않도록 자주 쉬어 줘야 하고, 휴식을 취할 때는 기가 막히지 않도록 틈틈이 움직여야 한다. 밤잠은 깨지 않고 숙면을 취해야 온전한 휴식이 된다. 어떤 경우건 기화의 때를 놓치지 않도록 늘 자기의 생활을 지켜보는 것이 필요하다.

송대의 의사 진무택은 질병의 원인을 '내인內因', '외인外因', '불내외인不內外因'으로 구분한, 이른바 '삼인三因학설'을 주장했다. 병의 원인을 몸 안, 몸 밖, 기타로 나눈 것이다. 내인에는 칠정, 음식 부조화, 과로 등이 있고, 외인은 육음을 뜻하며, 불내외인은 창상 같은 기타 요인이다. 요컨대, 질병의 주요 원인은 칠정, 음식, 과로, 육음이다. 그러고 보니 이들은 방금 위에서 말했던 질병의 원인, 즉 촉매의 부적절한 반응으로부터 질병이 생긴다는 내용과 다르지 않다. 그래서 장종정이 모든 병은 기에서 생겨난다고 했던 것이다. 결국 질병이 생기거나 치유 혹은 예방하는 일은 몸 안으로 들어온 세계 혹은 자연의 기운을 어떻게 다루는가에 달려 있다. 그 핵심은 촉매가 과도하지도 부족하지도 않은 적절한 반응이 일어나도록 하는 것이다.

적절한 반응이 항상적으로 일어나기 위해서는 낯선 외부의 기운에 적절히 대처하는 자세가 필요하다. 그 기운은 외부의 기운이지만 내 기운이기도 하다. 하지만 내 맘대로 다룰 수가 없다. 억지로 다루려 하다간 무위의 정치가 아니라 독재 정치가 되고 만다. 독재의 끝이 대개 비참하듯, 세상을 자기 의지대로 밀어붙이려 하면 몸이 비참한 증상을 겪게 된다. 건강염려증, 성공집착증, 관계중독증 같은 강박증이 그런 예이다. 그렇다고 넋 놓고 있다간 외부의 기운과 자기의 습習에

휘둘리게 된다. 그렇게 되면 늘 좌절과 불안 속에서 헤어 나오지 못하게 된다. 여기서 필요한 것이 무위의 정치다. 외부의 기운을 있는 그대로 받아들이되, 적절하게 수용하고 적절하게 반응할 수 있어야 한다.

그러려면 리듬을 타야 한다. 파도를 타듯이 말이다. 파도를 잘 타려면 파도에 몸을 신되 균형감을 잃지 않아야 한다. 외부 기운의 리듬을 타는 원리도 그렇다. 리듬을 타는 것은 자기를 기만하면서 적당히 세상과 타협하는 것도 아니고, 유행과 통념을 좇아가는 것도 아니다. 파도에 휩쓸리지 않도록 정신 바짝 차리고 세계와 나의 관계를 조율해 가야 하는 것이다. 물론 파도가 어디로 데려다 줄지는 잘 모른다. 조율의 힘은 자유롭고 실존적인 선택에서 나오지만 이 또한 자연이라는 거대한 장에 속해 있다. 따라서 결과를 기대하지 말아야 한다. 그건 선택할 수가 없다. 다만 최선을 다해 리듬을 타며 몸에서 일어나는 기의 향연을 즐길 뿐이다.

∷ 정精과 씨앗

정은 몸의 근본이다(精爲身本) 『영추靈樞』에서는 "남녀의 신神이 서로 만나 하나의 형체(形)를 이룬다. 그 형체가 몸으로 완성되기 전에 항상 먼저 생기는 것이 있으니, 이를 일컬어 정이라 한다. 정은 몸의 근본이다."라고 하였다. 또한 "오곡의 진액이 서로 잘 화합하여 기름덩어리 같은 상태로 변하는데, 이것이 뼛속으로 스며들어 뇌수(髓腦)를 보한다. [중략]

음과 양이 조화롭지 못하면, 진액이 넘쳐서 음부로 흘러내리게 된다. 이것이 지나치면 허해지고, 허해지면 허리와 등이 아프며 다리가 시큰거린다."라고 하였다. 또, "수髓란 것은 뼛속을 채우고 있는 것이다. 그러므로 뇌는 수해髓海가 된다. 수해가 부족하면 머리가 빙빙 도는 것 같고 귀에서 소리가 나며, 다리가 시큰거리고 눈앞이 어질어질한 증상이 나타난다."라고 하였다.

"형체가 몸을 이루기 전에 항상 먼저 생기는" 정이 '선천의 정'이다. '후천의 정'은 "오곡의 진액이 서로 잘 화합하여" 만들어지는 것이다. 즉 태어난 이후 호흡과 섭식을 통해 얻게 되는 정을 말한다. 타고나는 선천의 정도 중요하고, 생명 유지를 위한 기초대사와 갖가지 활동에 필요한 에너지를 얻자면 후천의 정도 중요하다.

정은 물질적 토대라고 했다. 우리 몸에서 가장 높은 비율을 가지고 있는 물질은 물이다. 보통 70% 이상이 물로 채워져 있다고 본다. 그런 의미에서 정의 대표 물질은 물이다. 좁은 의미로서 정은 물로 존재하는 것이다.

정은 물의 형태로 몸의 모든 조직에 존재한다. 세포액이기도 하고, 피의 원료가 되기도 하며, 눈물, 콧물, 오줌, 정액으로 존재하기도 한다. 좀 더 밀도가 높은 형태로는 뇌나 골수도 되며, 더 강력하게 응축하면 뼈가 되기도 한다. 그래서 진액, 뇌, 골수, 뼈 등은 모두 물을 다루는 장부인 신장에 소속된다. 이들을 모두 물로 보는 것이 좀 그렇긴 하지만, 물이라는 원형이 만들어낸 현상이라고 보면 된다. 정이 이런 원형의 지위를 갖게 된 것은 정이 기를 포함하고 있기 때문이다.

물은 그 고정된 형태가 없어 어디로든 스며들어 생명을 살리는 까닭에 '생명의 원천'이라는 대접을 받아 왔다. 몸에서도 물은 피의 원료가 되는 등 생명을 살리는 중요한 역할을 한다. 그중에서 '정액'이라는 물은 또 다른 생명을 탄생시키는 더 근본적인 생명의 원형이라 할 수 있다. 그래서 정액을 매우 중요한 정으로 여긴다.

정은 지극한 보배로다(精爲至寶) 정이란 지극히 좋은 것을 이르는 말이다. 사람에게 정은 가장 귀하다. 그러나 그 양이 매우 적어서, 온몸의 정을 합해야 겨우 한 되 여섯 홉이 된다. 이것은 남자가 16세까지 정을 배출하지 않았을 때의 분량으로, 무게로는 한 근이다. 보통, 몸에 있는 정을 가득 채우면 석 되 정도가 되는데, 정액으로 정이 빠져나가거나 정이 상하게 되면, 한 되도 채 되지 않는다.

정이 정액으로 표현될 때는 원형 혹은 자기촉매적 역할이 더욱 부각된다. 그래서 정은 완성태인 조직 자체이기도 하지만 다른 생명을 탄생시킬 수 있을 만큼 원형적이기도 하다. 그런 점에서 정을 '씨앗'이라고 불러도 좋을 것 같다.

:: 씨앗을 지켜라

씨앗은 성장과 발육의 근본이다. 그래서 모름지기 정이란 잘 간직해야 하는 법이다. 정을 낭비하는 것은 몸에 저장된 근원적인 에너지를 버리는 것과 같다. 구체적으로는 정액을 낭비하는 것을 말한다. 『동의보감』에선 이 점을 늘 강조한다. "성욕을 절제하여 정액을 저장"해야한다는 것이다. 특히 나이가 들수록 더욱 조심해야 한다. 나이가 들면 저절로 정이 소모된다. 그래서 더욱 아껴야 한다. 다음은 『동의보감』에서 강조하는 정과 성욕에 관련된 여러 대목들이다. 좀 길지만 잘 읽어 보면 정력의 낭비를 얼마나 경계했는지 알게 될 것이다.

정은 몸의 근본이다(精爲身本) 만일 음양의 조화가 깨지면, 정이 손상되고, 정액이 음부로 흘러넘치게 된다. 이것이 지나치게 빠져나가게 되면 몸이 허해져, 허리와 등 그리고 정강이가 시큰거린다. 골수는 뼈를 채우고 머릿속을 채운다. 그래서 뇌를 골수의 바다(수해髓海)라고 한다. 수해가 부족하면 머리가 도는 것 같고, 이명耳鳴이 생기며, 정강이가 시큰거리고 눈앞이 어두워져 어지러워진다.

정은 지극한 보배로다(精爲至寶) 사람이 16세가 되면 정을 배설하기 시작한다. 한 번 성교를 할 때마다 반 홉 정도의 정이 소모되는데, 정을 써 버리기만 하고 채워 주지 않으면, 몸이 쇠약해져 병이 들게 된다. 따라서 성욕의 무절제는 정의 소모로, 정의 소모는 기의 쇠약으로,

기의 쇠약은 질병으로 이어지고, 결국 몸이 위태로운 지경에 이른다. 하여, 사람의 몸에서 가장 귀한 보배는 정이라 할 수 있다.(『양성養性』) [중략] "도道는 정을 보배로 삼으니, 보배를 지닐 때는 은밀해야 한다. 정을 사람에게 베풀면 사람을 낳고, 나에게 남기면 나를 살린다. 사람을 낳는 데도 아껴야 할 터인데 하물며 헛되이 버리면 되겠는가. 버려지는 정이 많다는 것을 깨닫지 못하면 빨리 노쇠하여 수명이 줄어들게 된다."

정은 감추어서 잘 간직해야 한다(精宜秘密) 음과 양이 교류할 때 가장 중요한 점은, 양기를 은밀하게 닫아 함부로 배설하지 않는 것이다. 헛되이 내보내지 않는다면 생기生氣가 강건해져 오래 살 수 있다. 이것이 바로 성인의 도이다. 이렇게 음기가 고르게 안정되고 양기가 잘 간수되면, 정과 신을 잘 다스려 사용할 수 있게 된다.

성욕을 절제하여 정을 쌓는다(節慾儲精) 64세가 되면 정과 골수骨髓가 고갈되는 나이이므로 성욕을 절제해야 한다. 절제해야 할 때 절제할 줄 모르고, 끊어야 할 때 끊지 못하면 생명을 지속할 수 없으니, 결국 이것은 자업자득인 셈이다. [중략] 젊었을 때 제멋대로 산다면, 40세가 지나면서 갑자기 기력이 약해진다. 또한, 여기저기 병이 생겨 잘 낫지도 않을뿐더러, 목숨까지도 위태로워진다. 만일 60세가 넘은 사람이 성교하지 않은 상태에서 수십 일이 지나도 마음이 평온하다면, 그는 스스로 정을 지켜낼 수 있는 사람이다. 갑자기 성욕이 일어난다고 해서, 마음을 풀어 정을 소모해 버리는 것은 스스로를 해치는 일이니, 한 번 참아서 욕망의 불꽃을 끄면, 그만큼의 기름을 아끼게 되는 것이고, 참지 못하고 정을 내보내게 되면, 꺼지려고 하는 불에 기름을 부어 없애 버리는 꼴이 된다. 그러니 스스로 참아내고 막아내야 하지 않겠는가.

현대인들은 이러한 내용을 대개 무시하거나 하찮게 여긴다. 오히려 방사를 자주 즐기는 것이 건강에 이롭다는 서양의 임상의학 이론을 따르는 경향이 있다. 서양의학에서 섹스는 일종의 스트레스 해소법이다. 그래서 적당한 섹스를 권장한다. 정액은 단백질일 뿐이므로 다시 생산하면 된다. 적당한 성관계가 나쁠 리는 없다. 『동의보감』에서도 성욕의 무절제를 경계한 것이지 방사를 아예 금지하지는 않는다. 문제는 정액을 단백질이라는 물질로 환원시켜 버리는 기계론적 사고다. 그런 사고 체계에서 정액이란 고기 몇 점으로 채워질 수 있는 단백질일 뿐이다. 섹스로 소모된 ATP 역시 음식과 휴식을 취해서 보충하면 된다. 그래서일까 남자들에게는 서양의학적 해석이 훨씬 매력적일 것이다. 하지만 그건 서양의학에 대한 신뢰라기보다는 성욕을 합리화하려는 안간힘 같은 것이 아닐까.

이런 남자의 본능은 예나 지금이나 마찬가지다. 그러나 몸에서 일어나는 이 보편적인 현상을 지금의 의학은 너무나 무지하게 다루고 있다. 현대의 임상의학은 섹스를 단지 비뇨계와 생식계의 차원에서 보거나 정신과 영역의 문제로 나누어 버린다. 하지만 섹스는 몸과 마음, 철학과 윤리, 양생과 병리 등 우리 삶의 모든 국면과 연결되어 있다. 이는 동양에서뿐만이 아니라 오래전 서양에서도 사용된 삶의 기본적인 지혜였다.

그리스인에게 성적 행동은 단순한 쾌락의 문제만도 아니고 윤리 혹은 병리적인 문제만도 아니었다. "그것은 〈치료법〉이라기보다는 〈양생술〉에 가까웠다. 즉 건강을 위해 중요하다고 알려진 활동의 조절을 목표로 하는 관리법의 문제였다."(미셸 푸코, 신은영·문경자 옮김, 『성의 역사 2』, 나남출판, 114쪽) 쾌락조차도 삶의 관리 차원에서 활용될 만큼 그들에게 양생술은 자기 삶을 스스로 지키고 배려하는 삶의 기예 혹은 존재의 기법으로 쓰였다.

요즘 우리 사회는 어떤가. 직장인들의 룸살롱 문화와 쏟아지는 포르노들. 남자들은 이 사이를 오가며 정을 소모한다. 이런 생활에는 자기에 대한 어떠한 양생적 배려도 찾아보기 힘들다. 단지, 룸살롱에 자주 갈 수 없는 소득의 한계를 한탄할 뿐이다. 성적 행위는 몸에 지대한 영향을 끼친다. 그렇기 때문에 이 선택에는 지혜가 필요하다. 그것이 행위의 상대와 나를 배려할 수 있는 삶의 기술로서의 능력이 될 수 있기 때문이다.

성행위는 모든 쾌락 중 가장 격렬한 것이기 때문에, 대부분의 육체적 활동들보다 대가가 크며, 그것이 삶과 죽음의 유희에 관계된 것이기 때문에 주체의 윤리적 형성에서 특권적인 영역을 이룬다. 그런 경우 주체는 그 특징으로서 자신 속에 풀어지는 힘을 통제하고, 자기 에너지의 움직임을 감시하고 그리고 자기 생명을 그의 일시적 존재를 넘어서 지

속될 하나의 작품으로 만들 수 있는, 자기 능력을 가져야 한다. — 같은
책, 157쪽

:: 정을 채워라

태어날 때부터 부여된 정을 선천의 정이라 하는데, 이것은 생명의
바탕이므로 잘 간직해야 한다. 태어난 후에는 음식으로부터 정을 얻
는다. 이것을 '후천의 정'이라고 한다. 후천의 정은 일상생활을 영위할
수 있는 에너지의 씨앗이 된다. 선천의 정은 지키고 후천의 정은 채워
야 한다.

정은 지극한 보배로다(精爲至寶) 매일 먹는 음식의 정미精微로운 기운이
정이 된다. 그래서 '정精'이라는 글자는 '쌀 미米' 자와 '푸를 청靑' 자를
합쳐서 만들어졌다. 즉 곡식의 기운과 푸른 생명력을 함께 지니고 있
는 글자인 것이다.(『양성養性』)

음식 중에서도 정을 잘 보강하는 음식이 있다. 대개는 담담한 맛이
나는 음식이 그렇다. 대표적인 것이 곡식이다.

음식으로 정을 보한다(補精以味) 『내경內經』에서는 "정精은 곡식에서 생
긴다."고 하였다. 또, "정이 부족하면 음식으로 보충한다."고도 하였다.

그러나 맛과 향이 너무 강한 음식은 정을 생성할 수 없고, 담담한 음식만이 정을 보할 수 있다. 많은 음식 중에서 오곡이 그런 담담한 맛을 지녔다. 때문에 오곡을 먹으면 정을 잘 보양할 수 있다. 죽을 끓이거나 밥을 지으면, 가운데로 걸쭉한 밥물이 흘러 모여드는데, 이것이 쌀의 정미로운 기운이다. 하여, 이것을 먹으면 정을 생성하는 데 효과가 아주 좋다.(『진전眞詮』)

자극적인 음식에 입맛이 길들여지기는 쉽다. 한번 길들여지면 바꾸기가 쉽지 않다. 그러고 나면 그 입맛에 맞춰 더 맵고 더 자극적인 음식이 계속 등장한다. 우리는 음식의 담담한 맛을 그렇게 잃어가고만 있다. 그런데 『동의보감』에 따르면 담담한 음식만이 정을 보할 수 있단다. '평상심이 도'라는 말이 있듯이, 보물은 특별하지 않은 곳에 숨겨져 있는 것 같다. 오곡은 맛이 담담하다. 그러나 씹으면 씹을수록 맛이 살아난다. 담담함 속에서 느껴지는 깊은 맛. 그것이 양생을 지속할 수 있게 한다. 그 동력은 "다양한 맛들에 공략당하지 않고 그 모든 차이들의 기조를 이루는 근본적인 무차별성을 감지할 때"(프랑수아 줄리앙, 『무미 예찬』, 최애리 옮김, 산책자, 33쪽) 생성된다. 거기에는 특별한 맛이나 쾌락에 마음을 빼앗기고 정기를 마음대로 낭비하는 사람들은 절대로 느낄 수 없는 양생의 즐거움이 있다.

흔히 담담하게 살면 심심하고 재미없을 것 같지만, 『동의보감』에 따르면 힘을 낭비하지 않고 쾌락에 취하지 않으면 오히려 진정한 양생의 즐거움이 찾아온다. 그것은 번다한 욕망들이 제거된 뒤에 누리게 되는 자유와 평안함 때문일 것이다. 이것이 바로 『장자』가 지향하는 무위지치無爲之治의 덕이다. 이런 덕성으로 인해, 몸에서는 정이 축적되어 양생의 즐거움이 일어나며, 세상에는 내재적 규율에 의한 비간섭적인 통치가 일어나게 될 것이다.

> 네가 마음을 담담하게 노닐게 하고, 기를 넓고 그윽한 세계와 합하며, 만물이 스스로 그러하게 되는 법칙을 따르고, 나를 개입시키지 않는다면 천하는 잘 다스려질 것이다. ─「응제왕」, 『장자』

『동의보감』에 소개된 아래의 방법들은 정을 기르는 수련법이다. 이 방법은 어느 정도 호흡수련을 익힌 사람에게 해당하는 것으로 똑같이 따라 하기엔 어려운 부분도 있다. 무조건 따라 하기보다는 자기에 맞게 적절하게 응용하는 것이 좋다.

정을 수련하는 데는 비결이 있다(煉精有訣) 정을 수련하는 비결은 자시子時에 일어나 옷을 걸치고 앉아서 양손이 뜨거워질 때까지 비빈 다음, 한 손으로는 성기를 감싸고, 한 손으로는 배꼽을 덮은 후, 하단전(內腎)에 정신을 집중한다. 이를 오랫동안 단련하면 정이 왕성해진다.(『진전眞詮』)

도인법導引法 한 손으로 성기를 잡아 올리고, 다른 한 손으로는 배꼽 부위를 둥글게 문지르는데, 좌우로 방향을 바꿔서 오랫동안 한다. 이렇게 하면, 유정遺精을 멎게 할 뿐만 아니라 신腎의 원기를 보할 수 있다. 또,

허리(신유腎兪)와 가슴, 옆구리 아래, 발바닥(용천涌泉)을 문지른다. 단, 명치를 문질러서는 안 된다.(『의학입문醫學入門』) ○[중략] 또 한 가지 방법은 자시에 음경이 막 발기될 때 똑바로 누워서 눈을 감고 입을 다문 뒤, 혀끝을 입천장에 댄다. 그런 다음, 두 다리를 쭉 펴고 양쪽 발가락을 모두 세운 후, 숨을 한 모금 들이마신다. 들이마신 기운이 척추를 따라 정수리로 올라가서, 천천히 앞쪽으로 내려와 단전에 이른다고 생각한다. 그리고 허리와 다리, 손발을 이완한다. 이런 방법을 반복하면 음경이 시들게 된다. 이 방법은 정이 새어나가는 것을 치료할 뿐만 아니라, 수水와 화火를 잘 순환시킨다.(『만병회춘萬病回春』)

이보다 더 손쉬운 방법은 몸을 적당히 움직이거나 운동을 하는 것이다. 특히 등산, 걷기, 달리기, 스쿼트 운동 등 하체를 튼튼하게 만드는 운동은 정을 채우는 매우 좋은 방법이다. 하체의 근육이 단단하고 튼실하면 무게중심이 아래로 내려가서 음의 안정성을 확보할 수 있다. 음이 안정되어야 양기의 항진을 예방할 수 있다. 하체(하초下焦) 약한 소양인의 병도 대개 음이 부실하고 양기가 항진돼서 발생한다. 하체는 음을 간직하고 있는 저장고인 셈이다. 「내경편」 '정'문에는 정을 기르는 데 도움이 되는 단방약 21가지가 소개되어 있다. 지황, 토사자, 육종용, 오미자, 하수오, 복령, 구기자, 산수유, 복분자, 참깨 등이 그것이다.

:: 본성과 미덕 사이 — 신의 균형에 대하여

신神은 사유, 지각, 감정 등 정신활동 전체를 의미한다. 그중에서 감정은 좀 더 유동적인 신이며, 앞에서 '기화되어야 할 기'라고 설명한 바 있다. 정신활동 영역에서의 기는 흔히 감정 혹은 칠정으로 발현된다. 감정이라는 동적인 기를 제외하면, 신은 대체로 고요함의 덕목을 가진 정신활동이라 말할 수 있다.

"신神은 신伸(펼칠 신)"이라는 주자朱子의 말대로 신은 "양의 정기"로서 넓게 펼쳐지는 기운이다. 정은 물질적 토대로 음적인 성질을 갖지만, 신은 비물질적이고 무형적이라서 양적으로 활발하게 흩어진다. 그런데 정신이 그렇게 양적으로 끝도 없이 흩어져 버린다면 분명 망상과 분열이 일어날 것이다. 그렇기 때문에 신의 본성은 흩어짐이지만 신의 미덕은 고요함이 된다. 나아가려는 힘을 다른 벡터의 힘으로 견제하는 것이 음양의 덕목이다. 그런 덕목을 지녀야 몸의 균형과 항상성이 유지된다.

신의 덕목인 고요함은 우울함이나 수줍음과는 다르다. 우울함이나 수줍음은 신의 본성인 양적 움직임을 억압하게 된다. 고요함의 덕목은 사유의 확장과 모험을 억압하지 않는다. 다만 혼란 중에 부산하게 휩쓸리지 않도록 중심을 잡아 주고, 균형을 잃지 않도록 적절하게 견제할 뿐이다. 본성을 억압하는 것은 덕목이 아니다. 결국 적절함이 문제다. 양적으로 펼쳐지려는 신의 본성을 억압해서도 안 되지만 수렴되지 않는 생각이 끝없이 펼쳐져서도 안 된다. 그건 도를 넘어선 것이다.

신은 칠정을 다스리니 상하면 병이 된다(神統七情傷則爲病) - 화내는 것(怒)

유공도는 양생을 잘하여 80세가 넘어도 발걸음이 가볍고 기운이 넘쳤다. 어떤 이가 건강의 비결을 묻자, 그는 "특별한 방법이 있는 것이 아니라, 단지 평생 동안 지나치게 기뻐하거나 화내는 일로 원기元氣를 낭비하지 않았고, 배꼽 아래(기해氣海)를 따뜻하게 하였을 뿐이다."라고 하였다.(『삼원연수참찬서三元延壽參贊書』)

유공도의 장수 비결은 간단하다. 도를 넘어서 지나치게 기뻐하거나 화내지 않고 아랫배를 따뜻하게 하는 것. 아랫배를 따뜻하게 하는 건 감정의 조절보다 훨씬 쉽다. 배꼽 아래는 하단전을 말한다. 하단전은 정을 저장하는 음의 보고다. 양의 미덕이 음인 것처럼, 음의 미덕은 고요함을 깨고 양기로 전환하는 것이다. 자월子月 동지로부터 낮의 길이가 길어지듯이, 고요한 정이 모인 음의 영역에서 하나의 양이 꿈틀댄다. 수승화강水升火降을 해야 하기 때문이다. 양기가 정에서 변환된 음의 진액을 이끌고 위로 올라가고, 올라간 물이 불을 머금고 내려와야 수기水氣와 화기火氣가 잘 섞일 수 있다. 그러려면 아랫배는 항상 따뜻해야 한다.

:: 감정의 전략 — 신의 활용법

신을 다스리려면 고도의 전략이 필요하다. 몸에서 실질적인 변화가 이뤄져야 하고 생각과 감정을 쓰는 일도 달라져야 한다. 약과 침이 안 되면 달래고 어르고 연기력을 동원해서 거짓말까지 한다. 옛날 의사들은 이런 전략을 잘 활용했다. 아래 서술된 것이 그런 두 가지 사례다.

오지상승으로 치료한다(五志相勝爲治) 어떤 부인이 배가 고파도 음식을 먹지 않고, 항상 화내고 욕하면서 사람만 보면 죽이려 들었다. 이것을 치료하기 위해 여러 의사들이 다녀갔으나 별 효과가 없었다. 장종정이 이를 보고, "이것은 약으로 치료하기 어렵다."고 하면서 기생 두 명을 불러 광대처럼 분장하게 하고는 부인 앞에 데려오니, 부인이 크게 웃었다. 다음 날엔 이 두 사람에게 씨름을 시켜 또 부인을 웃게 했다. 그리고 여자 두 명을 시켜 부인 옆에서 음식을 맛있게 먹으라고 지시했다. 이에 부인도 음식을 맛보기 시작하더니 이내 식사량이 늘어, 결국 약을 주지 않아도 저절로 병이 치료되었고, 이후 자식도 하나 낳았다. [중략] (장자화) ○갓 혼인한 어떤 여자가 있었다. 그런데 남편이 장사를 떠나서 2년이 넘도록 집에 돌아오지 않았다. 그녀는 밥도 먹지 않고 계속 누워 있거나 방 한쪽을 향해 앉아 있기만 하였다. 특별한 증상은 없지만 그녀는 그리움으로 기가 뭉쳐 있는 상태였던 것이다. 이때는 약으로만 치료하기는 어렵고, 기쁨이나 분노로 뭉친 기운을 풀어내야 한다. 그래서 내가 그녀에게 가서 감정을 건드렸더니 크게 화를 내면서 6시간 동안 울었다. 그런 다음 그녀의 부모에게 가서 마음을 달래게 하고 약 1첩을 보내 먹였더니 먹을 것을 찾기 시작했다. 그러나 증세가 좀 호전되었다 하더라도 다 나은 것은 아니다. 이 병은 반드시 기뻐해야 완전히 나을 수 있다. 그래서 남편이 돌아오고 있다고 거짓말을 하였더니, 병이 다시 생기지 않았다. 비脾는 생각을 주관하기 때문에 생각이 지나치면 비기脾氣가 뭉쳐 먹지 않게 된다. 이때 화를 내게 하면 간의 목木 기운이 왕성해져 비기를 열어 주게 된다.(주단계)

이런 의사의 처방이 우리에겐 좀 낯설다. 웃기고, 화를 내게 하고, 속이고. 의료행위가 마치 한 편의 시트콤 같다. 〈패치 아담스〉라는 영화가 떠오른다. 괴짜 의대생 '패치'는 허름한 집을 개조하여 의대생 친구들과 불법 무료 진료소를 차린다. 그의 진료 스타일이 앞의 의사와 비슷하다. 전문 의술보다 장난스러움 안에 담긴 진정어린 마음이 환자들의 마음을 열고 함께 질병을 치유해 간다. 지금 우리에게 의사는 근엄하고 권위적인 존재다. 의료행위는 왠지 그래야 할 것 같다. 흰 가운과 청진기, 복잡한 수치가 가득한 모니터, 최악의 경우를 항상 고지해야 하는 협박에 가까운 방어 진료와 권위적인 말투 그리고 부와 명예. 이런 것들이 의사의 이미지를 특권화시킨다. 물론 생명을 다루는 일을 쉽게 생각해서도 안 된다. 그렇지만 의학의 고귀함은 의사의 권위와 비례하지 않음을 알아야 한다. 의학이 고귀한 이유는 환자가 어떤 사람이건 의사가 그의 눈높이에서 섞일 수 있는 점 때문이다. 그가 적군이건 아군이건, 부자건 가난뱅이건 간에 말이다. 그런데 의료행위를 특권화하는 순간 의사와 환자 사이에는 위계와 서열이 생긴다. 그렇게 되면 의학은 사람들 속으로 스며들지 못한다. 그것은 의학의 가장 중요한 미덕 중 하나를 놓치는 일이다.

이 같은 사례가 우리에게 낯설게 느껴지는 것은 지금의 의료가 전
문적인 의술, 즉 수술이나 침, 약물 처방 같은 특별한 지식과 기술로
서만 존재하기 때문이다. 그러나 신형에서 언급했듯이 질병은 삶과 연
결되어 있는 사건이므로, 의학적 치유는 전문 의술 외에도 감정을 변
화시키거나 운명에 대한 태도를 바꾸는 등 삶 전반을 대상으로 해야
한다. 위의 두 이야기는 의사가 재치 있게 환자의 감정을 변화시켜 병
을 치료한 경우다. 약으로 치료하기 어려우니, 웃기고 울려서 환자를
치료하는 의사의 지혜가 참으로 탁월하다.

청나라의 명의 오국통은 '축유祝由'를 적극적으로 사용할 것을 권
했다. '축유'는 주문이나 기도를 통해 병을 치료하는 무속적 의료행위
를 말한다. 그런데 그는 "'축祝'이란 알리는 것이고, '유由'란 병이 생기
는 원인"(오국통, 안세영 옮김, 『의의병서역소醫病書譯疏』, 집문당, 78쪽)이
라고 하여, 축유의 본래 뜻과는 다르게 해석했다. 즉 글자의 뜻을 살
려 축유를 '병이 생기는 원인을 알려주는 것'이라고 정의한 것이다. 오
국통이 굳이 축유라는 어휘를 재사용한 것은 병이 생기는 원인을 알
려주는 행위가 주술이나 기도를 통해 병을 치료할 때처럼 신묘한 치
료 효과가 있기 때문이다.

나는 대개 내상內傷을 치료할 때에는 반드시 먼저 축유해야 한다고
주장하고 싶다. 병의 유래를 환자에게 상세히 알려 주어 환자로 하여금
잘 알게 함으로써 이를 다시 범하지 않도록 할 수 있기 때문이다. 또

환자의 생각과 행동을 세심히 살펴야 하고, 고된 노역을 하는 사람이나 남성을 사모하는 여성의 말 못할 속사정 등도 자세히 관찰해야 하니, 때론 부드러운 말로 일깨워 주고, 때론 장엄한 말로 경각심을 일깨워 주며, 때론 위험하다는 말로 두려움을 갖게 하는 등 환자로 하여금 기꺼운 마음으로 의사를 따르게 한 이후라야 신묘한 치료 효과를 거둘 수 있기 때문이다. 내가 평생 이 축유에 힘입은 바가 적지 않으니, [중략] 약물만으로는 치료할 수 없는 병도 무수히 많기 때문이다. ─ 오국통, 앞의 책, 78쪽

:: 정충과 건망, 치매와 공황장애

마음을 바꿔 병을 치료했다는 데서 알 수 있듯이 마음은 질병과 밀접하게 연결되어 있다. 특정한 감정이 지나치면 그 감정과 연결된 오장육부에 문제가 발생한다.

신이 칠정을 다스리니 상하면 병이 된다(神統七情傷則爲病) 지나치게 기뻐하여 심心이 상하면, 빨리 걷지 못하고 오래 서 있을 수도 없다. 화를 내서 간이 상하게 되면 기가 위로 올라가 화를 더욱 참을 수 없게 만든다. 또한 열기가 가슴에 몰려 숨이 끊어질듯 짧아진다. 근심이 깊어져 폐肺를 상하게 되면, 심장과 그 부위가 당기고 몸의 상부가 막힌다. 이렇게 되면, 영기와 위기가 서로 잘 통하지 않아, 밤에 누워도 잠이 잘

오지 않는다. 생각이 지나쳐 비脾가 상하게 되면 기가 잘 돌지 않는다. 그렇게 되면, 복부 가운데에 기가 쌓여서, 잘 먹지 못하고 배가 팽창하며, 팔다리도 나른해진다. 깊은 슬픔에 심포心包가 상하게 되면 건망증이 심해져 물건을 어디다 두었는지 잘 잊어버리고 사람도 잘 알아보지 못하게 되며, 근육이 떨리고 팔다리가 잘 붓는다. 두려움으로 신腎이 상하면 몸의 상부에서는 기가 정체되어 잘 돌지 못하고, 하부에서만 기가 머문다. 이렇게 되면, 매사에 결단을 잘 내리지 못해 우유부단해지고, 또 속이 메스꺼워 구역질을 하게 된다. 놀라면 담膽이 상한다. 그러면 신神이 담에 머물지 못한다. 담에 신이 없으면, 생각이 안정되지 못하고 앞뒤가 맞지 않는 말을 하게 된다.(『세의득효방世醫得效方』)

특히 두려움은 몸속 깊숙이 자리한 신장을 병들게 한다. 신장은 물을 다루는 장부다. 두려움이 신장을 상하게 하여 신장이 물을 잘 다룰 수 없다면 심장의 화火 기운을 제어할 수 없다. 원래 심장의 화는 뜨겁지도, 맹렬하게 타오르지도 않는다(5장 오장육부 참조). 촛불처럼 조용하고 따뜻하게 온몸을 순환한다. 이런 안정성은 신장의 수水 기운이 화를 적절하게 제어하기 때문이다. 그런데 신장이 물을 잘 다루지 못하면 화기를 제어할 수가 없고, 이에 따라 심장은 안정성을 잃고 급하게 타오른다. 그 결과 심장의 박동이 항진된다. 이른바 '심계心悸' 혹은 '정충怔忡'이라는 병증 상태가 된다. '계悸'와 정충은 같은 뜻으로, 불안하면서 심장 박동이 급하게 뛰는 것을 말한다.

정충怔忡 장종정은 "정충은 가슴이 두근거리면서 불안해하고, 누군가가 당장 잡으러 올 것 같은 마음이 생기는 것이다. 대개 부귀에 집착하거나, 가난하고 천한 상황을 슬퍼하거나, 원하는 것을 이루지 못해서 생긴다."고 하였다.

쫓기는 듯한 불안감에서 비롯된 심계항진이 정충이다. 정충을 유발하는 많은 원인 중에서 부귀에 대한 세속적 욕심을 조명했다는 점이 흥미롭다. 부자건 가난한 자건, 이 욕망에서 자유로울 사람이 얼마나 되겠는가. 특히 자본의 시대에 더 부귀해지기를 바라는 욕망을 어떻게 제어할 수 있겠는가. 소유욕은 강하게 끌어당기는 힘만큼의 불안과 두려움을 동반한다. 그런 점에서 현대인에게 심장병의 초기 증상인 심계, 정충이란 이미 폭넓게 전염된 유행병이나 마찬가지다.

오장육부 편에서 설명하겠지만 심장은 정신활동과 밀접한 연관이 있어서 심장에 병이 들면 정신적인 문제가 발생한다. 건망도 그런 병증 중의 하나다.

건망健忘 건망증의 원인은 심과 비에 있다. 이는 심과 비 모두가 생각(思)을 주관하기 때문이다. 생각이 지나치면 심과 비가 모두 상하는데, 심이 상하면 혈이 소모되어 신神이 제자리를 지키지 못하게 되고, 비가 상하면 위기胃氣가 약해져 쓸데없는 생각을 깊이 하다가 결국 건망증이 생기게 된다. 치료는 심장의 혈을 보해 주고 비장의 기운을 잘 다스리는 방법을 쓴다. 예컨대 신神을 모으고 지志를 안정시키는 약으로 심과 비를 튼튼하게 하여 건망증을 치료한다. 또는 한적한 곳에서 근심을 떨치고 육음六淫과 칠정七情을 멀리하는 것도 좋은 치료법이다.(『고금의감古수醫鑑』) ○정충이 오래되면 건망증이 오기도 한다. 이는 심과 비의 혈이 부족해져 신이 손상되었기 때문이다.(『의학입문』)

또한 "신腎이 크게 화를 내어 그치지 않으면 저장된 지志가 상하게 되고, 지가 상하면 바로 건망증으로 이어진다." 두려움으로부터 시작된 신神의 병증은 '두려움—심과 신의 손상—정충—건망증'으로 진행되며, 심하면 치매나 정신질환으로도 악화될 수 있다. 요즘 유행하고 있는 공황장애도 두려움이 가장 두드러지는 병증이다. 심리적으로 죽을지도 모른다는 두려움이 엄습해 오는데, 발작이 일어나기 전에는 자기가 그 두려움을 느낄까 봐 두려워한다. 일상이 두려움의 연속이다. 공황장애의 증상 중에는 자기가 다른 세상에 있는 듯한 착각에 빠지는 경우도 있다고 한다. 신神이 현재의 장을 자꾸 벗어나려 한다는 관점에서 보면 치매와 별반 다를 게 없다. 요즘 사람들에게 물어보면 암보다 치매를 더 두려워한다고 한다. 살아 있으나 존재를 상실케 하니 실로 무서운 병이라 할 수 있다. 치매를 두려워할수록 치매에 걸릴 가능성은 더욱 높아질 것이다. 어쩌면 이 사실로부터 또다시 자기가 두려워할까 봐 두려워지는 상황이 벌어질 수도 있다. 두려움이 거듭되는 구도가 공황장애와 유사하다. 그리고 이런 결과는 『동의보감』에서 말한 대로 부귀에 대한 집착, 가난한 상황에 대한 슬픔, 이루지 못한 꿈에 대한 결핍감 등으로부터 비롯되기도 한다. 느림과 비움에 대한 인식이 확대되곤 있지만 여전히 보다 많고 높은 부귀와 지위에 대한 욕망이 식을 줄 모른다. 현대인에게 치매와 공황장애 같은 정신질환이 늘어나는 것도 이런 맥락에서 해석할 수 있을지 모른다.

4장

「내경편」 계보의
단서를 찾아서

:: 태극도와 무극도

　여기 생소한 그림 두 개가 있다. 왼쪽은 '태극도', 오른쪽은 '무극도'
라고 한다. 그게 그거인 것 같지만 담긴 이치와 탄생 배경은 서로 다
르다. 태극도는 북송 초기 성리학자인 주돈이周敦頤(1017~1073, 호는 염
계濂溪)가 저술한 『태극도설太極圖說』에 실려 있다. 태극도는 도교의 수
련법에서 유래했다. 태극도의 원형이 된 그림이 바로 오른쪽의 무극도
이다. 도가의 술사들은 무극도에 담긴 이치를 따라 수련했다고 한다.
주렴계는 그 이치를 재해석하여 태극도에 새로운 의미를 부여했다. 이
그림의 해석은 송명 성리학자들이 논한 우주 발생론의 원류가 되었으
며, 주자가 펼친 형이상학의 골간이 되었다.

　우리는 이제 두 그림에 대한 힌트를 한 가지씩 얻었다. 즉 태극도에
는 우주 발생에 대한 유학의 해석이, 그리고 무극도에는 도가적 수련법
의 이치가 담겨 있다는 것. 「내경편」의 '오장육부' 문을 본격적으로 열
기 전에 이 두 그림의 해석과 이치를 살펴보려고 한다. 그렇게 하는 데
는 두 가지 의도가 있다. 하나는 태극도를 통해서 우리가 아직 제대로

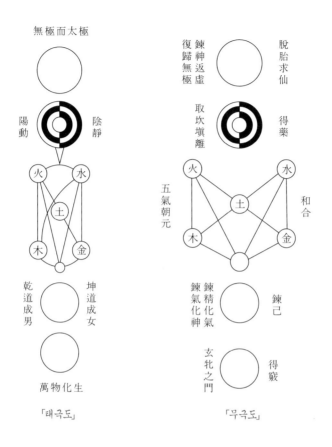

「태극도」 　　　　「무극도」

살피지 못한 태극과 음양오행, 특히 오행의 개념을 역리易理(천지만물이
변화하는 이치)적으로 살피는 것이고, 두 번째는 무극도에 담긴 이치가
음양오행을 역동하게 하는 잠재적 원리로 작동한다는 것을 밝히려는
것이다. 이로써 음양오행은 두 가지 벡터, 즉 현상적이고 순행적인 방
향과 잠재적이고 역행적인 방향성 모두를 담지하고 있다는 것이 도출
된다. 이런 포괄적인 개념은 음양오행 자체의 원리를 이해하는 데 필요

할 뿐만 아니라 오장육부를 공부하는 데 새로운 방법론이 될 수 있다. 특히 무극도 사상은 다방면의 의학적 처방으로도 사용될 수 있다. 이는 도가 사상을 의학적 실천으로 변용한 『동의보감』의 의학 담론과도 통한다. 이제 이 두 그림으로부터 그런 이야기를 시작해 본다.

:: 무극이태극無極而太極, 주어가 없는 세계

먼저 태극도를 보자. 태극도를 보는 순서는 위에서부터 아래로 내려간다. 제일 위에 빈 원이 하나 그려져 있다. 주렴계는 이 원에 대해서 '무극이태극無極而太極'이라는 해설을 달았다. '무극이면서 태극이다'는 뜻이다. 이 말은 남송 시기에 이르러, 중국 사상사에서 잘 알려진 주자와 육상산陸象山(1139~1192, 본명은 구연九淵)이 벌인 논쟁의 단초가 되기도 했다. 구체적으로는 총 4회에 걸친 논쟁 중 세 번째 일어난 것인데, 말이 나온 김에 대가들이 나눈 말의 향연을 잠시 감상해 보고 가자.

'무극'이란 말은 『노자老子』에서 비롯되었다. '무극'이란 개념에는 도교적인 색채가 다분하다는 뜻이다. 유학자들은 이 점이 무척 거슬렸을 것이다. 육상산도 무극이 눈엣가시 같았다.

이理는 곧 우주의 고유한 것인데, 어찌 무無라고 하겠는가. 이를 무라고 한다면, 임금은 임금답지 않게 되고, 신하는 신하답지 않게 되고, 아버지는 아버지답지 않게 되고, 자식은 자식답지 않게 된다. — 시마다 겐지, 김석근·이근우 옮김, 『주자학과 양명학』, 까치, 136쪽 재인용

'이理'는 '우주의 보편적 질서' 혹은 '인간과 사물의 본성' 정도로 보기로 하자. 육상산은 이렇게 역설하면서 무극을 제거해야 한다고 했다. 육상산이 보기에 '이'는 우주의 고유하고 보편적인 질서인데 이를 '무無'라고 하는 게 이치에 맞느냐는 것이다. 이에 반해 주자는 태극을 이理와 동일시했고, 태극과 무극을 같은 지위에 놓았다.

만일 '무극'이라는 표현을 사용하지 않는다면 '태극'은 마치 '사물'처럼 되어 모든 변화의 근본, 즉 일체 사물의 근원이라는 자격이 없어지게 되고 거꾸로 또 '태극'이라는 표현을 쓰지 않는다면 '무극'이 단순히 공허한 '무'로 떨어져 버려서 역시 모든 변화의 근본이 될 수 없다. — 같은 책, 136쪽 재인용

주자의 말은, 하나의 어휘만으로 감당할 수 없는 어떤 근원적인 세계를 뉘앙스가 다른 두 개의 어휘를 서로 의존하게 함으로써 표현했다는 것이다. 이에 육상산은 태극을 사물로 오해하는 사람이 어디 있냐고 반박했고 주자 또한 다시 대응했다.

논쟁 자체가 흥미롭지만 이 정도로 마무리하자. 대신 여기서 우리가 주목해야 할 것은 주자의 말이다. 주자는 태극과 무극을 함께 써야만 태극의 개념을 보다 잘 설명할 수 있다는 점을 강조했다. 그만큼

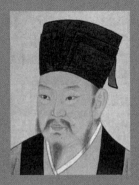

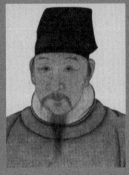

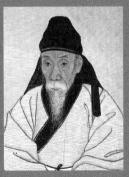

주렴계(위)는 북송 대에 일어난 새로운 학풍인 신유학을 이끈 '북송오자北宋五子' 중 한 사람. 북
송오자는 주돈이, 정호, 정이, 장재, 소옹이다. 정호와 정이는 형제로, 이정二程으로 불린다. 장
재는 훗일 정착해 살게 된 지역명을 자호로 삼아 장횡거로 불린다. 소옹의 시호는 강절康節이며,
『주역』을 상수象數적으로 깊이 연구한 수리철학자였다. 육상산(가운데)은 남송 시대의 유학자.
훗날 양명학으로 발전하는 발판이 되는 육학陸學의 비조이다. 육학의 핵심은 '심즉리心卽理'로 표
현된다. 마음 그 자체를 이理로 파악하고 마음의 본체를 탐구하는 학문적 입장이라는 의미에서
심학心學으로도 불린다. 주자(아래)는 북송오자의 학문을 집대성하여 주자학 혹은 성리학으로
불리는 학문체계를 완성한 남송의 유학자. 주자학의 근본 명제는 '성즉리性卽理'이다.

태극의 스펙트럼이 하나의 단어로 감당할 수 없을 만큼 넓고 깊다는 뜻이다. 비슷한 맥락에서 주자는 "앞으로 미루어 보아도 합하여 시작을 볼 수 없고, 뒤로 당겨 보아도 분리되는 끝을 알 수 없다."(주희·여조겸 편저, 엽채 집해, 이광호 역주,『근사록 집해』, 아카넷, 69쪽)고 했다. 이렇듯 한계와 범위를 종잡을 수 없을 만큼 끝없이 확장되면 시작과 끝이 의미가 없어진다. 그래서 좌우가 만나게 되고, 산정과 심연이 서로 통하게 된다. 그런 모양을 원이라 할 수 있다. 태극도의 첫 번째 원이 바로 그것이다. 원 안쪽은 비어 있는 상태다. 그렇다고 아무것도 없는 것은 아니다. '무극이면서 태극이다'라는 말에는 주어가 없다. 서술어만 존재할 뿐이다. 사건은 있지만 사건을 일으킨 주체가 없는 곳, 주체 없이 사건들만 존재하는 세계, 여기가 바로 태극의 세계라 할 수 있다.

∷ 음양, 서로의 뿌리가 되다

태극을 지나면 또 하나의 원이 나온다. 이 원에는 검은색과 흰색이 교대로 칠해져 있다. 그리고 그 옆에 양동陽動, 음정陰靜이라고 적혀 있다. 한자의 일차적 의미대로 '양은 동적이고 음은 고요하다'는 뜻으로 해석해도 무방하다. 이 원에 대해 주렴계는 『태극도설』에서 이렇게 전한다.

태극이 움직여서 양을 낳고 움직임이 극에 이르면 고요해지는데, 고요해져서 음을 낳는다. 고요함이 극한에 이르면 다시 움직인다. 한 번 움직임과, 한 번 고요함이 서로 뿌리가 되어 음과 양으로 나누어지니 '두 가지 양식兩儀'이 세워진다. — 주희·여조겸 편저, 앞의 책, 66쪽

태역—태초—태시—태소의 과정에서 태초에 기가 꿈틀대고 있다가 형과 질이 생겨난 것처럼, 태극이 양을 낳고, 양의 움직임이 극에 이르러 음을 낳고, 음이 극에 이르면 양의 역동성이 되살아난다. 움직임은 고요함에 이르고 고요함은 다시 움직임을 낳는다. 양과 음이 교대로 생성되는 것을 '서로의 뿌리'가 된다고 한 것이다. 양과 음은 독립적으로 존재하는 것이 아니라 서로가 서로를 낳으며 차서次序(타이밍)을 지켜 교대로 일어난다. 양과 음은 태극으로부터 분화되었음에도 경계가 모호한 채로 서로에게 갈마드는 양상으로 끊임없이 운동한다. 이와 같은 운동성은 음양이 태극의 본성을 고스란히 함축하고 있음을 보여 준다. 장재는 이런 태극의 본성을 간직하는 음양이 "궁극적으로 하나일 뿐"(장재,『횡거역설 계사전』)이라고 했고, 주자도 음양 안에 태극이 함께 존재한다고 보았다.

태극은 형이상形而上의 도道이고 음양은 형이하形而下의 그릇(器)이다. 그르므로 드러난 현상으로부터 보면 동정動靜은 때를 같이하지 않고, 음양은 위치를 같이하지 않으나, 태극은 있지 않은 곳이 없다. — 같은 책, 69쪽

모든 사물과 사건이 이처럼 음양의 교대를 겪는다. 사업을 해도 오르내림이 있고, 공부에도 기복이 있으며, 관계도 그렇다. 우리는 은연중에 이런 음양의 운명적 교대를 무의식적으로 느끼곤 한다. 뜻밖의 좋지 않은 일을 겪었을 때 흔히 '액땜'했다고 한다. '액'이 닥치지 않도록 미리 작은 일을 겪었으니, 이제 상황이 반전되어 복을 기다려 볼 차례라는 뜻도 된다. 반대의 경우도 있다. 벽초 홍명희의 소설 『임꺽정』에는 "대접이 너무 과해서 손복할 것 같구먼."(『임꺽정 1』, 사계절, 163쪽)이라는 말이 나온다. 손복이란 '복을 손해 본다'는 뜻이다. 대접을 잘 받으면서도 왜 복을 손해 본 것이라 말했을까? 좋은 운이 왔으니 복을 써 버린 것이고, 이제 좋지 않은 운이 올 때라는 것이다. 이처럼 음양의 교대 원리는 무의식에 내재되어 있으며 삶의 곳곳에서 이러한 무의식이 은연중에 드러난다.

하지만 정작 시련이나 행운의 상황이 닥치면 액땜과 손복의 무의식이 잘 발현되지 않는 경우가 많다. 나쁜 일을 당하면 나쁜 쪽으로만 해석하려 하고, 좋은 일이 생기면 이 상황이 지속될 거라 믿곤 한다. 시련이 닥치면 복잡한 감정이 마음을 짓누른다. 원한과 슬픔, 좌절감 같은 감정이 지나치면 새롭게 시야를 확보할 기회를 놓치게 된다. 절망과 원한의 감정은 기를 응축시켜 신神의 확장을 저해하기 때문이다. 그러니 시련을 나쁘게 해석할수록 반등의 기회는 놓치게 된다. 좋은 일이 지속되기를 기대하는 심리는 일상적인 변수를 더 이상 덤덤하게 마주 대하지 못하게 가로막는다. 이전에는 별 것 아니라고 생각했던 일에도 초조하고 불안해진다. 그러니 어떤 상황에 마주치건 음양의 교대가 자연스런 흐름이라는 이치를 떠올릴 수 있다면 상황을 새롭게 볼 수 있는 시야를 확보하게 될 것이다. 그러면 삶이 달라진다. 그때야말로 시련이 복으로 전환되는 순간이다.

:: 사상에서 오행으로 — 국면과 변동

이제 태극에서 음양으로, 음양에서 오행까지 왔다. 태극도에서 오행은 음양의 원 밑에서 목木, 화火, 토土, 금金, 수水의 글자가 그물처럼 연결된 그림이다. 이 다섯 글자는 어디서 나온 것인가?

음양이 서로 변하고 합해져서 수, 화, 목, 금, 토를 낳으니, 다섯 가지 기운이 순조롭게 펼쳐져서 사계절이 운행한다. — 주렴계, 『태극도설』

오행은 음양이 서로 변하고 합해져서 생성된다. 숫자로 보자면 태극은 1이고, 음양은 2이며, 오행은 5이다. '1—2—5'의 순서가 생긴 것이다. 『태극도설』에서 말하는 오행은 사상四象에서 유래한 것이다. 「계사전繫辭傳」(『주역』 경문의 이해를 돕기 위해 쓰여진 해석서 중 하나. 공자의 저술로 알려져 있음)에는 "역에는 태극이 있으니, 이것이 양의兩儀를 낳고, 양의가 사상四象을 낳고, 사상이 팔괘八卦를 낳는다."라는 말이 있다. 즉 '1—2—4—8' 배수로 진행된다. 『태극도설』은 '1—2—5'이고, 『주역』은 '1—2—4'이다.

역사적으로『주역』이 훨씬 더 오래된 문헌이다. 때문에 '1—2—4'의 분화가 더 근원적인 이치를 표현한 것이어서, 우리는 4가 어떻게 5로 바뀌었는지를 파악해야 한다. 그것을 아는 것이 오행을 이해하는 데 매우 유용하다.

고대 중국인에게 4라는 숫자는 사방四方과 사시四時로 표상되는 숫자였다. 사방은 동서남북을, 사시는 봄 여름 가을 겨울, 사계를 가리킨다. 여기에 하나의 방위와 하나의 시간성이 추가된다. 중앙이 있어야 네 방위의 질서가 세워진다. 서울의 사대문이 경복궁이라는 중앙을 전제하기 때문에 의미가 있는 것처럼 말이다. 중앙은 시간적으로 보자면 환절기에 해당한다. 네 개의 시간을 각각 연결해 주는 중앙의 질서와 잘 맞는다. 이렇게 해서 4는 1을 더해 5가 된다. 중앙이 없는 사방은 이론적이고 고정된 공간이지만, 중앙이 들어서면서 현실적이고 역동적인 공간이 된다. 시간도 그렇다. 환절기가 네 계절을 매개해야 계절의 순환이 가능하다.

정리해 보면, 4는 '국면局面'이고, 5는 '변동'이다. 국면은 고정된 상황이고, 변동은 고정된 국면을 벗어나게 하는 운동성이다. 변동은 4의 국면에 더해진 1의 자기촉매적 기능으로 인해 발생한 것이다. 그렇게 생성된 5는 변화와 활동을 일으킨다.

이렇게 해서 생성된 다섯 개의 시공간 안에는 모든 사물과 사건이 배속될 수 있다. 가장 먼저 대표적인 5개의 자연물이 배속된다. 나무, 불, 흙, 쇠(혹은 돌), 물, 한자로는 '목화토금수木火土金水'다. 이를 일러 '오행五行'이라고 한다. 오행은 변화, 변동의 의미를 갖는다. 숫자 5와 더불어 行이란 한자도 움직인다는 뜻이다.

　사상이라는 4 자는 사각형이라는 뜻과 같아서 규격이 확실하며 또
부동성적不動性的인 것을 의미하며, 상象자는 물형상物形象이라는 뜻과 같
아서 고정적인 뜻으로 보아야 하네. 즉 사상이란 말은 부동적으로 4면
이 구비된 물체와 같은 그 형상의 분별상을 의미하는 것이네. 그리고 오
행이라는 5 자는 4의 대對로 원형적圓形的이며 변동적인 뜻으로 보아야
하고, 行행자는 사상의 상象자와 대對가 되는 자로서 하나의 고정된 물
상物像을 말하는 것이 아니고 무형의 변동적인 성질로 보아야 하네. ─
한규성, 『역학원리강화』, 예문지, 130쪽

　다섯 개의 시간과 공간 그리고 오행은 동질적인 본성을 공유하게
되는데, 그 연관성을 정리해 보면 다음에 나오는 간단한 그림으로 도
식화된다.

　동쪽은 해가 떠오르는 곳이고 봄은 따뜻한 기운이 올라와 만물을
깨우는 시간이다. 이렇게 동쪽과 봄은 발생과 따뜻함의 기운을 공유
한다. 봄에 살생을 하지 말라는 양생의 격언은 만물을 소생시키는 봄
의 우주적 기운을 따르기 위함이다. 남쪽과 여름은 팽창과 열기의 기
운이다. 남쪽으로 갈수록 그리고 여름이 될수록 뜨겁고 무성하다. 발
생하는 봄 기운이 더 나아가 팽창, 발산하여 무성해진 것이다. 서쪽에
서 해가 지는 광경을 보면 마음이 숙연해진다. 일출 때의 상승하는 기
운과는 다르다. 가을도 서쪽의 이미지와 겹친다. 여름이 지나가고 거

```
              火 / 남 / 여름
        ┌─────────────────┐
        │                 │
木 / 동 / 봄  │       土        │  金 / 서 / 가을
        │      중앙        │
        │     환절기       │
        │                 │
        └─────────────────┘
              水 / 북 / 겨울
```

리에 어느새 서늘한 바람이 불기 시작하면 몸도 마음도 움츠러든다. 이러한 수렴성이 '숙살지기肅殺之氣'가 되어 초목을 말리면서 동시에 열매를 단단하게 하여 수확할 수 있게 한다. 이것은 봄에서 여름으로 이어지는 상승의 기운을 꺾어서 아래로 향하게 하는 혁신의 기운이다. 서쪽과 가을은 수렴과 혁명 그리고 서늘함의 기운을 가지고 있다. 북쪽으로 갈수록 온도는 내려간다. 자연스럽게 추운 겨울과 연결된다. 겨울은 가을에서 더 아래로 내려가는 방향성을 가지고 있다. 나뭇잎은 완전히 떨어지고 동물은 겨울잠을 자는 계절이다. 차디차고, 침잠하고, 저장하는 기운을 가진다. 그러나 겨울은 봄을 탄생시키는 씨앗을 간직하고 있다. 씨앗은 겉은 딱딱할지 모르지만 봄에 발아하기 위한 유연함을 품고 있다. 해서 가을이 강인한 데 비해 겨울은 더욱 춥지만 유연하다.

:: 만물의 오행 배속

　오행은 이런 식으로 사물과 사건을 계열화할 수 있다. 예를 들어, 유교에서 인간이 갖추어야 할 덕목이라 하는 '인의예지신仁義禮智信'도 오행의 속성에 맞게 배속할 수 있다. '인仁'은 목木에 속하는 덕목이다. 인의 덕은 생명이 자라나고 따뜻한 봄과 동쪽에 비유할 수 있다. 예禮'는 화火에 속한다. 예는 크게 비추고 무성하게 키우는 여름 태양의 기운과 같다. 겉치레만 있다면 공허하겠지만, 지극한 예는 많은 사람들을 북적이게 할 수 있으며 마음을 편안하게 한다. 예를 갖추지 못한 곳엔 냉기가 돌 뿐이다. '신信'은 믿음직한 땅을 닮았다. 씨앗을 땅에 심을 때는 새 생명이 땅위를 뚫고 나올 거라는 믿음을 갖는다. 만물을 수용하고 새로운 생명을 탄생시킨다는 믿음. 그래서 신信은 토土에 속한다. '의義'는 의로움이다. 의로움은 강인함과 냉정함을 바탕으로 한다. 이는 서늘한 가을을 닮았고, 금金의 굳셈과 정결함을 닮았다. 또한 불에 녹아 제련되어 새로운 쇳덩이로 거듭나는 금의 혁명적 기운과도 통한다. '지智'는 수水에 배속된다. 융통성 없고 고집스러운 사람은 믿음직하거나 의롭다고 말할 수는 있어도 지혜롭다고 볼 수는 없다. 지혜는 물을 닮았다. 유연하고 깊이 스며든다. 때론 겨울밤의 적막처럼 차갑고 고독하지만 온 세상에 젖어들어 경계를 지워 버리는 음적인 힘이 바로 지智라 할 수 있다.

　이번엔 색깔을 오행으로 구분해 보자. 청색은 봄에 피어나는 새싹의 색을 닮았고, 적색은 여름 땡볕의 붉은 태양을 닮았으며, 황색은 본디 땅의 색이고, 흰색은 바위와 쇠의 빛깔이며, 검은 색은 깊고 깊은 겨울밤의 적막을 닮았다.

궁상각치우, 오음五音도 오행에 배속된다. 각角 음은 나무로 만든 뿔피리 소리로, 봄에 새싹이 땅을 치고 오르는 기운처럼 멀리 뻗어나간다. 치徵 음은 물로 불을 끌 때 나는 불의 맹렬한 저항음이다. 어떤 문헌엔 치 음을 돼지 울음소리에 비유했는데 꽥꽥대는 돼지의 분열음이 화의 기운과 닮았기 때문이다. 휘몰이 장단에 빠른 가락을 타고 있는 가야금을 화 기운에 빗대기도 한다. 그만큼 치 음은 화려하기도 하고 맹렬하기도 하다. 궁宮 음은 흔히 소의 울음소리나 북소리에 비유한다. 땅의 지면을 따라 낮게 깔리며 대지를 울리는 소리다. 그래서 토土에 배속된다. 상商 음은 금속에서 나는 차갑고 수렴되는 소리다. 단아하고 긴 여운을 주는 편종 소리에 비유할 수 있다. 편종 소리는 정갈하고 흩어짐이 없다. 주로 아악에서 쓰인다. 아악은 종묘제례악 같은 궁중음악을 뜻한다. 그만큼 상 음은 차분하고 영롱한 소리를 의미한다. 우羽 음은 어둡고 차분한 음색을 가진 거문고 소리에 비유할 수 있다. 거문고의 긴 농현弄絃(왼손으로 줄을 짚고 흔들어서 여러 가지 꾸밈음을 내는 것)은 소리 없이 요동치는 깊은 강물의 울렁임을 닮았다. 그래서 우음은 겨울 기운인 수水에 속한다.

이 밖에도 오행에 배속되는 건 많으니 130쪽 표를 참조하기 바란다. 여기서 눈여겨볼 항목이 오장육부의 오행 배속이다. 이것을 다루기 위해 여기까지 왔다고 해도 과언이 아니다. 그러나 이건 잠시 뒤에 본격적으로 살펴볼 것이다. 아직은 오행 관계의 핵심인 상생상극을 다

오행五行	木	火	土	金	水
오장五臟	간肝	심心	비脾	폐肺	신腎
육부六腑	담膽	소장小腸 삼초三焦	위胃	대장大腸	방광膀胱
정지情志	노怒	희喜	사思	우憂	공恐
육기六氣	풍風	서暑/火	습濕	조燥	한寒
오덕五德	인仁	예禮	신信	의義	지智
미味	산酸	고苦	감甘	신辛	함鹹
색色	청靑	적赤	황黃	백白	흑黑
오계五季	봄	여름	환절기	가을	겨울
방위方位	동東	남南	중앙	서西	북北
오관五官	눈(목目)	혀(설舌)	입(구口)	코(비鼻)	귀(이耳)
천간天干	갑을甲乙	병정丙丁	무기戊己	경신庚辛	임계壬癸
지지地支	인묘寅卯	사오巳午	진술축미 辰戌丑未	신유申酉	해자亥子
수數	3, 8	2, 7	5, 10	4, 9	1, 6
조화	생生	장長	화化	수收	장藏
오음	각角	치徵	궁宮	상商	우羽
발음	ㄱ, ㅋ	ㄴ, ㄷ, ㄹ, ㅌ	ㅇ, ㅎ	ㅅ, ㅈ, ㅊ	ㅁ, ㅂ, ㅍ
특성	곡직曲直 발생 생장 승발升發	염상炎上 성장 무성 추진	가색稼穡 조화 매개	종혁從革 수렴 변혁 차가움 조절 정결	윤하潤下 자윤滋潤 하향下向 폐장閉藏 한량寒涼 침정沈靜

뤄야 하고, 살짝 신비로우면서 흥미진진한 태극도와 무극도 이야기도
남아 있다.

:: 상생과 상극, 그 역설적 맞물림

사방과 중앙의 시스템은 앞에서 본 것처럼 사각형의 모습으로 표현
된다. 그런데 중앙의 토土를 목화토금수의 순서대로 배열하기 위해 밖
으로 빼내면 아래 그림처럼 오각형으로 표현된다. 중앙의 토(中土)가
본격적으로 오행의 순환을 위해 중심을 버리고 다른 오행들과 수평적
인 관계의 장으로 들어온 것이다. 토가 화와 금 사이에 들어감에 따
라 각 오행의 이웃하는 항과 이웃하지 않은 항의 개수가 동등해졌다.

목의 입장에서 보면 이웃하는 항은 수와 화 두 개가 된다. 이웃하지
않는 항은 금과 토이며 이것도 두 개다. 화를 중심으로 보면 이웃하는
항은 목과 토이고, 이웃하지 않는 항은 수와 금이 된다. 나머지도 대
응하는 오행이 다를 뿐 같은 구도다.

이웃하는 항끼리는 상생관계를 맺고 이웃하지 않는 항들과는 상
극관계를 맺는다. 예를 들어 수水와 이웃하는 금과 목은 수와 상생관
계이다. 반면 화와 토는 상극관계가 된다. 그런데 여기에도 방향성이
있다. 상생相生은 서로 생하고, 상극相克·相剋은 서로 극한다는 뜻을 지
니지만, 이들 간에도 생과 극의 방향이 정해져 있다. 먼저, 생生의 방
향은 봄—여름—가을—겨울이라는 자연의 시간 흐름을 따른다. 오

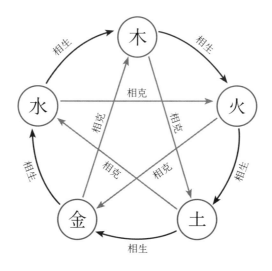

행으로는 목―화―금―수의 순서이다. 이 순환의 고리 중 여름(화)과 가을(금) 사이에 토가 들어간다. 토의 시간은 늦여름부터 초가을까지가 된다. 이렇게 해서 목―화―토―금―수의 순서가 정해지는데, 수는 다시 목을 생하게 되므로 다음과 같은 다섯 개의 상생관계가 만들어진다.

목생화木生火―화생토火生土―토생금土生金―금생수金生水―수생목水生木

상극의 방향은 상생의 방향으로 가되, 한 칸을 건너뛰면 된다. 목에서 화로 가면 생이 되는데 한 칸을 더 진행해서 토로 바로 가면 극이 된다. 그렇게 해서 다섯 개의 상극관계가 생긴다.

목극토木克土—토극수土克水—수극화水克火—화극금火克金—금극목金克木

다섯 개의 상극관계를 나무, 불, 흙, 쇠, 물이라는 자연물 간의 단순한 물리적 이치를 적용시켜 설명해 보자. 이런 이미지를 이용하면 어려운 개념들이 보다 쉽게 이해된다. 목은 자신의 몸에 불을 붙여 화를 낳는(목생화) 동시에 땅을 뚫고 전진하기에 토를 제압할(목극토) 수 있다. 화는 염상炎上하는 임무를 다한 뒤, 스스로 재가 되어 토를 낳게 되며(화생토), 금을 녹여 금을 제압한다(화극금). 토는 흙을 굳혀 강한 금으로 변모하면서(토생금), 또한 물길을 막는 제방의 역할로 수를 이길 수 있다(토극수). 금은 자신을 녹여 물을 낳으며(금생수), 뻗어나가는 나무를 쳐서 목을 제압한다(금극목). 수는 흐름을 멈추고 나무에 흡수되어 목을 생하고(수생목), 불을 꺼뜨려 화를 제압한다(수극화).

그렇다면 '서로' 상생하고 상극한다는 말은 무엇인가? 목이 화를 생하면 화는 토를 생한다. 토가 다시 금을 생하면 금은 수를 생하고 마침내 수는 목을 생하게 된다. 극의 관계도 그렇다. 목이 토를 극하면 토는 수를, 수는 화를 극하고, 화는 금을 극하고 금은 다시 목을 극한다. 목이 생을 하거나 극을 하는 주체에서 생과 극을 받는 대상도 된다. 내가 낳은 4대 자손이 나를 다시 낳는다. 내가 극한 대상은 4번의 극을 거쳐 나를 다시 극한다. 이렇게 부메랑처럼 되돌아오는 관계 안에서는 주체와 대상을 고정할 수 없기 때문에 오행은 '서로'를 낳고 '서로'를 극하는 상생과 상극의 관계가 된다.

:: 항해승제와 탈중심

생과 극이 중층적으로 일어나는 오행의 순환은 항해승제亢害承制라는 원리를 통해 설명될 수 있다. 항해승제란 지나치게 왕성한 기운을 절제시켜 오행의 순환을 이룬다는 뜻이다. 예컨대 금이 목을 극한다. 그러면 목은 금의 억압을 벗어나기 위해 화를 낳는다. 화의 세력은 금을 제약하여 목이 억압에서 벗어나도록 돕는다. 이때 금은 화의 억압에서 벗어나기 위해 수를 낳게 된다. 금은 수극화를 통해 화를 제어하기 위해서다. 화는 수의 제약을 벗어나기 위해 토를 낳아서 수를 제어한다. 그러면 수는 목을 낳아 토를 제압한다. 이렇게 오행은 상생의 순환뿐만 아니라 상극의 원리에 의해서도 탄생한다.

흥미로운 점은 오행이 순환하는 고리의 시작점을 알 수 없다는 것이다. 목은 금의 극을 당해서 화를 낳은 것이라고 했는데, 금은 어떻게 생겨난 것인가? 토가 낳은 것이다. 토가 금을 낳은 이유는 목의 극을 피하기 위해서다. 서로가 서로를 낳는 이 역설적인 구조가 유지되려면 이미 오행은 모두 탄생되어 있어야 한다. 그래야 항해승제의 생극 관계가 일어날 수 있다. 이로써 항해승제로 오행이 탄생했다는 원리는 모순으로 남는다. 닭이 먼저냐 달걀이 먼저냐의 논쟁처럼 근원을 찾을 수 없는 이 순환에서 정말 처음 시작된 오행을 찾을 수는 없는 걸까?

주자는 오행의 발생 순서를 "수, 화, 목, 금, 토"로 주장한다.(『근사록 집해』, 71쪽) 그러니까 1, 2, 3, 4, 5의 숫자를 순서대로 수화목금토

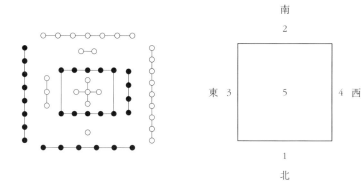

南
2

東 3   5   4 西

1
北

왼쪽 그림이 하도이고, 오른쪽은 이것을 사각형 구도로 단순화하고 1부터 5까지의 숫자만을 표시한 것이다. 한나라 이후 유학자들은 '역易'의 원리를 알아내기 위해 하도와 낙서를 연구했다. 하도가 오행의 발생 원리를 담은 그림이 된 것은 그 연구의 결과였다. '역'에 대한 연구는 송나라 때에 이르러 완성된 체계를 갖추었다. 중국 신화에 등장하는 하도와 낙서는 문자의 유래를 알려주는 이야기이기도 하다. 도서圖書라는 말이 하도河圖와 낙서洛書에서 왔다.

에 배속하는 것이다. 이 주장의 유래는 중국 상고시대로부터 전해지는 '하도河圖'라는 그림에 나타난 숫자에서 시작되었다. 우리가 주목해야 할 것은 오행의 발생 순서를 따지는 것은 사각형의 구도에서만 가능하다는 것이다. 중토中土는 맨 마지막에 생성되며 중앙에 들어가서 고정된 네 국면을 활동하는 장으로 바꿔 놓는다. 그러나 토가 밖으로 나와 오각형이 되면, 중심이 없어지면서 중앙의 세력은 바깥의 네 힘과 공유된다. 그리하여 이 다섯은 상생과 상극으로 서로 맞물려 서로가 서로를 낳기 때문에 주체와 대상 간의 이원적 구조는 성립되지 않으며 관계로만 남게 된다. 그러니까 근원을 찾을 수 없는 뫼비우스의 띠 같은 순환 구조는 오행이 다 발생한 후 중앙의 토가 밖으로 빠지면서부터다. 오행이 순환하고 있는 구조 안에서는 어떤 오행이 근원인지 알 길은 없다.

그런데 이런 역설적 구도는 오행 안에서뿐만 아니라 오행 자체를 낳았던 계보, 즉 '태극(무극)—음양—오행'의 과정에서도 일어난다. 이 과정의 시작은 태극이고 끝은 오행이다. 우리는 무극 혹은 태극이라는 시원에 다다랐다. 하지만 그곳은 앞서 설명한 대로 포착할 수 있는 실체가 없는 곳이다. 이로써 오행의 근원을 찾으려는 시도는 또다시 역설적인 상황에 봉착하게 된다.

모든 것을 발생시키는 단 하나의 실체적 중심이 사라져 버림으로써, 우리는 길을 찾았다기보다 도리어 혼돈에 빠진 것만 같다. 하지만 여기서 우리는 모든 사건 혹은 서술어를 소급하여 명료한 주어(중심)에 귀속시키는 '질서' 혹은 '장치'의 자명함을 의심해 보아야 한다. 중심의 질서가 견고하고 명료할수록 배제되는 주변은 넓어진다. 학자에게는 공부를 통해 정립한 생각의 질서가 사유의 중심을 형성한다. 누구에게나 크고 작은 이런 중심이 있다. 그리고 이 중심은 모든 것들의 중심이 될 수 없다는 점에서 모든 중심은 편견이다. 자기의 중심에 대한 애착과 믿음이 클수록 편견이 강해진다. 편견이 강력해질수록 동조하는 세력과 그렇지 않은 세력을 날카롭게 분리한다. 이런 이분법이 극단에 이르면 일종의 파시즘이 될 수도 있다.

오행의 사유는 이런 중심과 편견을 해체하여 중심으로 향하게 하는 무거운 중력으로부터 벗어날 수 있게 한다. 주자의 말처럼 오행은

"조화와 발육의 도구가 모두 갖추어진" 명료함의 세계이고 분별의 세계다. 장부도 다섯으로 나누고, 색깔도 다섯으로 구분하며, 감정도, 방위도, 사계절도 그렇다. 심지어 인간의 덕목도 오덕으로 나뉜다. 이렇게 모든 만물을 다섯으로 나눌 수 있다. 하지만 다섯으로 나뉘는 순간, 오행은 "다시 근본으로 미루어 올라가 두루 섞여 하나를 이룬" "무극의 오묘함"을 따른다. 무극이라는 근본은 중심도, 주체도, 목적도 없다. 초월적 중심이 사라진 오행은 상생상극의 내재적인 원리에 의해 스스로 움직인다. 따라서 오행적인 사유는 중심과 중심을 향하려는 주체를 부정함으로써 길을 나서는 움직임 자체가 삶의 의미임을 깨닫게 한다. 그렇다고 오행이 산발적으로 흩어지는 방향성만을 갖는 건 아니다. 오행은 상생상극의 절묘한 균형 능력을 발휘한다. 이것이 항해승제의 생극작용이 발휘하는 조절의 능력이자 오행이 갖는 또 다른 강점이다.

:: 무극도와 안팎의 열림

무극 혹은 태극으로 시작된 태극도는 음양과 오행을 거쳐 하늘의 이치인 건도乾道와 땅의 논리인 곤도坤道의 작용에 의해 인간의 탄생 그리고 만물의 탄생과 변화로 이어진다. 그 방향은 위에서 아래로 내려간다.

무극도는 태극도의 진행 방향과 반대로 올라간다. 맨 밑의 원이 그

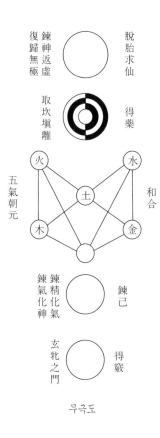

鍊神返虛
復歸無極

脫胎求仙

取坎塡離

得藥

火　　水

五氣朝元　　土　　和合

木　　金

鍊氣化神
鍊精化氣

鍊己

玄牝之門

得竅

무극도

시작이다. 원의 좌우에 '현빈지문玄牝之門', '득규得竅'라고 적혀 있다. '현빈玄牝'은 글자 뜻 그대로 '검은 암컷'인데, 이것은 하단전 혹은 명문命門(우측 신장을 의미함. 5장 오장육부 중 신장, 방광 참조)을 이르는 말이다. '현빈의 문'이란 하단전과 연결된 문이라는 뜻이다. 그 문은 콧구멍과 입을 말한다.

코는 현빈의 문이다(鼻爲玄牝之門) 노자는 "계곡의 신(谷神)은 죽지 않는다. 이를 일컬어 '가믈한 암컷'(玄牝)이라 한다. 가믈한 암컷의 문, 이를 일컬어 천지의 뿌리라 한다. 이어지고 또 이어지니 마치 머물러 있는 듯하다. 아무리 써도 마르지 않는구나."라고 하였다. 코는 하늘의 기와 통한다. 그래서 코를 현문玄門이라 한다. 그리고 입은 땅의 기와 통하기 때문에 빈호牝戶라 한다. 따라서 입과 코는 현빈의 문호가 된다. — 코(鼻), 「外形篇」

계곡은 높이 솟은 산에 의해 형성된 빈 공간. 이곳은 도교적인 의미에서 고차원적 공간이며, 가장 깊고 음적인 공간이면서 생명을 탄생시킬 수 있는 강한 양기의 씨앗이 잠재하는 곳이다. 이런 모습이 '검은 암컷'이라는 여성성으로 상징되는 것이다. 또한 이 공간은 천일天一이 부여된 북쪽 수水의 기운이다. 하늘과 숫자 1은 양에 속하고 북쪽 수는 음에 속한다. 가장 깊고 음적인 북쪽 골짜기에 고인 물에 천일이 깃들어, 음이 양으로 깨어난다. 이렇듯 양은 음으로, 음은 양으로 전변되는 것이 음양의 이치다. 이런 이치가 인체에서는 하단전, 기해혈氣海穴, 혹은 신장이 머무는 하초下焦(삼초三焦의 하나로, 배꼽 아래 부위를 이름) 혹은 명문이라는 공간에서 일어난다. 양적인 대기(天氣)는 호흡을 통해 몸에서 가장 음적인 하단전으로 들어간다. 이때 하단전에 저장된 정精이 음의 고정성을 깨고 양으로 변화한다. 가장 음적이지만 하나의 양으로 일어나는 공간, 현빈이란 바로 이러한 공간을 의미한다.

코와 입이 현빈의 문이라고 한 까닭은 천기가 코와 입, 특히 코를 통해 폐를 거쳐 신장에 이르기 때문이다. 한의학에서는 호흡이 폐에서만 이루어진다고 보지 않는다. 호흡은 폐를 거쳐 신장까지 내려간다. 그래야 호흡이 깊어지고 천기가 정으로 잘 저장된다. 이를 신장이 기운의 수납을 주관한다고 말한다(신주납기腎主納氣). 숨이 신장까지 내려가지 않고 폐에서만 머무르면, 짧은 호흡(단기短氣), 천식 같은 폐질환과 손발이 차고 얼굴이 푸석해지고 쉬 피로해지는 기허氣虛 증세가 나타난다. 기허 증상은 신장의 기운이 약해져서 호흡을 신장까지 잘 내리지 못하는 노인에게 흔하다.

'현빈지문'의 맞은편에는 '득규得竅'라고 적혀 있다. '규竅'는 구멍인데, 이 구멍도 콧구멍을 가리킨다. 득규, 구멍을 얻었다는 것은 콧구멍을 통해 호흡을 시작한다는 뜻이고, 이는 수련의 첫 단계를 의미한다. 따라서 첫 번째 원이 의미하는 수련의 첫 단계는 호흡을 통해 천기를 하단전으로 내리는 것이다. 하단전은 몸의 무게중심이다. 이곳에 천기를 모아 '축기築基'한다. 축기란 기초를 다진다는 뜻이다. 집을 지을 때도 땅을 고르고 지반공사를 하듯이 수련을 하는 데도 기초공사가 필요하다. 그 방법이 호흡을 하단전으로 내려 깊고 안정된 호흡을 유지하는 것이다. 어떤 일을 시작하기 전 우리는 흔히 호흡을 가다듬는다는 말을 한다. 호흡이 들뜨면 마음이 흔들리고 일을 그르치기가 쉽다. 고요하고 평정한 호흡은 만사의 초식이다.

두 번째 원에는 '연정화기鍊精化氣', '연기화신鍊氣化神'이라는 설명이 있다. '정精을 수련해서 기로 변화시키고, 기를 수련하여 신神으로 변화시킨다'는 뜻이다. '정—기—신'으로 이어지는 변화의 연쇄는 도교 수련의 지향점을 집약적으로 보여 준다. 즉 무극도 수련의 전 과정은 '정'이라는 물질적 토대가 변하여 정신의 바탕인 '신'으로 이행되는 방향성을 갖는다. 다시 말해, 구체에서 추상으로, 실재에서 개념으로 전변되려는 지향이 무극도 전체에서 일어나는 것이다. 이것이 무극도의 두 번째 단계의 수련과정으로 '축기'의 기초 위에 자기(己) 안의 정기신을 닦는다(鍊)하여 '연기鍊己'라고도 한다.

'연기' 수련법이 끝나면 '원신元神'이 남는다. 가시적인 정에서 비가시적인 신으로 변하여 온몸, 즉 오장에 원신이 자리하게 된 것이다. 이렇게 오장에 담긴 원신을 화합하여 하단전으로 수렴시키는 수련법이 세 번째 단계인 '오기조원五氣朝元' 혹은 '화합和合'의 과정이다. 오기란 오장五臟의 기를 말하고, '조원'은 원신元神이 모인다는 것을 뜻한다.

오기 혹은 오장의 원신이 합쳐질 때, 처음부터 완전한 혼융이 일어나지 않는다. 다섯 가지 기운 중 목화는 양으로, 금수는 음으로 합하여 크게 음과 양으로 구분된다. 음은『주역』64괘 중 감괘坎卦로, 양은 이괘離卦로 표현된다. 왼쪽 반원은 감괘로서 음 가운데 양을 머금고 있으며 수水를 상징한다. 오른쪽 반원은 이괘로서 양 가운데 음을 머금고 있으며 화火를 상징한다. 이 둘은 분리되지 않고 서로 섞여서 돌아간다. 이를『주역』에서는 수화기제水火旣濟라 한다. 이렇게 원신이 음양으로 섞이며 순환하는 단계를 무극도에서는 '취감전리取坎塡離'라 한다. 감괘를 취해서 이괘를 메운다는 뜻이다. 감괘가 원을 따라 돌면 이괘와 만나면서 각각의 효爻가 음양의 짝을 이루게 된다. 이것이 수화가 만나는 것이며 이를 메운다고 한 것이다. 혹은 '득약得藥', 즉 약을 얻었다고 표현한다. 약이란 '단약丹藥'이다. 단약은 원래 외단법에서 제

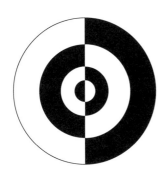

무극도 중 '취감전리取坎塡離' 부분.
왼쪽이 감괘(☵), 오른쪽이 이괘(☲).

괘는 양효(━━)와 음효(━ ━)로 구성된다.
세 양효와 세 음효로만 구성되는 건괘(☰)
와 곤괘(☷)는 각각 하늘과 땅을 상징한다.

조했던 수은, 유황 등의 화합물을 이르는 말이다. 도교의 연단술사들이 만들어 복용했다는 단약은 신선술의 높은 경지에 이르기 위해 사용했지만 그 부작용도 컸다. 당나라 이후 내단법이 유행하면서 단약은 실제 약물이 아닌 수련을 통해 내면에서 만들어지는 고차원의 진기眞氣를 뜻하게 된다. 고차원이란 신체가 자연이라는 외부의 힘과 연결되는 차원을 말한다. 자연은 음양의 순환이라는 동적 움직임을 반복하고 있다. 몸의 안팎이 열리고 신체와 자연이 섞여 있는 차원에 도달하는 것은 몸에서 자연의 음양교대의 법칙을 고스란히 체득하고 있음을 의미한다. 수련으로 약을 얻었다(득약)는 것은 바로 이런 경지를 이른다.

가장 위의 원은 태극도에서 제일 처음 등장했던 '무극이태극'에 해당한다. 무극과 태극은 음양이라는 현실적 자연이 도래하기 이전이다. 분별이 존재하지 않고 오직 분별의 가능성으로만 존재하는 기미와 징조의 세계. 도가 수련의 가장 최고의 단계가 바로 이곳이다. 그래서 무극도에서 언표된 '복귀무극復歸無極', '연신반허鍊神返虛'란 말은 무극으로 돌아가서 신神을 단련하여 허虛의 세계로 되돌린다는 뜻이다. 비가시적인 세계인 신을 다루는 일은 이렇듯 엄밀한 수련 과정을 거친다. 그리고 그 수련의 방향은 태극도와는 반대의 벡터를 지향한다. 그런 지향을 바탕으로, 수련 과정은 물질적인 육체가 호흡을 통해 천기와 만나는 것으로 시작해서, 연정화기와 연기화신을 거치면서 육체는 마음과 통일되고, 자연과 합일하며, 궁극에는 '허虛'의 세계에 도달하게 된다. 그 허의 세계가 이른바 신선의 세계다. 발생학적으로는 잉태하기 전, 다시 말해 태반에 들어서기도 전인 '가물한(玄)' 가능태로만 존재하던 단계를 말한다. 태를 벗고 신선의 세계를 구한다는 '탈태구선脫胎求仙'이 뜻하는 바다. 태 이전의 세계는 음양을 벗어난 세계다. 자연은 음양으로 존재하므로 자연 이전의 세계라 볼 수 있다.

이로써 정精 그 자체인 육체는 물질의 차원을 벗어나 무극의 체험을 하게 된다. 주체가 사라진 곳에서 흐름만이 존재하는 곳. 그래서 비어 있는 듯한 허의 세계를 몸소 경험하면서 나의 존재가 잠시도 머무르지 않는 음양의 흐름으로서의 자연 자체임을, 그리고 더 나아가 자연 안에 내재된 현상 이전의 세계까지도 담지하고 있음을 깨닫게 된다. 요컨대 무극도를 통한 도교의 수련은 궁극적으로 자연 혹은 자연의 가능태와 합일되는 것을 지향한다.

시간의 방향으로 보자면, 태극도는 시간이 흐르는 방향이고, 무극도는 그 방향을 역주행한다. 태극도는 원리를 설명한 것이고 무극도는 수련을 의도한 것이다. 그런 점에서 태극도는 본성이고 무극도는 미덕이라 할 수 있다. 태극에서 음양 그리고 오행으로 나아갈수록 세계는 더욱 복잡해지며, 이에 따라 분석적인 지성이 요구된다. 아이가 성장해 가면서 더 큰 세상과 만나고, 거기서 벌어지는 온갖 일들을 분류하고 분석하기 위해 다양한 지식을 습득하는 것처럼 말이다. 하지만 그럴수록 분류된 경계들 사이를 가로지르며 유동하는 지성이 필요하다. 경계를 넘나드는 비분별적 지성, 그것은 분별적 논리와 경계가 많아질수록 강하게 요구된다. 과학과 역사의 시대에도 여전히 신화가 남아 있는 것도 그런 맥락에서 이해할 수 있다. 첨예하게 대립하고 있는 법률 분쟁에서 가장 명쾌한 해결은 의외로 논리적인 법리해석에 의해서가 아니라 마음의 앙금을 해소하는 소통에서 비롯되는 경우가 많다. 내가 알고 있는 경험 많은 내과의사 한 분은 약 처방 대신 마음의 안정이나 운동, 그리고 가끔 한약을 권하기도 한다. 첨단의 분석의학이 주는 처방을 따르는 것보다 평소 습관이나 생각을 바꾸는 것이 오히려 약이 될 때가 많다는 걸 오랜 경험을 통해 터득한 것이다. 요즘 유행하는 '통섭'이나 '융합'의 개념도 전문화된 분과학의 경계를 허무는 새로운 지성에 대한 요구에서 비롯된 것이다. 이처럼 우리가 무극도의 수련을 체득할 순 없지만 무극의 본성을 깨울 수 있는 기회는 많다.

하지만 이러한 종합이 더 좋은(?) 방향으로 나아가기 위한 방편이라면, 이는 무극도의 본성에서 멀어진 것이다. 무극은 좋고 싫음의 경계조차 사라지는 경지다. 종합의 미덕은 분석의 경계를 허무는 자체에 있는 것이지, 그것이 더 좋은 방향이기 때문인 것은 아니다. 예리한 분별의 세계에서 종합과 횡단의 가치가 결과적으로 더 효율적인 결과를 낳을 순 있지만, 그 결과가 무극의 목적은 아니다. 무극의 미덕은 종합이냐 분석이냐를 놓고 저울질하는 심리에 전제되어 있는 옳고 그름, 좋음과 싫음의 경계를 지우는 일이다.

그 경계가 허물어질 때 질병도 전변되기 시작한다. 좋고 싫음의 경계가 명료할수록 마음이 괴롭다. 좋아하는 것을 많이 가졌다 해도 싫어하는 한 가지 때문에 불편한 것이다. 마음이 괴로우니 몸도 아프다. 따라서 무극도의 본성을 깨워 수많은 이분법의 경계를 지우는 것은 일종의 의학적 처방이 되기도 한다.

도로써 병을 치료한다(以道療病) 태백진인太白眞人이 말하였다. "질병을 치료하려면 먼저 그 마음을 다스려 바로잡고 도에 근원을 두어야 한다. 환자로 하여금 마음속의 의심과 걱정, 망념과 불평 그리고 경계를 없애고, 자신이 저질렀던 잘못을 깨닫게 해야 한다. 그래야 몸과 마음이 비워지고 삶과 우주가 하나가 되어, 결국 세상의 모든 일이 공空의 세계에 있으며 종일 하는 일이 망상이란 걸 알게 된다. 더불어 나의 육체도 환상일 뿐이고 화禍와 복福도 따로 존재하지 않으며, 죽고 사는 것 역시 한낱 꿈이라는 것을 깨닫는다. 그러면 모든 의문이 풀리고 마음이 자연히 청정해져 질병이 저절로 낫게 되는 바, 약을 먹지 않아도 병이 이미 없어진 것이다. 이것이 바로 마음을 다스려 병을 치료하는 진인眞人의 도이다." — 신형身形

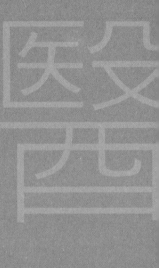

5장

오장육부 五臟六腑

:: '6'의 발생학

태극도와 무극도를 통해 음양과 오행의 본질과 원리를 알아본 것은 지금부터 살피게 될 오장육부의 초식을 갖기 위해서였다. 이제 오장 육부로 진입하기 위한 마지막 관문이 하나 남았다. 바로 '6'에 대한 개념이다. 오장은 오행과 연결시키면 된다. 육부가 문제다. 오장오부이면 좋을 텐데 왜 6이 되었는가?

앞서 설명했듯이, 4의 국면에 중앙이 생기면서 5가 되었다. 그리고 5는 고정된 국면을 벗어나게 하는 변동의 숫자다. 더해진 1은 중앙에 서 에너지를 생산하고 관리하는 역할을 한다. 모든 힘은 중토中土로 집중되며 거기서 자체적인 촉매작용이 일어나서 오행 전체가 운동을 하게 된다. 그런데 중앙의 토가 중심의 헤게모니를 버리고 밖의 사행들과 접속하면서 중심의 힘과 자체적 촉매작용을 잃어버리게 된다. 항해승제의 원리에서도 보았듯이 상생상극의 작용 안에서는 근본이 되는 어떤 것도 존재하지 않는다. 시작과 끝을 확정할 수 없고 계속 순환할 뿐이다.

오행의 이러한 항상적 순환은 하늘에서만 존재한다. 하늘에는 땅에서는 상상할 수 없는 완충의 공간이 많다. 그래서 어느 정도 힘의 변수가 생겨나도 전체 힘의 균형이 지속되기 때문에 땅에 비해 항상적이다. 반면, 땅에는 힘의 변수가 너무 많다. 관성의 힘도 우주에서는 항상적으로 적용되어 등속도 운동을 하게 되지만 지구에서는 중력과 마찰력 같은 힘의 간섭을 받는다. 그래서 시종始終이 없는 항상적 오행 운동은 하늘에서만 일어난다.

하늘에서와 달리 땅에서 오행 운동이 지속적으로 일어나기 위해서는 잉여의 힘이 필요하다. 오행이 지속적인 동력을 내는 현실적인 밑천이라 할 수 있다. 즉 현실에서는 5에 '1'을 더해야 한다. 이렇게 해서 하늘에서는 '5'의 자체적 순환운동이 일어나고, 땅에서는 '6'이라는 현실적인 기운의 배치가 생긴다. 이를 두고 오운五運과 육기六氣라 부르기도 한다.

육기란 것은 지구의 운동과정에서 오행의 질質에 변화를 일으켜서 운행지기運行之氣가 하나 더 불어나게 됨으로써 육종六種의 기가 된 것인데 이것은 지구에만 있는 기이다. 다시 말하면 오행이란 것은 허공에 있는 오행 성단星團이 각각 자기의 광光을 발사하는바 이 광들은 그들이 지니고 있는 성질 그대로의 광인 것이다. 우주 간에는 이 기운들이 미만彌滿하고 있는데 이 기운이 운동을 시작하면 오운五運으로 변화하는 것이다. 그러나 오운의 기화氣化작용이 지구 주위에 집중하게 되면 지구에서는 이것이 육기로 변화하는 것이다. ─ 한동석, 『우주변화의 원

리』, 대원출판사, 144쪽

오행이 잉여의 동력을 얻어 육기가 되었다. 오행은 하늘에서 활동하니 양陽이고, 육기는 땅에서 움직이니 음陰이 된다. 숫자도 5는 홀수라서 양의 수이고, 6은 짝수여서 음의 수이다. 하지만 천지와 음양은 서로 교제해야 마땅하다. 그것이 음양의 법칙이다. 그래서 양의 수인 5는 음의 장기인 간, 신, 비, 폐, 신에 담기고, 음의 수인 6은 양의 장기인 담, 소장, 위, 대장, 방광, 삼초에 담긴다. 이리하여 5와 6은 장부와 결합하여 몸의 생리를 우주적 차원의 역리易理로 확장시킨다. 그리고 몸의 생리에서 중요한 역할을 담당하는 오장육부는 이름 자체가 역학의 원리에서 왔다는 것을 보았다. 의학은 역학易學에서 비롯했다는 말이 있다. 그래서 옛사람들은 의학을 배우기 위해서는 역리를 반드시 알아야 한다고 생각했다.

의사라면 마땅히 오장육부를 알아야 한다(醫當識五臟六腑) 옛 선현들은 "세상 사람들이 천지만물의 이치를 연구하는 데는 힘을 쓰고 있으나 자기 몸에 있는 오장육부와 뼈, 그리고 모발과 근육에 대해서는 잘 알지 못한다."고 탄식하였는데, 하물며 의사가 이것을 몰라서야 되겠는가.

:: 감추는 오장, 배출하는 육부

장부의 음양(臟腑陰陽) 장부를 음과 양으로 분류해 보면, 장은 음이고 부는 양이다. 오장인 간肝, 심心, 비脾, 폐肺, 신腎은 모두 음이고, 육부인 담膽, 위胃, 대장大腸, 소장小腸, 방광膀胱, 삼초三焦는 모두 양이다.

장과 부의 다른 작용(臟腑異用) 오장은 정, 기, 신, 혈, 혼魂, 백魄을 간직하고, 육부는 음식물을 소화시키고 진액을 순환시킨다. [중략] 오장은 정기를 저장하려 할 뿐 내보내지는 않는다. 때문에 오장에 정기가 가득차 있어도 실實해지지 않는다. 육부는 음식물을 소화시켜 내보내기만 할 뿐 저장하고 있지는 않다. 때문에 가득 차면 충만해지는 것이 아니라 실實한 상태가 되어 버린다. 음식을 먹으면 위는 실해지고 장은 허해진다. 그러다 음식물이 내려가면 위는 허해지고 장은 실해진다.

오장육부五臟六腑는 이름 그대로 다섯 개의 장臟과 여섯 개의 부腑를 말한다. 장臟은 '감추다'(藏)의 어원을 가지고, 부腑는 '곳간'(府)과 관련이 있다. 곳간은 감추는 장소가 아니다. 말하자면, 임시 저장소여서 이곳에 들어온 물건은 모두 방출된다. 감추려는 장臟은 음적이고, 배출하려는 부腑는 양적이다.

오장이 감추려고 하는 것은 정기精氣이고, 육부가 잠시 저장했다가 배출하려는 것은 음식물이다. 정기는 음식물로부터 생긴다. 음식물의 음적인 원천으로부터 그 엑기스인 양적 정기가 생성된다. 장작(음)과 불(양)을 연상하면 된다. 그래서 음식물은 음이고 정기는 양이다. 그렇게 되면 오장(음)—정기(양), 육부(양)—음식물(음)의 구도가 되어 음양이 서로 어긋나게 짝을 짓게 된다. 이것이 음양의 법칙이자 묘미다. 음식물은 음이기 때문에 음의 장부인 오장에 담기면 안 된다. 오장은 음식을 저장하려 들 테니까. 음식이 배출되지 않고 갇히면 소화불량이 된다. 음식의 영양분이 흡수되고 난 찌꺼기는 배출되어야 한다. 그래서 양적인 장부인 육부로 전달된다. 한편 음식물에서 기화된 정기는 곧 바로 에너지로 사용될 수 있는 기운이다. 이 기운은 아껴서 보관해야 한다. 그래서 감추는 장부인 오장이 간직한다.

이제부터 오장과 육부를 개별적으로 살펴보되, 오장과 육부를 오행별로 하나씩 짝을 지어 한 쌍으로 다루려고 한다. 오행의 체계 안에서 오장과 육부는 음양의 짝을 맞춘 채로 새로운 계열을 이룬다. 예를 들면, 오장의 '간'과 육부의 '담'은 각각 음과 양의 기운으로 표리관계를 이루지만, 오행이라는 해석 체계 안에서는 목木이라는 같은 기운을 공유하는 계열 안으로 소속된다. 마치 화학의 원소주기율표처럼 세상의 모든 원소들은 표의 규칙에 맞춰 새로운 계열로 편입되고, 계열이 같으면 동일한 속성을 띤다.

이제부터 전개될 내용은 11개의 장부를 다루므로 다소 어렵고 복잡하게 여겨질 수도 있다. 등장할 용어들도 대부분 낯설 것이다. 해서 본격적으로 들어서기 전에 아래 표의 형태로 정리한 오장육부 탐사 지도를 준비했다. 오장육부 편 글 속에서 길을 헤매게 될 때 참조할 만한 표지들을 일목요연하게 정리한 것이니 유용한 지도 노릇을 할

오행	목	화	토	금	수
장臟	간肝	심心	비脾	폐肺	신腎
기능 및 특징	장군지관 將軍之官	군주지관 君主之官	간의지관 諫議之官	상부지관 相傅之官	선천지본 先天之本
	간주소설 肝主疏泄	심주혈맥 心主血脈	창름지관 倉廩之官	폐주치절 肺主治節	작강지관 作强之官
	간장혈 肝藏血	심주신지 心主神志	후천지본 後天之本	교장 嬌臟	봉장지본 封藏之本
	간주근 肝主筋	심주한액 心主汗液	비주운화 脾主運化	폐주기 肺主氣	신장정 腎藏精
			비통혈 脾統血	폐주선발 肺主宣發	신주수 腎主水
			비주습 脾主濕	폐주숙강 肺主肅降	신주납기 腎主納氣
			비주승 脾主昇	폐주통조수도 通調水道	신생수 腎生髓
			비주사지기육 四肢·肌肉	폐조백맥 肺朝百脈	신주골 腎主骨
				폐주피모 肺主皮毛	
기氣	풍風	서暑/화火	습濕	조燥	한寒
신神	혼魂	신神	의意	백魄	지志
지志, 정情	노怒	희喜	사思	비悲/우憂	공恐
체體	근筋	맥脈	육肉	피皮	골骨
규竅	목目	설舌	구口	비鼻	이耳/二陰
화華	조爪	면面	순脣	모毛	발髮
성聲	호呼	소笑	가歌	곡哭	신呻
변變	악握	우憂	얼噦	해欬	율慄
액液	누淚	한汗	연涎	체涕	타唾
륜輪	풍륜風輪	혈륜血輪	육륜肉輪	기륜氣輪	수륜水輪
합合	근절筋節	혈맥血脈	기육肌肉	피모皮毛	골수骨髓
부腑	담膽	소장小腸	위胃	대장大腸	방광膀胱
기능	중정지관 中正之官	수성지관 受盛之官	위주강 胃主降	조박전송 糟粕傳送	수액저장 水液貯藏
	담주결단 膽主決斷	소장주화물 主化物	위주납 胃主納		방광배설 膀胱排泄
	담기주승 膽氣主升	비별청탁 泌別清濁			

것이다. 또한 3장에서 설명한 오행의 관계성과 속성을 상기하면서 차분하게 읽어 가다 보면 한의학이 중시하는 인체 생리론의 핵심을 어렵지 않게 파악할 수 있을 것이다.

:: 간과 담

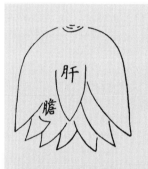

간의 형상(肝形象) 간은 두 갈래로 펼쳐진 잎과 하나의 작은 잎으로 되어 있는데, 마치 나무껍질이 갈라진 모양과 같다. 각 잎의 중앙엔 낙맥이 자리하고 있어서 조화로운 양기陽氣를 퍼져나가게 한다. 여기에 혼이 저장되어 있다. [중략] 간의 무게는 4근 4냥이다. 왼쪽에 3개의 잎 그리고 오른쪽에는 4개의 잎이 있어 모두 7개이며, 혼魂을 간직하는 일을 담당한다.

담의 형상(膽形象) 담의 색은 검고 그 모양은 매달린 조롱박 같다. 담은 간의 짧은 엽 사이에 붙어 있다. 무게는 2냥(3냥이라고 한 곳도 있다) 3수銖[24분의 1냥]이고, 담즙은 3홉을 담고 있으며, 드나드는 구멍은 없다.

간에 속하는 것들(肝屬物類) 하늘에서는 바람(風)이고, 땅에서는 나무

(木)이며, 몸에서는 근육과 힘줄(筋)이고, 오장五臟에서는 간肝이다. 색은 푸른 빛깔(蒼)이고, 음音은 각角이며, 소리는 부르짖음(呼), 그리고 동작에서는 움켜쥐는 것(握)이다. 구멍(竅)은 눈이고, 맛은 신맛이며, 지志는 성내는 것이고, 진액은 눈물, 겉으로 드러난 것은 손톱, 냄새는 누린내이다. 괘卦는 진괘震卦, 생수生數는 3이고 성수成數는 8이며, 곡식에서는 팥이고, 집짐승에서는 개이며, 벌레 중에서는 털이 난 벌레, 숫자로는 8, 그리고 과실에서는 자두이고, 채소에서는 부추이다.(『내경』)

목木 기운을 지닌 장부

간의 기운은 젊고 활기차다. 간은 목에 배속되며 봄의 파릇하고 생생한 기운을 닮았다. 봄은 바람과 함께 찾아온다. 온몸을 들썩이게 하는 봄바람. 그 가볍고 흥겨운 바람의 추동력이 간과 연결된다. 몸에서 바람은 근육을 가볍게 하고 몸을 자유자재로 움직일 수 있게 돕는다. 그래서 간은 근육을 다루며 간에서 불어오는 바람이 근육에 힘을 실어 준다. 물론 바람이 너무 세면 곤란하다. 그건 병리적인 풍을 야기한다. 몸에서 그런 풍이 일어나면 약하게는 근육이 떨리거나 쥐가 나는 증상이 일어나는데, 이러한 근육의 비정상적인 수축을 '축닉搐搦'이라 하며, '움켜쥔다(악握)'고도 말한다. 풍의 작용이 심하면 흔히 말하는 중풍으로 가기도 한다. 근육의 상태는 흔히 손톱으로 드러난다. 손톱도 근육의 일부라고 본다. 손톱이 무르고 갈라지면 간에 이상이 생긴 징조다.

간의 소리는 부르짖음이다. 이는 분노가 밖으로 발성되는 모습을 떠올리면 된다. 억울함 등 마음을 억누르는 기운은 간기肝氣를 억압한다. 간의 기운은 봄바람처럼 자유롭고 활동적인데, 이를 억압하면 간의 보상 기전에 의해서 분노가 밖으로 표출된다. 답답할 때 큰 소리를 지르거나 노래를 부르는 것도 이런 생리적 이치에 의해서다. 일시적이지만 분노의 부르짖음은 억누르는 기운을 해소할 수 있다. 하지만 이런 일이 반복되다 보면 간열이 생겨 간병을 초래할 수 있다.

간은 신맛을 좋아하며 신맛을 먹으면 간으로 들어간다. 그러나 간이 신맛을 끌어들이는 것은 목 기운을 더 발달시키기 위해서가 아니라 오히려 목기운을 제어하기 위해서다. 음식은 대체로 평이한 맛이 좋다. 평이한 맛은 치우친 몸의 균형을 잡아 준다. 음식의 기운은 평이하긴 하지만 오미五味로 구분된다. 다섯 가지 맛은 오행에 배속되어 해당 오장으로 들어간다. 신맛(酸味)은 간, 쓴맛(苦味)은 심, 단맛(甘味)은 비, 매운맛(辛味)은 폐, 짠맛(鹹味)은 신으로 들어간다. 이들 다섯 가지 맛은 해당 장부로 들어가 음양오행의 균형을 위해 활동한다. 균형이라 함은 치우친 것을 반대의 벡터로 조절하는 일을 말한다. 예컨대 신맛은 간으로 들어가서 균형을 취한다. 이는 목 기운이 항진되지 않도록 제어하는 역할을 하는 것이다. 목을 제어하는 것은 금金이다. 따라서 신맛은 간으로 들어가지만 작용은 금 기운으로 활동한다. 신맛은 몸을 오그라들게 한다. 그런 모습은 가을 금 기운의 수렴력과 닮았다.

태양은 동쪽에서 떠올라 어두운 세상을 밝힌다. 동쪽 창에 아침 해가 비치면 눈을 뜨게 되며 이때 간이 깨어나고 하루를 시작하게 된다. 이렇듯 동방 목 기운은 간과 눈으로 연결되는데, 간은 눈을 통해 세상과 소통한다. 간에 혈이 잘 담겨 있지 않으면 눈이 마르고 시리게 되며, 간에 열이 뜨면 눈도 붉게 변하고, 또한 간의 진액은 눈물로 표현된다. 봄, 동방, 발생 등의 상징을 띤 기운이 간목肝木에 배속된다.

간의 추동력과 소설작용 그리고 샛길

간목은 겨울의 얼었던 땅을 뚫고 올라오는 새싹의 힘을 닮았다. 작은 새싹이지만 그 힘은 때론 아스팔트도 뚫고 나올 정도로 저돌적이다. 간의 목 기운은 그러한 추동력을 갖고 있다. 그래서 간을 장군의 장부(將軍之官)라고도 이른다. 장군이 전투에 임했을 때 두려워하지 않고 용감하게 군사들을 추동하는 모습을 간에 비유한 것이다.

그만큼 간의 기운은 나뭇가지가 사방으로 뻗어나가듯이 생기 충만하게 내달린다. 간은 이런 본성을 가지고 몸에서 뭉친 기운을 흩어서 소통시킨다. 이를 '소설疏泄'이라 한다. '소疏'는 소통을 뜻하고, '설泄'은 발설 혹은 배설을 의미한다. 몸 안에서 소통하고 배설해야 할 일에 간이 나서서 주관한다. 이를 '간주소설肝主疏泄'이라 한다. 그런 일은 무엇이며, 간은 그것을 어떻게 해결할까?

우선 소화에 관여한다. 소화는 음식물의 흡수와 배설이 같이 일어나는 것을 말한다. 흡수만 되고 배설이 안 되거나, 반대로 흡수는 안 되고 배설만 되는 것은 소화된다고 할 수 없다. 흡수가 잘 되려면 음식물이 잘게 부수어져야 한다. 이 과정을 간의 소설작용이 담당한다. 입에서 씹는 과정을 거치고 들어온 음식물은 마치 진흙과 비슷하다. 이것을 뭉치지 않게 흩어 놓는 모습이 목이 토를 극하는 것과 닮아서 이 과정을 목극토木克土의 과정으로 본다. 당연한 말이지만 상극相克도 생리적 현상이다. 만일 간의 기가 부족해서 목극토가 제대로 일어나지 않으면 소화가 잘 되지 않는다. 서양생리학도 간은 소화에 중요한 도움을 준다고 본다. 간에서 담즙이 만들어지고 담낭에 저장된다. 음식물이 십이지장으로 넘어가면 담낭에서 담즙이 십이지장으로 분비되는데 이것은 지방 소화를 돕는다.

소설이 기능하는 또 하나의 생리 기전은 감정과 관련이 있다. 감정도 잘 뭉쳐지며, 해서 소통과 배설이 필요하다. 간의 소설작용은 뭉친 감정을 흩어 버리고 발설시키는 역할을 한다. 만일 소설이 잘 되지 않으면 감정이 뭉쳐서 쉽게 우울해지고 슬퍼지며 근심한다. 반대로도 성립된다. 음적인 감정 상태가 지속되면 소설이 잘 되지 않는다. 태과太過한 기운도 문제다. 간에 열이 생겨 소설이 너무 강해지면 쉽게 화를 내게 된다. 불급은 태과와 통한다고 했던가. 소설 불급이 중간을 거치지 않고 태과로 가는 경우가 많다. 슬픔이 깊어져 간의 기운이 울결되면 소설이 잘 일어나지 않는다. 대개 뭉친 기운은 열을 낸다. 이때 간기는 태과하게 되고 소설이 과다해지는 것이다.

간병증肝病證 간에 병이 생기면 양쪽 옆구리 아래가 아프고, 아랫배(소복小腹)가 당기며, 화를 잘 내게 된다. [중략] 간병의 표면적 증상은 깨끗한 것을 좋아하고, 얼굴빛이 퍼렇게 변하며, 화를 잘 내는 것이고, 내적 증상은 배꼽 왼쪽에 맥이 뛰는 것이 느껴지고(動氣), 누르면 단단하면서 약간의 통증을 보이는 것이다.

소설이 약해서 간기가 울결되면, 감정이 맺히는 현상 외에 간경肝經에도 문제가 발생한다. 간경이란 족궐음간경足厥陰肝經을 가리킨다. 이 경맥은 엄지발가락에서 시작하여 다리 안쪽을 따라 올라가며 생식기를 돌아서 다시 하복부로 올라간 뒤, 옆구리를 뚫고 유방 쪽으로 향해 가는데 얼굴과 눈까지 올라온다. 간이 안 좋으면 간경맥의 소통이 막히고, 막힌 부위가 아프게 된다. 특히 옆구리와 유방, 아랫배에 통증이 있으며, 생식기에 문제가 생길 수 있다. 이 부위들에 공통적인 통증이 있는 것으로 간병의 감별진단이 가능하다. 생식기 부위에 생기는 질환 중에 '산병疝病'이라는 게 있다. 고환에서 아랫배까지 당기면서 아프고 대소변을 보지 못하는 병이다. 산병의 원인은 여러 가지이겠지만, "간병肝病일 때는 아랫배에서 옆구리까지 당기면서 아픈 것" (산병증후疝病證候, 전음前陰, 「外形篇」)이 특징이다. 아랫배와 옆구리의 통증은 간경맥이 울결되었다는 뜻이다. 여성들의 간병은 생리불순이 겹치는 경우가 많다. 생리불순 역시 여러 원인 때문이겠지만, 유방통, 옆구리통증, 소복(아랫배)통 등이 동반되면 일차적으로 간병을 의심해 보아도 좋다. 여기에 우울증이 심하고, 짜증이 잘 나며, 결벽증까지 있다면 간병일 가능성이 매우 높다.

깨끗한 것을 좋아한다는 것은 일종의 강박증을 의미한다. 강박증이 있는 사람은 시비의 분별이 뚜렷하다. 때문에 상황에 따른 유연성이 부족하며, 예기치 못한 사건에 스트레스를 많이 받는다. 이런 성향이 흔히 결벽증으로 드러난다. 예컨대 어떠한 상황에서도 집에 먼지가 발생하는 것을 견디지 못한다. 일상이 바쁘다 보면 때론 꼼꼼하게 청소를 못할 수도 있지만 결벽증 환자는 이런 상황을 용납하지 못한다. 간에 문제가 생기면 이런 증상이 올 수 있다. 간은 장군의 기세와 같다고 했다. 훌륭한 장군은 전장에서 예기치 못한 사건과 만나는 것을 두려워하지 않는다. 아무리 치밀한 계산을 했다 하더라도 늘 변수가 생기는 법이다. 이때 움츠리지 않고 변수 안에서 유연하고 과단성 있게 처신해야 한다. 많은 변수들 사이로 샛길을 내는 유연함이 바로 간에서 나온다. 간이 안 좋으면 뻔한 길을 간다. 이렇듯 소설작용은 직진만 있는 것이 아니다. 곧게 뻗는 가지도 있지만 덩굴나무처럼 굽으면서 자라는 가지도 있다. 그게 목의 성질이다. 양목陽木인 갑甲이 직진하는 나무라면, 음목陰木인 을乙은 덩굴처럼 굽는 나무다. 뚫고 가든 돌아서 휘감든, 목의 기운은 마디를 넘을 때마다 주춤하지 않고 나아가는 힘이다. 그것이 간의 소설작용이기도 한 것이다.

간과 담의 경맥이 옆구리와 겨드랑이를 지난다는 것도 샛길과 연관 지을 수 있다. 간과 담은 목에 속하는 오장과 육부이며, 각각의 경맥 명칭은 족궐음간경과 족소양담경足少陽膽經이다. 이들 경맥은 다리의 안쪽이나 바깥쪽, 옆구리와 겨드랑이 등 주로 몸의 측면을 지난다. 옆구리나 겨드랑이는 앞이나 뒤에 속하지 않는 몸의 옆면이다. 옆면은 상

천간	갑甲	을乙	병丙	정丁	무戊	기己	경庚	신辛	임壬	계癸
오행	목		화		토		금		수	
지지	인寅	묘卯	진辰 / 사巳	오午	미未	양토: 진, 술 음토: 축, 미	신申	유酉 / 술戌	해亥	자子	축丑

10개의 천간도 오행에 배속할 수 있다. 갑과 을은 모두 목이면서 양목(갑)과 음목(을)으로 더 구분해서 보기도 한다. 마찬가지로 12개의 지지도 오행에 배속된다.

하좌우를 잇는 틈새다. 운명의 전환은 대개 이 틈새로부터 일어나기 시작한다. 기회는 언제나 미처 기대하지 않았던 곳에서 '틈'을 뚫고 나타난다. 간경과 담경이 옆면으로 이어져 있는 것도 그러한 틈새와 관련이 있다. 간담의 목 기운은 새로운 길을 모색하고, 미지로의 여행을 도모하며, 그 실천을 결단한다. 즉 앞이나 뒤로만 달리는 일상의 간선도로를 벗어나는 샛길 노릇을 하는 것이다.

모려와 결단, 결단과 실천 사이

장군은 전쟁에 앞서 천시天時와 지형地形을 살피고 전세를 계산한다. 이렇게 어떤 일을 꾀하기 위한 깊은 계략을 '모려謀慮'라고 한다. "간은 장군지관으로 여기서 모려가 나온다."(『소문』) 그래서 간이 건강해야 깊은 계략을 꾀할 수 있다. 천시와 지형, 즉 때와 장소를 잘 살펴 전체의 관계망을 바탕으로 계획을 세우는 능력이 간에서 생긴다는 것이다.

모려는 빠르고 단호한 결단으로 이어진다. 전체적인 형세를 장악하고 있으므로 우왕좌왕하지 않는다. 모려가 없으면 결단에 자신이 없어지고 우유부단하다. 이랬다저랬다 자기가 한 선택을 자주 바꾼다. 가장 유리한 선택을 했다고 생각하지만 자기 꾀에 자기가 넘어가는 일이 많다. 좁은 계산을 한 탓이다.

담은 결단을 주관한다(膽主決斷) 담은 금金에서 생긴다. 금은 굳센 기운을 주관하므로 중정지관中正之官이 되고, 중정의 본성을 가지고 결단을 내리는 역할을 한다. 담기膽氣가 온전하면 품성이 강하고 바르고 단정하며 의심과 사사로움이 없다.

결단을 주관하는 장부는 '담膽'이다.(담주결단膽主決斷) 담이 약하면 우유부단하다. 담이 약하면 간도 건강하지 않다. 이미 설명했듯이 간과 담은 같은 오행(목)에 속해 있기 때문이다. 담이 약해 우유부단하다는 것은 간에서 모려를 이끌어내지 못했다는 말이다. 큰 그림이 없으면 조바심만 나고 정작 결정은 잘 내리지 못한다.

담은 목의 장부이지만, 그것이 가진 결단의 힘은 금 기운을 닮았다. 금은 수렴의 기운이다. 가을에 오곡이 결실을 맺는 것처럼 결단과 마무리를 상징한다. 그래서 담을 오행 중에서 금으로 보기도 한다. 금 같은 굳센 기운으로 결단을 내리기 때문이다. 중정지관이라는 별칭도 같은 맥락에서 나왔다. '중정'은 어디에 치우치지 않고 공정하고 의로운 판단을 표상한다. 인의예지신仁義禮智信 중에서는 '의'에 속한다. '의'가 금에 배속되듯이 중정지관이란 말 안에는 금의 정의감과 과단성이 숨겨져 있다.

하지만 결단은 목의 기운인 모려와 실천 사이에 존재하므로 담은 대체로 목의 계열로 배속시킨다. 그 말은 결단은 실천으로 이어졌을 때만 유효하다는 것이다. 만일 결단만 하고 결단한 것을 행동으로 옮기지 않는다면 그것은 과단성 있는 결단이라고 볼 수 없다. 그래서 결단은 실천으로 이어진다는 전제가 있어야 한다. 그 실천의 추동력은 목에 속하며, 생리적으로는 '소설'에 해당한다고 할 수 있다. 요컨대, 소설이 실천적 행동이라면 모려와 결단은 행동을 실행하기 전까지의 과정이다. 이 전 과정이 목의 스펙트럼 안에 있는 셈이다.

일반적으로 목은 새싹이 땅을 뚫고 올라오는 모습을 상징하지만 그 범위를 조금 더 확장하여 세분화시켜 볼 수도 있다. 즉 땅 위로 모습을 드러내기 전까지 씨앗에서 발아된 새싹은 땅속에서 어마어마한 추동력을 가지고 흙을 뚫고 올라가야 한다. 모려가 무서운 기세로 흙을 가르며 뻗는 것이라면, 결단은 땅의 표면을 박차고 나오는 마지막 힘에 비할 수 있다. 그래서 '모려―결단―실천'은 '땅속―표면―땅위'로 환치될 수 있으며, 이 계열은 목이라는 스펙트럼 안에서 하나의 흐름으로 존재한다. 그리고 이 흐름은 간담과 연결되므로 생리적 흐름이기도 하다. 때문에 이 흐름에 단절이 생기면 병리적인 문제가 발생할 수 있다. 모려와 결단 사이, 결단과 실천 사이에 단절이 있다는 것은 간담에 질병이 생겼거나 앞으로 생길 가능성이 높다는 뜻이다. 생각은 많은데 결단을 잘 못 내린다면 모려와 결단 사이에 단절이 생긴 것이고, 결단을 내리고도 행동으로 옮기지 못하면 결단과 실천 사이가 단절된 것이다. 문제는 두려움이다. 특히 담이 약하면 두려움을 잘 느낀다.

담이 상한 증상(膽傷證) 담은 용감함을 주관하므로 잘 놀라거나 두려워하는 것은 담이 상했다는 뜻이다. 얼굴이 푸른색을 띠거나 빛을 잃은 것은 담에 두려움이 들어온 것이다.

얼굴이 푸른색을 띠는 것은 목의 색인 청색이 밖으로 드러난 것이다. 간담에 병이 들면 청색을 띤다. 일반적으로 특정 오행의 장부에 병이 들면 그 오행에 해당하는 색이 피부에 나타나는 경향이 있다. 폐가 안 좋으면 얼굴이 희고 창백해지며, 신장에 병이 들면 얼굴이 검게 변한다. 비위가 약하면 얼굴이 노란색을 띠고, 심장에 열이 있으면 얼굴은 붉다. 몸이 건강하면 오행을 조화하는 기운인 토의 색이 드러난다. 토의 색은 황색이다. 너무 진하지도 엷지도 않은 누르스름한 색이 피부에 나타나는 것이 건강의 지표가 된다.

장혈과 근육

장군은 적진을 향해 돌진하기 전까지 심사숙고의 과정을 거친다. 그것을 '모려'라고 했다. 나무로 치면 땅위로 솟아올라온 부위는 실천이고, 뿌리는 모려가 된다. 간의 기능적인 측면에서는 실천을 소설작용에 비유했다. 설명했던 대로, 나뭇가지가 위로 뻗어나가듯이 내달리는 간의 기운이 소설이다. 나무가 위로 뻗기 위해선 무엇보다 뿌리가 튼튼해야 한다. 실천의 밑거름이 모려인 것처럼 말이다. 소설에도 뿌리가 필요하다. 간의 기운이 힘차게 내달리려면 움츠리는 수렴의 조건이 있어야 하는 것이다.

소설의 뿌리는 간에 혈을 저장하는 것이다. 이른바 '간장혈肝藏血'이다. 장혈은 간기가 소설할 수 있는 토양이 된다. 기와 혈은 배필이다. 기가 있는 곳엔 혈이 있고, 혈이 있으면 기도 있는 것이다. 마찬가지로 간기肝氣의 배필은 간혈肝血이다. 간에 혈이 가득 차 있어야 간기가 소설을 잘할 수 있다. 장혈은 간기의 활발한 움직임을 보장하는 토대가 되지만, 동시에 간기가 과도하게 항진하지 않도록 음적으로 견제하는 역할도 한다.

간에 혈이 저장되는 때가 주로 잠자리에 들기 전, 시간으로는 술시戌時(19:30~21:30)쯤 되는 저녁 무렵이다. 하루의 일과를 마치고 저녁을 먹은 뒤 몸이 나른해질 때면 전신에서 활동하던 혈도 그 열기를 식히고 휴식을 취하기 위해 귀가를 한다. 혈이 귀가하는 곳이 간이다. 그래서 "사람이 누우면 혈이 간으로 돌아간다."(『소문』)는 말이 있다.

혈은 수분을 가지고 있어서 무게감이 있다. 그런데도 늘 흘러야 한다. 그래서 오장 중에서 양적인 장기인 심장이나 간이 다뤄야 한다. 낮에 활동할 때 혈은 심장의 주관 아래 활동한다. 그러다가 저녁이 되면 심장은 혈의 통솔권을 간에게 넘긴다. 심장은 낮 동안 신을 활동적으로 다루었기 때문에 해가 저물면 쉬어야 한다. 간은 쉬러 들어오는 혈을 저장한다. 간에 저장이 되어야 아침에 다시 혈을 온몸으로 보낼 때 강한 추진력을 쓸 수가 있다. 잠에서 깨어나면 간은 강한 소설작용과 함께 혈을 온몸으로 보내며 그 통솔권을 심장에게 다시 인계한다.

저녁이 되어 휴식을 취하고 있어도 몸에서 일이 마무리되지 않았다고 느끼게 되면 장혈이 잘 되지 않는다. 장혈이 되지 않으면 잠이 잘 오지 않는다. 대체로 낮에 생긴 사건으로 감정이 잘 정리되지 않았을 때 그렇다. 이때는 몸은 피곤하지만 심장과 혈은 아직 열이 꺼지지 않은 상태로 있기 때문이다. 이럴 때는 간단한 동작으로 몸을 움직이거나 산책을 하면서 그날의 감정을 마무리하는 것을 권한다. 하루 운동량이 부족한 사람은 달리기를 한 뒤에 가볍게 목욕을 하는 것도 잠을 자는 데 도움이 된다. 또한 산조인酸棗仁이란 약을 보리차 볶듯이 잘 볶아서 달여 마셔도 불면에 효과가 있다.

당연한 이치지만 혈이 부족하면 간에 저장할 혈도 없다. 혈이 부족한 것을 '혈허血虛'라고 한다. 혈이 허虛하면 장혈이 잘 되지 않는다. 그래서 혈허의 증상과 간에 장혈이 잘 되지 않았을 때의 증상 중에는 비슷한 것이 있다. 대표적인 증상이 근육에 문제가 생기는 것이다. 혈은 조직에 필요한 영양물질을 담고 흐른다. 혈이 부족하면 조직에 영양이 부족해진다. 특히 근육은 활동량이 많기 때문에 기혈 에너지의 소모가 크다. 혈이 부족하면 근육이 강직되거나 힘이 매우 약해지기도 하고, 때론 경련이 오기도 한다. 특히 혈허로 인해 간에 장혈이 잘 되지 않을 때 이런 증상들이 두드러진다. 왜냐하면 간은 소설작용을 통해 빠른 속도로 근육에 혈을 공급하는데, 간에 혈이 부족하면 소설작용이 미미해져 근육은 에너지를 잘 공급받지 못하는 탓이다.

간과 담의 병증

간병증肝病證 팔다리를 잘 쓰지 못하고, 오줌이 방울방울 떨어지며, 대변이 잘 나오지 않고, 힘줄이 뒤틀리는 것은 간병의 증상이다.

팔다리를 잘 못 쓰는 이유는 근육의 힘이 약해졌기 때문이다. 장혈과 소설이 잘 되지 않으면 간이 근육을 자양하지 못한다. 목의 추동력은 근육이 사지와 몸을 이끄는 힘에 비할 수 있다. 즉 무엇을 잡기 위해 팔을 뻗는다거나 걷기 위해 발을 내딛는 것, 이는 싹이 자라고 가지가 뻗어나가는 목의 운동성을 닮았다. 해서 근육의 크고 작은 떨림이나 경련, 마비 같은 증상은 간과 담의 병리를 중심으로 진단하고 처방한다.

간기가 끊어진 증후(肝絶候) 족궐음足厥陰의 기가 끊어지면 근육이 위축되고 고환이 당기며 입술이 파래지는 등 위중한 증상이 생긴다. 궐음은 간의 경맥이고, 간은 힘줄과 연관되어 있다. 힘줄은 음부에 모이고 혀뿌리에 연결되어 있다. 그러므로 경맥의 기가 왕성하지 못하면 힘줄이 당기고, 힘줄이 당기면 혀와 음낭이 당긴다. 힘줄이 상하면 입술이 퍼렇게 변하고 혀가 말리며 음낭이 오그라든다.

간이 상하면 근육이 위축되고 고환이 당기기도 한다. 고환은 간경의 기운이 생식기를 지나기 때문이며 이 역시 근육에 속하기 때문이다. 때론 힘줄이 당기거나 팔다리에 힘이 생기지 않는 경우도 있다.

담의 상태가 겉으로 드러난 증후(膽外候) 간담은 손발톱과 상응한다. 손발톱이 두텁고 누런색을 띠면 담이 큰 것이고, 손발톱이 얇고 연하면 담이 작다. 손발톱이 크고 푸른색을 띠면 담이 수축되어 있고, 손발톱이 윤택하고 붉은색을 띠면 담이 늘어져 있다. 또한 손발톱이 곧고 흰색을 띠면서 주름이 없으면 담이 곧은 것이고, 손톱이 거칠고 거무스름하며 주름이 많이 있는 것은 담에 기운이 울결된 것이다.

손톱과 발톱도 근육의 일부로 본다. 손발톱은 근육의 끝이기 때문에 손발톱이 갈라지거나 빠지는 등의 증상은 특히 담의 건강성을 가늠하는 지표가 된다. 간과 담 모두 근육에 관여하지만, 음양의 관점에서 굳이 나누자면 골격근은 간이 주관하고, 손발톱은 담이 주관한다. 근육은 쉽게 변하지 않지만 손발톱은 쉽게 자란다. 담은 육부로 양에 속하고 간은 오장으로 음에 속한다. 그러므로 손톱은 근육보다 더 역동적으로 성장한다.

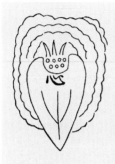

심의 형상(心形象) 심의 형상은 아직 피어나지 않은 연꽃과 같다. [중략] (『내경주內經註』) ○심의 무게는 12냥이다. 가운데 7개 구멍과 털 3가닥이 있고, 정즙精汁 3홉을 담고 있으며, 신을 저장하는 일을 주관한다.(『난경難經』)

소장의 형상(小腸形象) 소장의 길이는 3장 2척이고, 둘레는 2촌 반이며, 지름은 8⅓푼이고, 무게는 2근 14냥이다. 소장은 배꼽 부위에서 왼쪽으로 첩첩이 16번 굽어서 돌아간다. 그 속에는 곡물 2말 4되와 물 6되 하고도 3⅔홉이 담길 수 있다.(『영추』)

심에 속하는 것들(心屬物類) 심은 하늘에서는 열熱이고 땅에서는 불이며, 괘卦에서는 이괘離卦이다. 또한 몸에서는 맥脈이고, 오장에서는 심心이며, 색으로는 적색이고, 음音에서는 치徵, 소리에서는 웃음이다. 병적인 변화에서는 근심으로 나타나고, 구멍(竅)에서는 혀며, 맛에서는 쓴맛, 지志에서는 기쁨이다. 진액에서는 땀이고, 겉으로 나타나는 표현은 색이고, 냄새에서는 타는 냄새이며, 숫자로는 7, 곡식에서는 보리, 집짐승에서는 양, 벌레에서는 날개가 있는 벌레, 과실에서는 살구, 그리고 채소에서는 염교(薤)이다.(『내경』)

화火 기운을 지닌 장부

심장은 오행 중 화火의 속성을 가지고 있다. 화가 양적으로 퍼지면 열이 되고 음으로 모이면 불이 된다. 열이건 불이건, 화기火氣는 산포하려는 성질을 가지고 있다. 몸의 동력인 기혈도 화기를 통해 움직인다. 기와 혈은 심장의 주도하에 경맥을 따라 전신으로 산포된다. 그래서 심장은 맥脈을 주관한다고 하며, 맥도를 따라 흐르는 혈의 색인 적색의 이미지를 가지고 있다.

심의 소리는 웃음이다. 웃음은 기쁨이라는 가볍고 밝은 감정에서 나온다. 웃음은 긴장된 마음을 산포시켜 흩어 버리는데 그 모습이 화와 닮았다. 심장에 문제가 생기면 웃음 대신 근심이 잘 일어난다. 더불어 너무 과도하게 웃음을 참지 못하는 것, 그리고 기쁨에 대한 지나친 집착도 심의 병리적 문제다.

맛에서는 쓴맛(苦味)이 심으로 들어간다. 쓴맛은 화에 배속되어 심으로 들어가지만 차가운 겨울 수 기운으로 작용한다. 즉 쓴맛은 심장으로 들어가 심장의 화기를 조절하고 제어하는 역할을 한다. 화기가 조절되지 않으면 신이 안정을 찾지 못하고, 가슴이 답답하며, 종기가 잘 생기고, 꿈을 많이 꾸며, 땀이 잘 난다. 땀은 화기가 진액을 만나면서 생기는 것이다. 물이 불을 만나 수증기가 되는 것을 떠올리면 된다.

군화와 상화

『황제내경』「소문」에서는 심장을 '군주지관君主之官'이라고 부른다. 군주는 국가의 최고 통치자로서 권력과 이데올로기의 중심이며, 그의 영향력이 때론 국운을 좌우하기도 한다. 심장의 역할도 그만큼 막중하다. 심장은 혈맥血脈을 주관한다. 거칠게 보아 혈맥은 혈관으로 이해해도 무방하다. 혈관은 심장과 이어진 거대한 조직으로 몸 구석구석 그 가지가 미치지 않는 곳이 거의 없다. 심장에서 뿜어져 나온 혈액은 대동맥을 타고 51억 가닥의 모세혈관으로 흩어지며, 조직에서 물질을 주고받은 뒤 다시 정맥으로 귀환하여 심장으로 되돌아온다. 몸을 국가로 본다면 이만한 영향력을 주는 통치자도 없을 것이다.

심장은 가슴 중앙에 위치한 물리적 구조이기도 하지만 혈맥으로 흩어진 유동하는 장부이기도 하다. 유동하는 장부로서의 심장은 혈맥 그 자체다. 혈맥은 온몸 구석구석을 장악하고 있다. 장악력으로만 보자면 혈맥 혹은 심장을 몸 자체라고 해도 과언이 아니다. 그러나 심장의 영향력은 권력의 중심을 공고히 함으로써 발생하는 것이 아니라, 중심을 해체하면서 얻어진다. 무거운 것을 들 때 팔과 허리의 근육은 재빠르게 피의 공급을 많이 받는다. 이때의 심장은 가슴에 있지 않고 팔과 허리에 있는 셈이다. 그런 점에서 심장이 지닌 군주적 권력은 탈중심적이며 유목적이다. 앞서 살폈듯이, 오행의 순환 구조는 무극을 지향한다. 심장의 탈중심도 그런 구도를 따르는 것이다.

심장은 화에 배속되어 있지만 뜨거운 불이 아니다. 심장은 혈맥이 되면서 고착된 중심이 아니라 유동하는 흐름이 되었다. 불은 번질 수는 있어도 흐르진 않는다. 심장은 중심에서 활활 타는 불이 아니라 혈맥을 흐르는 따뜻한 기운으로 존재한다. 그러기 위해서 심장의 화 기운은 물과 만나야 한다. 이렇게 물과 만난 심화心火를 군화君火라 하고,

심화를 만난 물을 혈이라고 한다. 다시 말해서, 심장은 기운으로는 군화로 존재하고 물질적으로는 피가 된다.

우리 몸에는 뜨거운 불도 있다. 이를 상화相火라 한다. 다른 말로 '무근지화無根之火'라고 이르기도 한다. 뿌리가 없는 불이라는 뜻이다. 군화는 물에다 뿌리를 내렸다. 그래서 뜨겁지 않다. 상화는 불의 모습을 그대로 간직한 순수한 불이어서 항상적으로 흐르지 않고 그때그때 확 타올랐다 꺼진다. 군화가 중심을 잃고 항상적 흐름을 획득했다면, 상화는 중심에서 발화되며 화끈하고 일시적이다. 군화는 심장에서 비롯되었고, 상화는 간, 담, 신장, 삼초 등에서 발화된다.

상화는 이렇듯 순간적으로 점화되는 생리적 에너지다. 군화가 혈로 존재하며 신진대사의 항상성에 기여한다면, 상화는 일상적인 활동을 하는 데 있어서 점화의 동력으로 작용한다. 간에서 일어나는 모려와 결단 그리고 실천 같은 에너지가 바로 상화다. 모려와 결단, 실천의 시작은 순간적인 강한 힘이 필요하다. 결단을 못해 우유부단한 사람은 대개 기운이 약하다. 또한 이 힘을 쓰는 기간이 길어지면 기운의 낭비가 심해진다. 그래서 더더욱 기운이 빠진다.

상화는 군화를 보좌하며 에너지를 서로 조율한다. 상화가 부족하면 기운이 떨어지며 몸이 차가워진다. 일종의 보조 배터리 역할도 하는 것이다. 그러나 상화의 활동이 너무 과도하면 화기로 인한 질병이 생긴다. 이를 '상화망동'이라고 한다. 그 증상도 다양하다. 어지럼증이나 두통이 생기고, 귀에 이상한 소리(이명)가 들리며, 심하면 귀가 먹기도 한다. 때론 가슴이 답답하고 손바닥과 발바닥에 열감이 느껴지고, 꿈이 많아지고, 쉽게 화를 내기도 한다. 무엇보다 정신적인 문제가 생길 수 있는데 가볍게는 성욕이 항진되거나 망상이 늘 일어나는 증상이 생기며, 심하면 정신질환이 나타나기도 한다. 특히 정신과 관련된 것은 상화가 군화를 어지럽힌 탓이다. 심장은 정지를 주관하기 때문에 상화의 망동에 의해 군화가 같이 망동하면 정신적인 문제가 발생할 수 있다.

심장의 크기와 소통의 크기

심의 형상(心形象)   아주 지혜로운 사람은 심장에 구멍 7개와 털 3가닥이 있다. 보통 지혜로운 사람은 심장에 구멍 5개와 털 2가닥이 있다. 조금 지혜로운 사람은 심장에 구멍 3개와 털 1가닥이 있다. 정상인은 심장에 구멍 2개가 있고 털은 없다. 어리석은 사람은 1개의 구멍이 있다. 아주 어리석은 사람은 심장에 구멍이 1개 있는데 그나마도 몹시 작다. 구멍이 없는 것은 정신이 드나드는 문이 없다는 것이다. 심장에는 일곱 개의 구멍과 털 세 개가 있다. 일곱 개의 구멍은 북두칠성과 상응하고, 세 개의 털은 삼태성三台星과 상응한다. 따라서 마음의 정성이 지극하면 하늘이 감응하지 않을 수 없다.(『의학입문』)

심장은 신지神志를 주관한다. 신지란 사유, 감정, 정서 등 정신활동 전반을 총칭하는 말이다. 심장으로부터 신지가 나와서 정신활동이 일어난다고 말할 수도 있지만, 정신활동 전반에 걸쳐 일어나는 사유와 감정의 흐름이 심장이라고 말할 수도 있다. 이때의 심장 역시 한 곳에 고립된 물질이 아니다. 사르트르가 의식을 자신의 밖으로 미끄러져 나가는 것이라고 한 것처럼, 심장은 관계하고 있는 상황마다 다른 방식의 의식이 되어 외부로 흘러들어간다. 그래서 심장이 신지를 장악하고 주관하는 방식도 탈중심적이다. 국가를 '리바이어던'으로 만들기 위해선 군주가 이데올로기의 중심이 되어야 한다. 그러나 무위의 정치를 하는 거라면 군주의 정치 철학은 신하들의 의견과 민심 안에 녹아들어야 한다. 이때 군주의 정치철학은 독단으로 머무르지 않는다. 심층의 의식이 열려서 어떤 존재와도 접속할 수 있는 가능성을 잠재한다.

심장에는 '구멍과 털'이 있다. 구멍은 '열린 구조'를 의미하고, 약한 바람에도 흔들리는 털은 '반응'을 뜻한다. 관계를 하기 위해서는 감각들이 열려서 반응해야 한다. 심장의 구멍과 털은 세계와 관계하는 소통의 창인 셈이다. 특히 북두칠성과 삼태성, 즉 하늘의 별들과 상응한다는 것은 그만큼 광대한 스케일로 소통할 수 있다는 뜻이다.

심장의 대소(心臟大小) 심장이 작으면 근심으로 병들기 쉽고, 심장이 크면 근심이 있어도 쉽게 병들지 않는다.(『영추』)

여기서 언급된 심장의 크기는 해부학적 사이즈가 아니라 소통의 사이즈를 말한다. 거시적인 소통능력은 건강한 심장에서 나온다. 그리고 소통의 행위는 다시 심장을 단련시킨다. 그러면 웬만한 근심에도 크게 동요하지 않는다. 이렇듯 『동의보감』은 세상에 대한 넓은 이해와 소통능력을 처세의 미덕으로 한정시키지 않고 생리적 이치로 확대했다. 다시 말해 '열림과 반응'의 소통능력은 신지와 심장의 상태를 말해 주고 몸의 건강성을 결정한다. 불빛이 사방을 환하게 비추듯 심기가 넓게 퍼지면 건강한 것이고 그렇지 못하면 건강하지 않다. 심장이 화에 배속되는 것도 그런 이유에서다.

불의 장부와 정신질환

심장은 불의 장부다. 화 기운은 넓게 퍼지는 성질이 있다. 심장은 불의 특성을 가지고 혈액을 온몸에 골고루 퍼뜨리고, 이에 따라 신지도 넓게 퍼진다. 그런데 심장의 이런 산포성이 억압되면 혈액 순환에 문제가 생길 뿐만 아니라, 신지를 고립시켜 작은 일에도 근심과 걱정이 일어나게 된다.

심이 상한 증상(心傷證) 근심과 걱정이 지나치거나 생각을 많이 하면 심이 상한다.(『난경』) ○사기가 침범하여 혼백이 불안해지는 것은 혈기가 부족하기 때문이다. 혈기가 부족한 것은 심기가 허하기 때문이다. 이런 사람은 쉽게 두려워하고, 멀리 가는 꿈을 꾸며, 정신이 산만해져 혼백이 제멋대로 나다닌다. 이때, 음기가 쇠약하면 전증癲證이 나타나고, 양기가 쇠약하면 광증狂症이 생긴다. 심이 상하면 몹시 피로하고, 얼굴이 붉어지고, 아랫도리가 무겁다. 또한 가슴 속이 아프고 답답해지면서 열이 나며, 배꼽 위에서 맥이 크게 뛴다. 이것이 바로 심이 상해서 생긴 증상들이다.(장중경張仲景[본명은 장기張機. 『상한론』이라는 유명한 의서를

남긴 후한 시대의 의사])

심병의 증상(心病證) 심에 사기가 들어오면, 가슴이 아프고 잘 슬퍼하며 때론 어지럼증으로 쓰러지기도 한다.(『영추靈樞』) [중략] ○잘 잊어버리고, 가슴이 두근거리면서 불안하며, 가슴 속이 몹시 답답해 참을 수 없이 괴로워하는 것은 심혈心血이 부족하기 때문이다.(『의학입문』)

별일 없이 생기는 근심과 걱정은 심장의 화기가 넓게 퍼지지 못했다는 뜻이다. 이때 심장은 산포력을 증강시키기 위해 더 열을 내서 박동한다. 그러면 피는 점점 뜨거워져 마르게 되고, 피가 마르면 심장은 더욱 과열된다. 이로 인해 근심은 불안으로 증폭되고 또한 가슴이 답답하고 괴롭다. 악순환이다.

심장이 억압되면 외사가 쉽게 들어온다. 심장은 군주의 장부다. 군주가 나약하면 외부의 세력이 그 나라를 업신여겨 군사를 이끌고 쳐들어오듯이, 심장이 약하면 외사가 몸으로 침범해 들어오기 쉽다.

외부의 사기는 일상 속에서 흔하게 접할 수 있다. 감기도 그런 사기 중의 하나다. 감기 같은 사기는 정기의 쇠약, 특히 폐의 기운이 약해졌을 때 잘 들어온다. 감기가 중병으로 이행될 순 있지만 시간이 지나면 대부분 치료가 되는 것처럼, 이때의 사기도 무시할 순 없지만 그래도 비교적 쉽게 치료되는 편이다. 그러나 심장이 약해졌을 때 침범하는 사기는 좀 위험하다. 심장은 군주의 덕을 지닌 장부로 신지神志를 주관한다. 심장으로 침입한 사기는 신지를 어지럽혀서 감정이 혼란해지고,

심해지면 혼백이 불안해져서 정신질환으로 이행되기도 한다. 위에서 언급한 전증과 광증이 그러한 정신질환들이다.

소장과 비별청탁

'열림과 반응'의 메커니즘은 소화기관에서도 중요하다. 심장이 신지의 확장과 접속으로써 하늘과 소통한다면, 소화기관은 음식의 흡수와 배설을 통해 땅과 섞인다. 소화기관 역시 열고 반응해야 하는 장부다.

음식은 위胃에서 처음 수용된다. 위는 음식에 있는 삿된 기운을 일차적으로 걸러낸다. 그러나 적극적으로 소화에 가담하지는 않는다. 본격적으로 소화 운동을 하는 장기는 소장이다. 소장은 위가 내려준 음식물을 받아서 몸에서 필요한 물질로 변화시킨다. 그래서 소장을 '수성화물受盛化物'의 기관이라고 부른다. '수성'이란 받아서 담는다는 뜻이고 '화물'은 물질의 본성을 변화시킨다는 뜻이다. 바로 심장의 '열림과 반응'의 맥락과 같다.

소장은 심장과 화의 속성으로 묶이며 경맥으로 서로 연결된다.(수소음심경手少陰心經과 수태양소장경手太陽小腸經) 음식물의 기운을 변화시키는 것도 화의 기운을 이용한 것이다. 화의 일차적 속성으로 열을 발산하여 온도를 높이는 것을 생각할 수 있지만, 어둠을 밝히는 것도 중요한 속성이다. 사주명리에서도 화를 적절하게 가지고 있는 사람은 언론이나 교육 방면 일을 하면 두각을 드러내는 경향이 있다. 명확하지 않은 것들을 분별하여 밝히는 것이 화의 속성인 것이다. 음식물을 변화시킨다는 것은 음식물을 잘게 쪼개어 필요한 기운은 흡수하고 찌꺼기는 배설한다는 의미다. 한마디로 소화시킨다는 뜻이다.

소장이 전하고 받는 것(小腸傳受) 위胃는 음식물을 삭혀서 소화시킨 후, 그 찌꺼기를 위의 아래 출구에서 소장의 입구로 전한다. 소장의 아래쪽 출구에서는 맑은 것과 탁한 것이 분별되어, 수액水液은 방광의 위쪽 입구로 들어가고, 찌꺼기는 대장의 위쪽 입구로 들어간다.(『난경』)

소장은 위에서 내려보낸 음식물을 잘 다뤄서 맑은 것과 탁한 것으로 나누어 맑은 것은 비장으로, 탁한 것은 대장과 방광으로 보낸다. 이를 '비별청탁泌別淸濁'이라고 한다. 이렇게 청한 것과 탁한 것을 분별할 수 있는 능력도 화에 속한다. 이것이 소장의 화기火氣가 발휘하는 분별의 능력이다.

소장병의 증상(小腸病證) 중초中焦의 기가 부족하면 배에서 소리가 난다.(『영추』) [중략] ○소장의 기가 실조되면 설사가 난다.(『내경』)

오줌의 생성 과정(小便原委) 오줌은 청탁으로 분별된 수분이 방광으로 스며들어간 뒤 배출된 것이다.(『소문素問』)

소장의 분별 능력이 저하되면 소화가 잘 안 되고, 복통이 있으며, 대변이 묽고, 소화되지 않은 변이 나오고, 오줌이 잘 나오지 않는 경우도 생긴다. 또한 배에서 소리가 나거나 손발이 차가워지는 증상이 생기기도 한다. 이 모두는 소장의 화기 부족과 관계가 있다. 화기가 부족하면 소장에 들어온 물을 처리하지 못해 배에서 물소리가 나는 것이며, 손발이 차가운 것도 화기 부족의 부차적인 증상이다. 대변이 묽고 소화되지 않은 변이 나오는 것, 그리고 오줌이 잘 나오지 않는 것도 소장의 분별 능력이 저하된 것이다. 그렇게 되면 비장으로 보내야 하는 맑은 것과, 대장과 방광으로 보내야 하는 탁한 것을 정미롭게 분리하지 못한다. 하여 음식에서 영양물질을 잘 흡수하지 못할 뿐만 아니라, 찌꺼기 중에서도 방광으로 가야 할 물이 대변에 섞여 나오기도 한다. 그래서 오줌이 잘 나오지 않고 대신 설사로 쏟아지는 것이다.

소장병의 증상(小腸病證) 소장에 기가 뭉치면 아랫배가 아프고, 소장에 혈이 뭉치면 오줌이 잘 나오지 않으며, 소장에 열이 뭉치면 음경이 아프다.(『의학입문』)

반대로 소장의 화기가 지나치거나 소장에 기가 뭉쳐도 소변이 잘 나오지 않는다. 소장의 화기가 지나친 것은 대개 심장의 열이 소장으로 전해지기 때문이고, 소장의 기가 뭉치는 원인은 칠정 때문이다. 소장의 열이 심해지면 소변의 색깔이 진하면서 잘 나오지 않고, 요도에 통증이 생기기도 한다. 또한 갈증이 나고, 가슴이 답답하며, 입이 헐기도 한다. 소장의 기가 뭉치면 아랫배와 음낭이 당기며 배가 팽창되고 방귀가 잘 나온다.

:: 비와 위

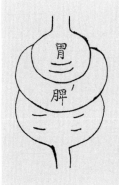

비의 형상(脾形象) 비의 형상은 말발굽처럼 생겼고, 안쪽으로 위완胃脘을 감싸고 있는데 이것은 토土 모양을 본뜬 것이다. 경락의 기는 그 속으로 번갈아 들어가서 진령眞靈의 기를 운영한다. 비는 의意가 깃드는 곳이다.(『내경주』) [중략] ○비는 무게가 2근 3냥이고, 폭이 3치이며, 길이는 5치이고, 여기에 붙어 있는 기름덩어리가 반 근이다. 비는 혈액을 싸고 있고, 오장을 따뜻하게 하며, 의意를 저장하는 기능이 있다. ○비장에는 '도와주다'는 뜻이 있다. 비장은 위의 아래에 위치하여 위기를 도와 음식물을 소화시킨다. 위는 받아들이는 것을 주관하고, 비는 소화시키는 것을 주관한다.(『의학강목醫學綱目』)

위의 형상(胃形象) 위의 길이는 1자 6치이다. 구부러져 있는 위를 똑바로 편다면 2자 6치이고, 둘레는 1자 5치, 지름은 5치이며, 음식물을 3말 5되 받아들일 수 있다. 그중 알곡이 2말이고 물이 1말 5되가 된다.(『영추』) ○위의 무게는 2근 14냥이다.(『난경』) ○위는 시장과 같다. 왕빙의 주에서는 "위는 수곡이 들어가는 곳으로, 오미가 모두 들어가서 섞이므로 시장 같다고 하는 것이다." 라고 하였다.(『내경』) ○위는 큰 창고라 불리며, 민간에서는 밥통이라 하기도 한다. 음식물은 3말 5되를 받아들인다. 보통 사람은 하루 두 번씩 변을 보는데, 한 번에 2되 반씩, 하루 5되를 내보낸다. 그러므로 7일이면 3말 5되를 내보내게 되어 위 속에 있던 음식물은 다 없어진다. 따라서 보통 사람이 음식물을 7일 동안 먹지 않으면 죽는다. 이는 위 속의 음식물과 진액이 다 없어졌기 때문이다.(『의학입문』)

비에 속하는 것들(脾屬物類) 비脾는 하늘에서는 습濕이고, 땅에서는 토이며, 괘卦에서는 곤坤이고, 몸에서는 살이다. 오장에서는 비脾이고, 색으로는 황색이며, 음音에서는 궁宮이고, 소리로는 노래에 해당된다. 병적인 변화에서는 딸꾹질로 나타나고, 구멍(竅)에서는 입이며, 맛에서는 단맛, 그리고 지志에서는 생각이다. 진액에서는 침(涎), 겉으로 드러난 것은 입술이고, 냄새로는 향기로운 냄새이며, 숫자로는 5, 곡식에서는 기장, 집짐승에서는 양, 동물에서는 털 없는 동물, 과실에서는 대추, 채소에서는 아욱이다.(『내경』)

토土 기운을 지닌 장부

비는 오행 중 토에 배속되며, 토의 촉촉하고 습한 형상을 닮았고, 토의 색깔인 황색의 상을 가진다. 땅이 비옥하면 열매가 실해지듯이 비장이 건강하면 살이 붙는다. 토실하고 건강한 살은 근육과 뼈를 보호하고 마음을 풍요롭게 하며 기혈의 생성을 돕는다.

비의 소리는 노래다. 노래는 장단과 가락이 어우러져 나온다. 장단은 리듬이고 가락은 리듬의 시간적 규칙 안에 높고 낮게 배열된 공간적 음정이다. 따라서 노래는 시간과 공간의 조화 안에서 일어나는 소리라 할 수 있다. 비는 이러한 조화의 소리를 다룬다. 토는 방위로는 중앙, 계절로는 환절기를 상징한다. 중앙과 환절기는 특정 방위와 계절은 아니지만 그 사이를 메우고 연결한다.

비는 토의 성질을 닮아 소리가 리듬에 따라 적절한 음률로 배열되도록 한다. 이와 유사한 방식으로 비는 '생각'을 통해 때에 맞춰 공간을 배열하는 능력을 가지고 있다. 정신없이 일을 하다 보면 정해진 업무시간을 훌쩍 넘기는 경우가 있다. 이때 필요한 것이 생각이다. 과로로 몸을 혹사시키지 않으려면 제때 일을 끝내고 장소를 옮겨야 한다. 특정한 감정에 오래 머물러 있을 때도 생각이 필요하다. 감정이 오래 머무를수록 병은 깊어진다. 때에 맞춰 몸과 마음을 움직이고 어떤 공간으로 이동해야 할지를 결정하는 일이 바로 비에서 일어난다.

누런 마당과 쿵푸 팬더

조절과 균형의 능력은 전체를 보는 데서 나온다. 전체를 관觀하기 위해서는 중심에 서야 한다. 토는 오각형의 오행 구도 이전에 중심에 존재하며 사방을 주재했다. 중심의 본성을 가지고 있다는 말이다. 그래서 중토中土라고 불렀다. 중앙은 협소하게 고립된 지대가 아니라 언제든 사방으로 확장할 수 있는 가능태로 존재한다. 중앙 정부의 정책이 지방에 행사되는 것을 떠올리면 될 듯하다. 중앙 정부는 어느 지방에도 속하지 않지만 모든 지방으로 그 영향력을 전달한다. 이처럼 토는 중앙에 있으면서 동서남북 사방과 연결되어 있다. 전체를 포괄하는 중앙의 광대한 지배력으로 표상되는 토의 이러한 특징은 흔히 정치적인 기호로 이용되기도 한다. 중국 황제의 복식이 황색인 것이 그한 예이다. 황색은 토에 배속된 색이므로 황제가 황색을 입는다는 것은 토의 장악력을 행사하기 위한 상징적 장치다. 또한 정방형의 수도한가운데 궁이 있는 것도, 사직단의 제사 때 가운데 둔덕에 황색 흙을 덮어 두고, 나머지 네 변에는 각각 청·적·백·흑색의 흙을 두는 의례 역시도 중토의 영향력을 발휘하려는 것이다. 비위도 그러한 중토의위계를 갖는다.

> **비의 부위(脾部位)** 비장은 중완中脘[위 안의 한가운데] 1치 2푼에 있다. 위로는 심장과 3치 6푼 떨어져 있으며, 아래로는 신장과 3치 6푼 떨어져있는데, 그 사이에 있는 1치 2푼을 황정黃庭이라고 한다. [중략] 도가道家는 비장을 황정이라 부른다. 누런 것은 가운데 빛깔이며 마당(庭)은 사방의 가운데를 뜻한다. 이처럼 몸의 중심에 위치한 까닭에 비장을 황정이라고 하는 것이다.(『의학입문』)

중토의 위계는 정치적인 기호로 이용된 것과 같은 실체적 권력이아니다. 중토의 본성은 무극이다. 중앙이 때에 따라 설정되는 곳인것처럼 중토 또한 실재하지만 중토라는 본질이 정해져 있는 것은 아니다. 그래서 중심을 비우고 밖으로 나와 오각형의 평등한 오행 관계를 맺을 수 있는 것이다.

중토의 비장을 '황정'이라 하는 것도 그런 맥락에서다. 황정이란 글자 뜻 그대로 '누런 마당'이라는 뜻이다. 비라는 장부를 텅 빈 공간에 빗대었다. 마당은 흙이라는 물질이 아니라 땅 위로 펼쳐진 빈 공간이다. 거기로 바람과 사람들이 오가며 흐름을 만든다. 실재하나 실체로 규정될 수 없는 것. 오장육부 중 비위는 그런 무위無爲로서 존재한다. 소화관이란 것이 바로 그런 빈 공간이 아닌가. 거기로 음식물이 드나든다. 세상에 먹을 수 있는 건 많다. 정말 많은 종류의 음식물이 소화기로 들어온다. 비위는 이들을 모두 받아들여 영양분으로 만들어야 한다. 비위는 그런 포용의 덕을 지녀야만 생명을 유지할 수 있다. 당연한 말이지만 먹지 않으면 죽는다. 비위를 후천의 가장 중요한 장부라고 하는 것도 먹는 것이 일차적으로는 생존을 좌우하기 때문이다. 그래서 잘 먹는 일은 생명을 유지하는 후천의 근본이 된다.

위병 치료법(胃病治法) 사람의 근본은 따로 있는 것이 아니다. 바로 음식물이 생명의 근본이다. 비위는 주로 음식물을 받아들이기 때문에 이것이 사람에게 있어서 근본이 된다.(『단계심법丹溪心法』)

더불어 잘 소화시켜 내보내는 일도 먹는 일 못지않게 중요하다. 음식물이 원활하게 흐르게 하는 것. 황정은 그렇게 음식물을 소화시켜 흘려보내고 어떤 물질도 남기지 않는 빈 마당이다. 그러고 보면 건강에 특별한 비법은 없다. 수년 전 할리우드 애니메이션 영화로 인기리에 막을 내린 〈쿵푸 팬더〉의 주인공인 판다곰은 아버지에게 국수 맛의 비결은 따로 있지 않다는 말을 듣고 용의 문서에 아무 글자도 적혀 있지 않았던 이유를 깨닫는다. 국수를 잘 만드는 데도, 용의 전사가 되는 데에도 특별한 비법은 없었다. 건강도 마찬가지다. 잘 먹고 잘 흡수하고 잘 싸는 것. 황정은 그런 단순한 이치를 보여 준다.

생각을 조절하는 생각

비는 간의지관諫議之官이라는 별칭을 가지고 있다. '간의'는 당나라 때의 관직명에서 유래한다. 간의대부는 국왕에 대한 자문과 간언을 맡았다. 비는 간의지관으로서 심장의 의사결정을 조절한다. 군주인 심장의 자문과 간언을 하는 셈이다.

심장과 비장의 이런 관계를 오행적으로 해석할 수 있다. 심장은 화이고 비는 토다. 화는 토를 생하므로 이 둘은 화생토火生土의 관계로 묶인다. 토의 입장에서는 기운이 더해지는 효과가 있다. 화가 토를 낳는다는 걸 화가 토에게 기운을 더해 준다고 볼 수 있기 때문이다. 하지만 화의 입장에서는 기운을 뺏기는 꼴이 된다. 아기를 낳을 때 산모는 심하게 기혈이 손상된다. 무엇을 낳는다는 건 그런 기운의 소모를 동반한다. 화가 토를 낳으니 토에게 기운을 뺏기게 된다. 만일 화의 기운이 약하다면 화생토의 작용이 화의 기운을 더욱 약하게 할 것이다. 그러나 화의 기운이 강할 때는 상황이 다르다. 과도한 화기가 화생토하면서 토에게로 빠져나간다. 그러면서 화기의 항진이 조절된다. 이는 화에 대한 일종의 기여라 할 수 있다. 다시 말하지만 심장은 신지, 즉 정신활동을 주관한다. 심장은 정신을 다루는 까닭에 군주가 된다. 그런데 오행의 순환 시스템 안에서 심장의 군주적 권력은 탈중심적이며 유목적이라고 했다. 따라서 비의 간의지관으로서의 역할은 심장의 신지작용이 아집과 독선, 감정의 항진으로 치닫지 않도록 조절하는 것이다. 그 조절의 행위를 '생각(思)'이라 한다. 그래서 "비는 생각을 주관한다."(선명오기론宣明五氣論, 『소문』)고 하는 것이다. 간언의 관직을 둔 것은 군주의 독단을 제도적으로 견제하려는 의도에서다. 비가 하는 '생각'도 심장의 독단적인 생각에 대한 견제와 조절의 역할로서 기능한다. 한마디로 '생각을 조절하는 생각'이라 할 수 있다. 이 기능에 문제가 생기면 생각이 조절되지 못하고 밑도 끝도 없는 생각이 꼬리에 꼬리를 물고 일어난다.

비병의 증상(脾病證) 비병이 겉으로 드러나는 증상은 얼굴빛이 누렇게 뜨고, 트림을 자주하며, 생각을 많이 하고, 맛있는 것을 찾는다. 속으로 나타나는 증상은 배꼽 부위에 동기動氣가 있으며, 만져 보면 단단하면서 아픈 것 같다. 배가 그득하게 부르고 음식이 소화되지 않으며, 몸이 무겁고 뼈마디가 아프다. 게으르게 늘어져 눕기를 좋아하며, 팔다리를 잘 쓰지 못하기도 한다. 이러한 증상이 있으면 비병이고, 이러한 증상이 없으면 비병이 아니다. (『난경』)

비의 기능에 문제가 생긴다는 건 일차적으로 소화불량을 의미한다. 음식이 들어오지만 필요한 영양분을 잘 흡수하지 못하고 배설에도 문제를 일으키는 것이다. 쏟아지는 정보를 자기 것으로 소화하지 못할 때도 마찬가지로 정보의 소화불량이 생기고 생각이 맥락을 잃어버리게 된다. 음식이 잘 소화되지 않을 때를 생각해 보면 된다. 소화가 잘 안 되면 일단 복잡한 생각 자체가 귀찮아진다. 여기서 복잡하다고 느끼는 생각들은 개념과 실재 전체를 포괄하고 감정을 이성적으로 해석하는 종합적인 생각이다. 소화불량이 생기면 이런 생각이 귀찮아진다. 감정은 이성을 떠나고 개념은 실재를 벗어나 길을 잃게 된다. 물론 그 반대의 방향도 인정된다. 감정이 오해와 망상의 드라마를 끝없이 만들고, 현실을 만나지 못한 공허한 신념이 지속되면 음식을 먹어도 잘 소화되지 않을 것이다.

비의 운화와 신체의 운동

비는 운화運化를 주관한다. 한의학에서 운화란 음식물을 소화시켜 영양분을 운송하고 찌꺼기를 배설시키는 모든 과정을 의미한다. 글자 그대로 음식물이 운송(運)되고 변화(化)한다는 뜻으로 보면 된다.

음식물이 위로 들어오면(위주납胃主納) 초보적인 소화과정을 거친다. 이를 부숙腐熟이라고 한다. 부숙은 발효에 비유할 수 있다. 그러나 아직 위에서는 본격적으로 소화가 이루어지지 않는다. 위는 본격적인 소화를 위해 음식물을 소장으로 내려보낸다(위주강胃主降). 소장에서는 음식물의 정미로운 영양물질(청淸)과 찌꺼기(탁濁)를 분별하여 수곡의 정미精微와 맑은 물은 비로 보내고, 음식물의 찌꺼기 중 고형분은 대장으로 여분의 물은 방광으로 보내서 배설시킨다. 최종적으로 비장에는 맑은 물을 포함한 음식의 정미로운 기운이 모여들게 된다.

비장에 모인 수곡정미는 어떤 기운일까? 비옥한 흙에 비가 살짝 내린 뒤 안개 같은 습기가 옅게 퍼져 있는 광경을 떠올려 보자. 어떤 씨앗이라도 땅속에 심으면 바로 싹이 올라올 것 같은 그런 촉촉한 토양의 기운이 비에 모인 수곡정미라고 생각하면 된다.

이제 비장은 음식물의 엑기스인 이 촉촉한 영양물질을 온몸에 나누어 주어야 한다. 비는 황정으로서 빈 공간일 뿐, 어떤 기능의 실체가 아니라고 했다. 비는 영양물질의 산포를 위해 폐를 이용한다. 그래서 비는 거주지인 중초中焦(삼초의 하나로, 상복강 부위를 가리킴)에서 폐가 있는 상초上焦(횡격막 위 흉강에서 인후까지의 부위)로 이 영양물질, 즉 수곡정미를 올려 준다. 이를 두고 '비는 상승을 주관한다'(비주승脾主升)고도 한다. 폐는 수곡정미를 받아서 전신으로 산포시킨다. 이 전 과정은 비가 주관하는데, 이것을 운화라 한다.

비병 치료법(脾病治法) 비는 습한 것을 싫어한다. 비에 습이 차 있을 때는 빨리 쓴 것을 먹어서 마르게 해야 한다. 그리고 비는 느슨한 것을 좋아하기 때문에 단 것으로 느슨하게 해주어야 한다.(『내경』) ○비가 습해지는 것을 괴로워하는 것은 비기가 지나치기 때문이다. 이때는 백출을 쓰는 것이 좋다. 비가 느슨해지려고 하는 것은 비기가 부족한 탓이다. 이때는 감초를 써야 한다. 또한 단것으로 보補하려면 인삼을 쓰고, 쓴 것으로 사瀉하려면 황련을 쓴다. 비가 허하면 감초나 대추로 보하고, 비가 실하면 지실로 사한다.(이동원)

비장의 기운이 약해지면 수곡정미를 폐로 잘 올리지 못한다. 그러면 비장에 습기가 쌓이게 된다. 전신의 조직을 먹여 살리는 촉촉한 수곡정미가 비에 머물러 있으면 소화에 문제가 생기고 팔다리가 무거워진다. 온몸으로 퍼져야 할 생리적인 습이 병리로 작용하기 시작한다. 비는 습기를 생산하지만 이런 점으로 인해서 습기를 싫어하기도 한다.

비병의 허실(脾病虛實)　비는 영營을 간직하고, 영에는 의意가 머문다. 비기가 허하면 팔다리를 쓰지 못하고 오장이 편안하지 않다. 반면, 비기가 실하면 배가 불러 오르고 오줌이 잘 나가지 않는다. [후략] (『영추』)

비에 습이 차면 팔다리가 무거워진다. 비가 사지四肢를 주관하기 때문이다. 중심은 사방으로 통하므로 비는 사지를 움직이는 중추 역할을 한다. 음식물의 흡수와 배설 그리고 영양물의 운반이 원활하지 못하면 사지를 움직이는 컨디션에 난조가 생긴다. 비에 습이 찰수록 수족을 놀리기가 힘들다. 그렇다고 마냥 늘어져 있다가는 비의 습은 고착되고 말 것이다. 그럴 때는 힘들더라도 운동을 하는 것이 좋다. 운동을 하면 땀으로 습기가 빠져나갈 뿐만 아니라 비의 기운이 반응하여 수곡정미를 폐로 잘 올려 주어서 습이 쌓이지 않게 된다.

운화란 운행과 변화를 이르는 말이다. 외적인 움직임은 내면의 오장육부로 반영된다. 비의 기운이 운화되려면 몸의 자발적인 움직임이 있어야 한다. 어떻게 적절하게 움직일 것인가. 그것이 비의 운화를 결정한다고도 볼 수 있다. 비의 운화와 몸의 운동은 직결된다.

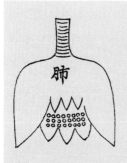

폐의 형상(肺形象) 폐의 형상은 사람의 어깨와 비슷하다. 펼쳐진 2개의 잎과 여러 개의 작은 잎으로 구성되어 있고, 그 속에는 24개의 구멍이 줄지어 있는데, 이곳을 통해 여러 장기로 청기와 탁기를 보낸다. 또한 폐는 백魄을 저장한다.(『내경주』) ○폐는 무게가 3근 3냥이며, 6개의 잎과 2개의 귀를 합쳐 모두 8개의 잎으로 되어 있다.(『난경』)

대장의 형상(大腸形象) 대장은 '회장廻腸' 또는 '광장廣腸'이라고도 한다. 길이는 2장 1척(2척이라고 한 곳도 있다)이고 둘레는 8치이며, 지름은 2⅓치이고, 무게는 2근 12냥이다. 이것은 오른쪽으로 16차례나 첩첩이 굽어 있고, 그 속에 곡물 2말과 물 7되 반이 담긴다.(『난경』)

폐에 속하는 것들(肺屬物類) 하늘에서는 조燥한 기운이고, 땅에서는 금金이며, 괘卦에서는 태兌이고, 몸에서는 피부와 털(皮毛)이다. 또한 오장에서는 폐이고, 색으로는 흰색이며, 음에서는 상商이고, 소리로는 울음에 해당된다. 병적인 변화에서는 기침으로 나타나고, 구멍에서는 코이며, 맛에서는 매운맛, 그리고 지志에서는 근심이다. 경맥에서는 수태음手太陰이고, 진액에서는 콧물, 겉으로 드러난 것은 털이고, 냄새로는 비린내이며, 숫자로는 9, 곡식에서는 벼, 집짐승에서는 닭,

벌레에서는 딱지가 있는 곤충, 과실에서는 복숭아이며, 채소에서는 파이다.(『내경』)

금金 기운을 지닌 장부

폐는 가을 금金에 배속되고, 가을의 날씨처럼 건조한 기운을 잠재하고 있다. 가을은 결실을 맺는 계절이다. 열매가 익는다는 건 껍질이 단단해져서 열매의 성장을 완성하는 것이다. 이런 껍질에 해당하는 장기가 피부이며, 해서 피부는 폐에 속한다. 폐가 호흡을 하듯이 피부도 미약하지만 피부호흡을 한다. 폐와 피부는 천기를 받아들이는 첫 번째 관문이다. 천기는 무형의 기운이며, 무색 혹은 흰색으로 상징된다. 폐에 병이 들면 기침, 천식 등 호흡기 질환이 일어난다. 천기의 수납이 원활하지 않게 된 것이다. 일반적으로 감기는 폐를 상하게 한다. 감기는 대체로 풍한사風寒邪로 인해 발생한다. 폐에 차가운 사기가 들어간 것이다. 폐가 차가워지면 매운맛이 좋다. 매운맛은 금에 속하므로 폐로 들어가지만 작용은 화로서 역할을 하기 때문에 폐를 따뜻하게 해준다.

결실과 마무리의 상징은 서쪽의 이미지와도 통한다. 서쪽은 해가 지는 곳이다. 해가 지는 것은 하루의 마감을 의미하지만, 끝, 죽음 등 시간의 마디가 마무리되는 것을 상징하기도 한다. 또한 해가 저무는 것은 동이 트는 시간을 예고하는 사건이기도 하다. 그러므로 서쪽은 끝과 시작 사이에 존재하는 곳이다. 울음은 그런 시공과 어울린다. 죽음이 있는 곳에도 울음이 있고, 탄생의 순간에도 울음이 있다. 마치 끝과 시작을 알리는 종소리와도 같다. 누구나 서쪽을 향해 간다. 그 마디를 만나는 일은 때론 두렵기도 하고 걱정도 되고 슬프기도 하다. 폐에 근심과 슬픔이 배속되는 것은 이렇게 설명될 수 있다.

덮개와 패기

폐장의 대소(肺臟大小) 오장육부에서 폐는 덮개가 된다.(『영추』)

풍수 이론에서 명당이란 산세가 이어지다가 물을 앞에 두고 점차 낮아지면서 생긴 물과 산 사이의 평평한 공간을 이른다. 또 한 가지 조건은 그 공간의 기운이 흩어지지 않도록 바람을 가두는(藏風) 장치가 필요하다. 바로 산이다. 물을 앞두고 있는 한 방위를 빼고는 나머지 세 방위가 산으로 둘러싸여 있는 곳, 그곳이 전형적인 명당의 조건이다. 이러한 조건을 갖춘 대표적인 지형이 서울이다. 서울은 한강을 앞두고 백두대간이 낮아진 평평한 지형이며 여러 산들로 둘러싸여 있다. 그중에서도 경복궁은 명당의 중심인 혈처穴處(명당의 넓은 영역 중에서 강한 기운이 모이는 좁은 공간)가 된다. 경복궁 뒤에는 주산主山인 북악산(북현무)이 있고, 오른쪽엔 인왕산(우백호), 왼쪽엔 낙산(좌청룡)이 위치한다. 이 산들은 종묘사직의 기운이 흩어지지 않도록 외풍으로부터 경복궁을 비호한다.

서울을 둘러싸고 있는 산들처럼 폐도 몸통의 가장 높은 곳에서 오장육부를 싸고 있는 덮개 역할을 한다. 특히 심장을 에워싸고 있는 모습은 서울의 명당 혈처인 경복궁을 둘러싼 형상과 닮았다. 폐가 심장을 싸고 있는 이유는 심장의 화기가 흩어지지 않도록 하기 위해서다. 심장은 화기를 지니고 있는 군주의 장부로 동력의 원천이다. 화기운은 위로 치솟는 성질이 있기 때문에 서늘한 폐기(금 기운)로 이 동력을 가두어 놓아야 한다. 군주의 기운(군화)을 보호하고 이 기운이 아무렇게 낭비되지 않고 나라를 위해 쓰이도록 신하 혹은 행정부의 역할을 하는 것이다. 그래서 폐를 '상부지관相傳之官'이라고 한다.

> 폐는 상부지관相傳之官으로, 치절治節기능이 여기서 나온다. ― 맥요정미론脈要精微論, 『소문』

'상부'란 돕는다는 뜻이다. 신하들이 군주를 도와 정치를 펼치듯, 폐가 심을 도와 나라의 행정, 즉 관리하고 조절하는(治節) 모습을 비유한 말이다.

폐가 심의 군화를 가두는 것은 가을의 금 기운과도 닮았다. 가을의 기운은 여름의 양적 성장을 질적으로 갈무리한다. 예컨대 여름의 무성한 기운에 의해 성장한 열매를 단단하게 수렴하여 나무로부터 분리되도록 한다. 열매의 안쪽은 풍성한 화 기운이고 바깥쪽 껍질은 단단한 금 기운이라 할 수 있다. 에워싼다는 점에서 보면 피부도 금 기운이다. 그래서 폐는 피부를 주관하기도 한다(肺主皮毛). 국방과 경찰권을 가지고 있는 행정부가 국경을 지키듯이 폐도 피부 가까이 위기衛氣

를 배치하고 외사가 드나드는 관문인 땀구멍을 조절하여 외부로부터 사기가 침범하는 것을 방어한다. 그래서 면역계가 약해지면 일차적으로 폐의 이상을 의심해 보아야 한다.

덮개는 속을 보호하는 장치다. 덮개가 두텁고 단단할수록 속을 잘 보호할 수가 있다. 폐는 오장육부의 덮개로서 심의 군화를 보호한다. 심장은 신지를 주관하므로 폐가 건강할수록 신지가 안정감을 찾는다. 신지가 안정되면 과단성이 생긴다. 폐를 강하게 타고난 태양인이 과단성과 도전적인 성향을 가지고 있는 것도 폐의 힘 때문이다. 이 성향을 일종의 '패기'라고 보아도 될 것이다. 말장난 같지만 폐기는 패기와 닮았다. 패기는 의로운 일을 할 때 그 강점이 부각된다. 금의 덕목이 '의義'인 것과도 통한다. 물론 지나친 과단성은 권세를 부리고 폭력을 일삼으며 방탕한 삶으로 이어지기도 한다. 폐에 사기가 많아진 탓이다. 이는 패기라기보다는 야욕에 가깝다.

호흡과 기

폐병의 증상(肺病證) 폐에 사기가 있으면 피부가 아프고, 오한과 발열이 있고, 기의 역상으로 숨이 차고, 땀이 나며, 기침할 때 어깨와 등을 들썩거린다.(『영추』) ○풍한사風寒邪가 폐에 침범한 것을 폐비肺痺라 한다. 이때는 기침이 나고 기운이 치밀어 오른다.(『소문』) ○폐에 병이 들면, 숨이 차고 기침이 나며, 기운이 치밀어 오르고 어깨와 등이 아프며, 땀이 나기도 한다. 또한 엉치뼈, 넓적다리, 무릎, 종아리, 정강이, 발 등에 통증을 느낀다. 폐가 허하면 기운이 부족해서 숨을 제대로 쉬지 못하고, 귀가 잘 들리지 않으며, 목이 잘 마른다.(『소문』) [중략] ○얼굴이 하얗고 재채기를 자주하며 잘 슬퍼하고 걸핏하면 우는 것은 폐병이 겉으로 나타난 증상이다. 배꼽 오른쪽에 동기動氣가 있고 눌러 보면 단단하면서 통증이 있는 것은 폐병의 내적 증상이다. 이때는 숨이 차고 기침이 나며 으슬으슬 춥다가 열이 나는 증상이 동반되기도 한다.(『난경』) ○폐병이 깊어지면, 몸이 말라서 큰 뼈가 드러나고, 살이 움푹 들어가며, 가슴 속이 그득하고, 숨쉴 때 몸을 들썩이게 된다.(『내경』)

폐가 면역계를 주관하는 이유 중 하나는 호흡 때문이다. 폐의 생리 중에서 가장 핵심적인 것은 호흡이다. 호흡은 공기를 폐 안으로 들이고 내뱉는 행위다. 서양생리학에서의 호흡이 산소와 이산화탄소라는 성분의 교환이라면, 한의학에서의 호흡은 하늘 기운과의 교제라 할 수 있다. 폐는 호흡을 통해 천기를 받아들여 기혈을 운행하게 하는 종기宗氣(수곡정미에서 만들어진 영위榮衛의 기와 호흡을 통해 들어온 대기가 만나 만들어진 기로서, 기혈 운행, 한온 조절, 지체 활동의 근거가 되는 기운)의 원료로 쓴다. 한편, 호흡을 통해 받아들인 천기에는 육기(풍한서습조화)가 포함되어 있다. 몸 안으로 들어온 육기를 오장육부가 느끼는 것을 '감기感氣'라고 한다. 이렇게 감촉된 육기가 병증을 일으키는 사기로 작용할 때는 육기라고 하지 않고 '육음六淫'이라고 한다. 폐는 외부와 양기를 소통하는 출입구이기 때문이다. 때문에 면역계를 주관하며 침입한 육음을 방어하는 것이다.

때문에 폐의 질병 또한 호흡과 관련되어 있다. 덮개의 기운이 약하면 외사가 쉽게 침입한다. 사기는 일반적으로 호흡기를 통해 들어온다. 사기가 들어오면 기침과 재채기가 나고 숨이 가쁜 것이 그런 예이다. 사기가 들어올 때는 면역계가 사기와 싸운다. 그 과정에서 오한과 발열이 나타난다. 덮개가 약하다는 건 면역계가 약하다는 것이고 사기가 자주 침범한다는 뜻이다. 이 상태를 한의학에서는 '기허氣虛'라 한다. 기가 약하다는 뜻이다. 기가 허한 사람은 대개 얼굴이 하얗고, 몸이 마르며, 추위에 약하고, 쉽게 슬퍼하며, 감기가 잦다. 패기가 약하고 기운이 약해진 모습을 상상해 보면 쉬울 것이다. 여기에 호흡기 관련 증상이 더해진 것이 폐의 질병이다.

폐병의 허증과 실증(肺病虛實) 폐기가 허하면 코로 숨쉬기가 힘들고 숨결이 약하다. 폐기가 실하면 숨이 차서 헐떡이며, 가슴에 손을 얹고 고개를 젖혀 길게 숨을 쉰다.(『영추』) ○폐는 기를 간직한다. 만일 간직된 폐기가 넘쳐나면 숨이 차고 기침이 나며 기가 치밀어 오른다. 폐기가 부족하면 호흡은 안정적이나 숨결이 약하다.(『내경』) ○폐에 사기가 실하면 기가 치밀어 올라서 등이 아프고 가슴이 답답하다. 폐에 정기가 허하면 숨이 차고 숨결이 약하며 기침이 나면서 기가 역상하는데, 목구멍에서 피가 나오기도 하고 가래가 끓기도 한다.(『내경』)

한의학의 병은 대체로 허虛와 실實로 구분된다. 허는 정기正氣가 허한 것이고, 실은 사기邪氣가 실한 것이다. 허증은 보충해야 하고 실증은 덜어내야 한다. 폐병도 허와 실로 구분한다. 폐의 정기가 허하면 호흡이 약해지고, 폐에 사기가 들어 폐가 실해지면 숨이 차면서 가슴이 답답해진다.

폐는 기를 주관한다(肺主氣). 이 말은, 호흡으로 대기(천기)를 들이니 호흡을 주관하는 것이라 볼 수도 있고, 면역계를 다스리는 위기를 관리하는 것이기도 하고, 의로움을 실천하므로 패기覇氣를 이끈다고 할 수도 있으며, 기분과 컨디션을 조절하는 것이라 할 수도 있다. 기의 스펙트럼이 넓은 만큼 이렇게 폐가 주관하는 기의 기능적 영역도 다양하다.

이런 다양한 양태는 독립적으로 일어나지 않고 서로 연결되어 호흡에 반영된다. 호흡은 몸에서 일어나는 가장 짧은 단위의 생리적 리듬이다. 그래서 호흡은 실시간으로 몸의 기운을 보여 주는 지표가 될 수 있다. 호흡이 안정되었다는 것은 내부의 기가 순조롭게 순환한다는 뜻이고 호흡이 불안한 것은 기운에 문제가 생겼다는 의미가 된다. 예컨대 기운이 약해졌을 때는 조금만 움직여도 호흡이 가쁘다.

폐의 선발, 숙강, 통조수도

폐는 비가 모아서 올려 보낸 정미로운 수곡의 기운과 천기가 만나 만들어진 종기宗氣를 전신으로 흩어 준다. 이를 '선발宣發'이라고 한다. 폐는 행정부 역할을 한다고 했으니, 심장의 하교下敎를 받들어 수곡정미를 온몸에 널리 퍼뜨리는 것이다.

몸의 모든 조직은 폐가 선발하는 종기를 받아야 순환의 동력을 낼

수 있다. 이것은 폐가 기를 주관하는 기전이기도 하다. 폐의 선발 기능
이 약해지면 오장육부를 비롯한 모든 기가 약해진다. 따라서 폐가 기
를 주관하는 일은 선발을 잘 할 수 있는가의 여부에 달려 있다. 또한
선발은 피부 상태에도 큰 영향을 끼친다. 선발이 잘 되지 않으면 음식
의 영양분이 피부에 골고루 퍼지지 않는다. 그러면 피부가 거칠어지고
모발도 건조해진다. 이는 폐가 피부를 주관한다는 이치와 연결되는
것이다.

폐기가 끊어진 증후(肺絶候) 수태음手太陰의 기가 끊어지면 피부와 털이
마르게 된다. 수태음의 기가 돌면 피부와 털이 따뜻하게 유지되고, 기
가 잘 돌지 않으면 피부와 털이 마르고 뼈마디가 상한다. 또한 손발톱
이 약해지고 모발이 바스러진다.(『영추』)

폐가 속한 금의 본성은 수렴이다. 천기(청기)와 지기(곡기)를 한 곳에
집합시키는 것도 이 수렴의 기운 덕분이다. 그러나 폐가 지속적으로
천지의 기운을 받아들이기 위해서는 흉강이 비어 있어야 한다. 흉강
을 비우기 위해 선발작용이 필요하다. 선발은 목 기운, 즉 간의 기운을
이용한다. 바깥으로 퍼져야 하기 때문에 금 기운이 아니라 목 기운이
필요하다. 폐는 목 기운을 빌려 수곡정미를 전신으로 흩어 준다.

흉강을 비우는 폐의 노력은 호흡에서도 일어난다. 숨을 쉬면서 천
기를 받아들이는데, 이 과정에서 몸 안의 탁한 양기는 날숨에 섞여
나가고 청명한 하늘의 기운은 몸으로 들어온다. 그런데 들어온 천기

역시 흉강 안에 머물러 있으면 안 되기 때문에 깊은 곳까지 내려야한다. 수곡정미는 선발작용을 통해 상부로 산포시키지만 천기는 아래로 끌어내려야 한다. 수곡정미는 물질성을 가진 음기이므로 아래로 향하지만 천기는 양기인 탓에 위로 흩어지기 때문이다. 호흡이 깊어야 천기가 전신으로 퍼지지 않겠는가. 앞에서도 몇 번 언급한 바와 같이 들숨은 신장까지 내려가야 건강한 호흡이 된다. 이렇게 맑은 공기를 폐 아래로 깊숙이 내리는 작용을 '숙강肅降'이라고 한다. '숙'은 맑은 공기인 청기를 의미하고 '강'은 하강을 뜻한다. 이 기운은 수렴력을 필요로 하므로 금 기운에 속한다. 이 하강의 에너지를 이용해서 폐는 선발작용이 이루어진 후 여분의 물을 방광으로 내린다. 일종의 상부 진액조절 시스템이라고 할 수 있다. 그래서 폐는 '통조수도通調水道', 즉 물길을 잘 통하게 하는 역할을 한다는 말이 있다. 이 작용에 문제가 생기면 상부에서 수분이 정체되어 천식이나 기침이 유발되고, 방광에 물이 잘 모이지 않아 소변이 잘 나오지 않는 증상이 나타날 수 있다.

폐와 대장

대장의 외적 증후(大腸外候) 폐는 피부를 주관하고, 대장과 연결된다. 따라서 피부가 두터우면 대장도 두텁고 피부가 얇으면 대장도 얇다. 피부가 늘어져 있고 배가 넓으면 대장도 크고 길며, 피부가 긴장되어 있으면 대장도 짧고 긴장되어 있다.(『영추』)

대장도 금에 속한다. 오장의 금이 폐라면, 육부 중에서는 대장이 금에 배속된다. 폐와 대장은 금의 속성을 공유하고 있으며 이는 생리적으로도 연결된다. 대장은 금 기운을 써서 음식물의 찌꺼기를 대변으로 굳힌다. 금 기운이 너무 강하면 변이 딱딱해질 것이고 약하면 부스러질 것이다. 단단하면서도 부드러움을 유지하는 적당한 농도와 건강한 색깔의 대변을 만들어 소화의 최종 마무리를 해야 한다.

폐가 한사寒邪에 취약한 것처럼 대장도 찬 기운에 약하다. 차가운 음식을 자주 먹으면 설사를 하는 것도 그런 이유에서다.

대장병의 증상(大腸病證) 대장에 병이 생기면 장이 끊어지는 듯 아프면서 꾸르륵 소리가 난다. 그런데 겨울에 다시 한사에 감촉되면 곧 설사를 하고 배꼽 부위에 통증이 생겨 오래 서 있지 못한다.(『영추』) [중략] ○장 속에 한기가 있으면 배에서 소리가 나면서 소화되지 않은 설사를 하고, 장에 열이 있으면 누런 죽 같은 변이 나온다.(장중경)

대장병 치료법(大腸病治法) 황제가 물었다. "위는 뜨거운 것을 싫어하고 찬 것을 좋아하는 반면, 대장은 차가운 것을 싫어하고 뜨거운 것을 좋아한다. 이러한 위와 대장의 부조화를 조화시킬 수 있는 방법이 있는가?" 이에 기백이 답했다. "이것을 조화시키려면 음식과 의복의 한온寒溫을 적절히 맞춰야 합니다. 음식을 너무 뜨겁게 먹거나 너무 차갑게 먹는 것을 삼가야 하며, 옷을 입을 때도 춥다고 너무 따뜻하게 입거나, 덥다고 해서 너무 서늘하게 입는 것을 경계해야 합니다. 그렇게 하면 기가 강건해져서 사기가 침입하지 않게 됩니다."(『영추』)

　　대장에 열이 있어도 문제가 된다. "대장에 실열實熱이 있으면 배꼽
둘레가 아프고 배가 부어오르며 대변이 잘 나가지 않는"다.

:: 신과 방광

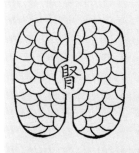

신의 형상(腎形象) 신은 2개로, 그 형상은
붉은팥이 서로 마주보고 있는 것 같고, 등
근육에 꾸부정한 모습으로 붙어 있다. 표
면은 검은 기름으로 덮여 있는데, 속은 희
고 겉은 검으며, 정을 저장한다.(『내경』) ○
신은 2개로, 무게는 각각 9냥씩이며 합치
면 1근 2냥이 된다. 왼쪽 신장은 수에 속하고 오른쪽은 화에 속한다.
남자는 왼쪽 신장이 주가 되고, 여자는 오른쪽 신장이 주가 된다.(『의
학입문』)

방광의 형상(膀胱形象) 방광은 비어 있다. 이곳으로 물을 받아들일 수
있으니 진액津液의 창고가 된다. 위에는 구멍이 있으나 아래에는 구멍
이 없다. 그러므로 기해氣海의 힘을 받아야 기화작용을 통해 소변이
나오고, 기해의 기가 부족하면 막혀서 잘 나오지 못한다. ○위에 있

는 구멍의 둘레는 2치 반이고, 가운데의 둘레는 9치이다. 오줌을 9되 9홉을 담을 수 있고, 무게는 9냥 2수이다.(『난경』)

신장에 속하는 것들(腎屬物類) 하늘에서는 차가운 기운이고, 땅에서는 수水이며, 괘卦에서는 감坎이고, 몸에서는 뼈이다. 또한 오장에서는 신腎이고, 색으로는 검은색이며, 음에서는 우羽이고, 소리로는 신음(呻)에 해당된다. 병적인 변화에서는 떨림으로 나타나고, 구멍에서는 귀이며, 맛에서는 짠맛, 그리고 지志에서는 두려움이다. 경맥에서는 족소음足少陰이고, 진액에서는 침, 겉으로 드러난 것은 머리털이고, 냄새로는 썩은 냄새이며, 숫자로는 6, 곡식에서는 콩, 집짐승에서는 돼지, 벌레에서는 비늘 있는 벌레이고, 과실에서는 밤이며, 채소에서는 미역이다.(『내경』)

수水 기운을 지닌 장부

물은 아래로 흐른다. 움푹 패인 곳에 고였다가 넘치면 또 아래로 흐른다. 때론 땅 밑으로 스며들기도 하고, 결빙된 강 속을 흐르기도 한다. 수의 계절은 겨울이다. 하루 중에는 밤에 속한다. 어두컴컴한 겨울밤, 차가운 얼음 아래를 유유히 흐르는 강물. 이것이 수의 이미지이다. 물은 색깔이 없지만 겨울밤 깊은 강물은 검은색과 어울린다. 또한 이런 색과 이미지는 두려움을 자아낸다. 신에 병이 들었을 때 두렵고 떨리는 증상이 일어나는 것은 이런 수의 음적인 기운과 관련이 있다.

신의 소리는 신음(呻)이다. 청나라 의사 장지총張志聰은 "신呻이란 펼치는 것(伸)이다. 신기腎氣는 아래에 있으므로 그 소리가 크게 숨을 쉬어서 펼쳐 내보내고자 한다."고 하였다. 신장은 오장 중 가장 음적인 영역에 존재한다. 간의 소리처럼 강하고 짧은 소리는 목 기운을 타고 뻗지만, 신에서 나오는 소리는 밖으로 나올 때까지 물이 흐르듯이 가늘고 길게 펼쳐진다. 이 소리는 대개 두려워 떨거나 오래된 통증을 호소하는 소리다. 두려움이나 오랜 질병은 음의 영역을 상하게 하고, 음의 장기인 신장을 병들게 한다. 따라서 신음은 신장이 약해졌다는 뜻이 된다.

신장은 귀로 구멍을 낸다. 이는 소리를 듣는 것과 신장이 긴밀하게 연결되어 있다는 말이다. 보는 것이 양의 영역에서 지각되는 반면, 소리는 음의 영역으로 들어가는 편이다. 응급상황 시에 눈으로 벌어지는 현상보다 사이렌 소리 등 경고음을 듣는 것이 훨씬 더 위기감을 조성한다고 한다. 소리는 음의 영역에서부터 울려 몸 전체를 들썩이게 하기 때문이다. 소리는 귀에 연결된 수의 기운을 타고 신장과 연락한다. 이런 소리와 신장의 긴밀한 관계는 당연히 병리학적으로도 연결되기에, 신장에 병이 들면 이명이 생긴다.

좌신과 명문, 자산과 예산

비장이 후천의 근본이었다면 신장은 선천의 근본이다. 신장에는 부모로부터 물려받은 태생적인 정기가 담겨 있기 때문이다.(신장정腎藏精) 그 정기를 다른 말로 '선천의 정精'이라고 한다. 선천의 정은 후천의 정과 더불어 생명의 에너지를 공급하고 생식과 발육 그리고 성장의 원동력이 된다.

정·기·신 편에서 설명했듯이 몸 안에서 정은 물의 형태로 존재한다. 눈물, 진액, 뇌, 골수, 오줌, 진액, 심지어 뼈(신주골腎主骨)까지도 정이 만들어낸 물의 여러 형상이다. 정은 그야말로 변신의 귀재다. 신이 정을 저장하고 있다는 말은, 정이 분화된 물의 여러 형상들도 신이 주재한다는 뜻이다. 그래서 신은 물을 주관한다고 말한다.(신주수腎主水)

서양생리학도 인체 내 물의 다양한 기능과 용도를 설명한다. 혈액의 원료가 되기도 하고, 눈의 압력을 조절하기도 한다. 뇌척수액은 뇌를 보호하고, 활액은 관절을 잘 움직이게 한다. 몸에서 물은 안 쓰이는 곳이 없다. 그런 점에서 신장이 물을 주관한다는 건 몸에서 일어나는 모든 사건에 관여한다는 뜻이기도 하다. 생식과 발육도 그런 사건들 중 하나다. 또한 감각과 지각, 감정과 사유 같은 생리적 변화에도 물이 관여한다. 해서 그런 물의 변화를 주관하는 신장의 역할은 매우 중요하다.

신장은 물을 관리하고 조절하는 데 많은 에너지를 필요로 한다. 수없이 벌어지는 우발적인 몸의 행동 그리고 그에 따른 많은 물의 움직임을 신장은 어떤 역량으로 감당해낼까?

주부들의 소비를 들여다보자. 주식主食, 외식, 자녀 학비, 간식, 옷, 저축, 가끔 가는 여행…… 쓸 곳은 많은데 수입은 한정되어 있다. 주부들은 남편의 쥐꼬리 월급으로 어떻게 살림을 꾸릴까? 간단하다. 수입의 한도 내에서 아껴 쓰는 거다. 만일 카드를 마구 긁어대어 한도를 넘어 소비를 한다면 가계는 파탄난다. 그래서 주부는 수입을 넘지 않는 한도 내에서 소비를 하기 위해 남편과 아이들의 용돈을 정하고 살림에 쓰는 비용도 예산을 짜게 된다. 그러기 위해서는 회계를 한 사람이 맡는 것이 유리하다. 돈이 들고 나는 전체 규모를 알아야 조절이 가능하기 때문이다.

신장도 주부의 가계 운영과 비슷한 원리로 움직인다. 신장은 물의 관리와 더불어 불의 공급도 주관한다. 물은 총자산이고, 불은 한정된 예산으로 볼 수 있다. 신장은 총자산을 관리하면서 한정된 예산에 따라 소비할 수 있도록 기운을 조절한다. 어떤 경우 지나친 소비로 예산을 초과해서 써 버리면 적금을 깨야 하는 상황이 온다. 몸의 활동량이 많아져서 물을 써야 할 경우가 그렇다. 이런 경우가 빈번해지면 신장에 저장된 선천의 정이 소모되고 신장의 기능도 점차 감퇴된다. 때문에 신장은 쓸 수 있는 에너지의 한도를 정하고 그 안에서 활동을 하도록 독려한다. 마치 남편과 아이들에게 용돈을 주고 그 안에서 쓰라고 하는 것처럼 말이다.

그 용돈이 바로 '명문화命門火'라는 에너지다. 이 명문화를 우측 신장에서 다루는 까닭에 우신右腎을 그냥 명문命門이라고도 한다. 수水 본연의 성향을 지닌 신장의 역할은 자연히 좌신左腎이 담당한다. 이렇게 해서 활동의 에너지를 발휘하는 명문과 물의 수급과 조절을 담당하는 좌측 신장은 서로 의지하고 견제하는 관계에 놓이게 된다.

만일 좌신에 물이 부족하면 명문화의 활동이 음적 균형을 잃게 된다. 이를 신음허腎陰虛라 한다. 신음허 상태가 되면 미열이 뜨거나 일정한 시간에 열감이 올라와서 광대뼈 부위가 발그스름해진다. 신장의 음적인 진액이 부족해서 상대적으로 화기가 치성한 것이다. 이를 허열虛熱이라 한다. 허열이 떴다는 말은 바로 신장의 물이 부족하다는 뜻이다. 반대로, 우신의 불(명문화)이 부족해질 수도 있다. 이 상태를 신양허腎陽虛라 이른다. 신양이 허하면 추위를 잘 타고 정력이 약해지며 새벽에 설사를 하기도 한다. 추위를 탄다는 건 화기가 부족하다는 뜻이다.

명문화는 상화相火에 속한다. 상화는 앞서 설명한 것처럼 일상적인 활동을 위한 점화, 활성화의 동력으로 기능한다. 간도 상화를 쓴다고 했다. 이 간의 상화가 우신의 명문화로부터 공급된 에너지다. 물론 간 자체에서 상화의 열이 생성되기도 하지만 간열로 인한 상화는 주로 병리적으로 작용한다. 간은 삶을 활성화시키는 에너지를 낸다. 이 에너지는 기초대사를 이루고 남은 잉여의 에너지다. 이 기운이 부족하면 사람들과 관계를 형성할 때마다 수줍음을 타서 세상과 섞이는 것이 늘 소극적이 된다. 반대로 간의 활성이 과도해서 상화가 치성하면 뭔가를 시작하는 일로 에너지를 과하게 쓴다. 그렇게 되면 몸의 진액을 졸이고 혈을 데워서 정을 많이 소모하며, 이에 따라 화기로 인한 여러 병증들이 생긴다. 그러므로 간은 에너지를 적절하게 사용해야 하는데 여기에 중요한 역할을 하는 것이 명문화이다. 예산을 너무 적게 잡아서 명문화가 약하면 간의 상화도 약해지고, 예산을 초과해서 명문화를 쓰게 되면 간의 상화도 항진된다.

그런데 잉여의 화기를 수에 배속된 신장이 주관하는 것이 흥미

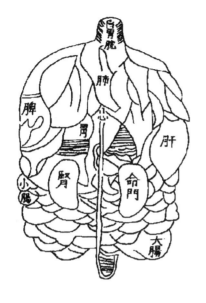

청대 의서에 실린 오장의 위치도로, 좌신과 우신을 명확하게 구분하여 그렸다. 등에서 전면을 보고 그린 것이다. 『동의보감』에서 『황제내경』을 인용하여 신장은 "등 근육에 꾸부정한 모습으로 붙어 있다."고 한 것은 척추와 근육을 모두 그린 서양의 해부도에서 명확하게 확인된다.

롭다. 정작 불의 장부인 심장은 불의 사용을 철저하게 자제하여 대사에 필요한 에너지만을 낼 뿐 잉여를 조장하지 않는다. 왜 물의 장부인 신장은 잉여의 화기인 명문화를 다루게 된 것일까?

추운 곳에 오래 있으면 동상에 걸린다. 심하면 손발이 괴사되어 절단해야 하는 지경에 이르기도 한다. 추우면 사지와 표피의 모세혈관들이 줄어들어 피가 내장에 몰리기 때문이다. 생명을 유지하기 위해서 사지를 포기한 생리적 변화가 바로 동상이다. 이처럼 생명은 기초 대사를 유지하기 위해서 일차적으로 에너지를 쓴다. 심장의 화기도 마찬가지다. 심장의 화기는 일차적으로 기초 순환 시스템에 집중된다. 혈맥을 운행하여 기초 체온을 유지하고, 감각과 지각, 감정과 사유 같은 정신활동을 유지하며, 나머지 장부가 원활하게 활동할 수 있는 에너지를 공급한다. 즉 이런 활동들은 구체적으로 혈의 순환에 기초한다. 혈을 순환한다는 것은 화기가 담긴 물을 움직인다는 뜻이다. 요컨대, 심장의 화기는 물을 순환하는 것으로 기초대사를 유지하며, 모든 에너지를 이 활동에 집중한다.

화기가 필요한 다른 잉여의 활동들은 기초대사를 유지하고 남는 것을 이용하는데 그건 심장의 몫이 아니다. 심장은 기초대사에만 집중해야 하므로 잉여 에너지의 활용은 신장과 간이 맡게 된다. 그중에서 신장은 물을 주관하기 때문에 물과 불의 지속적인 교류를 위해서 심장과 기초대사 시스템을 공유해야 하는 입장이다. 그래서 명문화가 잉여의 화기로서 활동하게 된 것이다. 우리가 일상을 영위할 수 있는 것은 근본적으로 심장이 주관하는 기초대사 덕분이지만, 표면적으로 일어나는 일상의 활동은 물의 장부인 신장이 맡는다. 심장은 화에 속하므로 안으로 들어가 기초대사를 맡는 것이고, 신장은 수에 속하므로 표면으로 나와 양기인 불을 담당한다. 이것이 음양의 섞임이고 생명의 원리다. 양은 음에 의해 발산되며 음은 양에 의해 수렴된다. 본체는 늘 작용의 대척점에 있다.

우리가 사유와 감정을 늘 새롭게 가져야 하는 것도 이런 맥락에서 설명된다. 동일한 사유와 감정은 표면에서 반복된다. 그것은 양으로서 양을 되풀이하는 것이다. 동일한 반복은 시간을 격절시키며 생명력을 떨어뜨린다. 양은 음으로부터 생겨야 하고 다시 음을 낳아야 한다. 사유와 감정은 표면에서 드러난 것이다. 그래서 그것은 뼛속 깊은 곳에서 시작되어야 한다. 흙 속의 습기를 머금고 새싹이 올라오듯이 표면으로 드러난 것들은 물이라는 원시의 근원에서 막 태어난 생명처럼 신선해야 한다. 또한 표면으로 드러난 것들은 다시 근본으로 돌아가는 것이 양의 운명이다. 이러한 회귀는 사유와 감정이 겪은 모든 관계의 역사를 내면화하는 것이다. 이를 통해 내면은 새로운 역사를 통해 창조되며 물의 유동성이 달라진다. 이는 또다시 새로운 사유와 감정으로 표출된다. 따라서 창의성은 표면에서 이루어지는 것이 아니라 심연에서 물과 섞이면서 자연스럽게 일어나는 본능이다.

기교와 기본

『소문』에는 "신腎은 작강지관作强之官이니, 여기서 기교伎巧가 나온다."라는 말이 있다. '작강'은 작용이 강력하다는 뜻이고, '기교'는 기술의 정교함을 말한다. 신장은 자산과 예산을 모두 다룬다. 정기의 근원인 정을 저장하고, 수를 다루기 때문에 자산의 창고가 되며, 명문화로 삶의 활동력을 공급하므로 예산을 결정하는 실세다. 따라서 신장은 살아가는 데 강력한 작용을 한다고 할 수 있다. 또한 생리적으로 뼈와 골수를 주관한다. 행동의 모든 힘은 뼈를 근간으로 한다. 근육의 힘도 튼튼한 뼈가 바탕이 되어야 쓸 수 있다. 그런 점에서도 신장은 작강지관이라 할 만하다.

그런데 왜 기교가 작강지관인 신장에서 나올까? '작강'과 '기교'에서 풍기는 뉘앙스로 보아도 서로 어울리지 않는데 말이다. 하지만 표면적인 것이 내면으로부터 생성되듯이, 정교하고 미세한 기술은 아직

가공되지 않은 기본에서 비롯된다. 가장 기본적이면서 원형 그대로의 음의 심연을 담지하고 있는 장부가 바로 신장이다. 그래서 신장은 일종의 기본기라고 볼 수 있다. 기교가 제 역량을 발휘하려면 기본기부터 닦아야 한다. 고수가 초보자에게 항상 하는 얘기도 기본기다.

삶의 기술도 그렇다. 우리는 늘 어떻게 살 것인가에 대한 질문을 한다. 그런데 많은 경우 그 해답을 기교적인 것에서 찾는다. 예컨대 관계를 개선하기 위해 온갖 대화의 기술을 사용하기도 하고, 마음을 다스리기 위해 특별한 수련을 하기도 한다. 그러나 상대가 잘 되지 않기를 바라면서 좋은 관계를 유지하길 바란다거나, 옳고 그름의 견고한 전제를 바꾸지 않고서 갈등으로 인한 번뇌를 해결하긴 어렵다. 또, 공부야말로 기본기가 필요하다. 가장 좋은 공부 방법은 시행착오를 거친 후에 찾아온다. 넘어지고 일어서는 것을 겪지 않으면 마디를 넘을 수 없다. 요행으로 갈 수 있을 것 같지만 어림없다.

물론 기본기만 있다고 기교가 저절로 나오는 것도 아니다. 기본기는 깊숙한 내면에서 시작된다. 그 내면이란 물이 유동하고 있는 신장의 영역이다. 여기는 표면에서 관계한 역사가 섞이는 곳이며, 곧 표면으로 새롭게 드러날 준비를 하고 있는 공연 대기실이다. 그래서 기본기로부터 드러난 기교는 늘 새로운 것이어야 한다. 기본기는 기초적인 일정한 기술을 반복 훈련하는 것으로 몸에 새겨진다. 그런 기본기가 일어나는 곳은 표면에서 발생되는 사건의 역사가 섞이는 곳이다. 그래서 기본기가 기교로 발현될 때는 몸의 역사가 바뀐 상태가 반영되는 것이다.

오줌의 생성과 방광의 병리

서양생리학에서 신장과 방광은 비뇨기계에 속한다. 비뇨기계의 주된 기능은 오줌을 만드는 일이다. 오줌의 생산은 몸의 수액대사에서 가장 중요한 기능 중 하나다. 신장이 손상되어 오줌을 만들지 못하면 몸 안에 독소가 퍼져 목숨을 잃게 된다. 그래서 중증 신부전증 환자는 투석을 해서 피의 노폐물을 제거한다. 혈액투석은 보통 일주일에 세 번 시행하고 매회 3~4시간이나 걸린다. 번거롭고 고된 일이다. 아무렇지 않게 오줌을 누는 일이 얼마나 고마운 생리현상인지 모른다. 하긴 어디 오줌뿐일까. 대변, 땀, 소화, 관절의 움직임 등 몸에서 일어나는 모든 흔한 일들에 감사할 뿐이다.

한의학도 신장과 방광의 기능으로 오줌 생성을 일차적으로 거론하는 데는 다름이 없다. 차이가 있다면 한의학은 신과 방광의 기능적 범위를 서양의 비뇨기계보다 더 넓게 본다는 점이다.

"신腎은 골수를 낳는다." ― 음양응상대론陰陽應象大論, 『소문』
"신腎은 뼈를 주관한다." ― 선명오기론宣明五氣論, 『소문』

인용문은 모두 『황제내경』의 내용으로, 앞의 것은 '신생수腎生髓', 뒤의 것은 '신주골腎主骨'을 가리킨다.(153쪽 표 참조) 이미 말한 바와 같이 오줌, 정액, 눈물, 땀, 뇌, 골수 등이 신의 영역에 속한다. 서양의학으로 따지자면 비뇨계, 생식계, 골격계, 신경계, 외피계 등 다양한 계통에 관여하는 것이다.

"신은 위뼈의 관문關門이다. 관문이 막히면 수가 정체되어 상하로 넘쳐 피부에 부종이 생긴다. 부종은 수가 모여서 생긴 병이다." ― 수열혈론편水熱穴論篇, 『소문』

또한 신과 방광은 몸 안의 진액 혹은 수액과 관련된 모든 대사활동을 주관한다. 예를 들어, 신은 위장으로 들어온 수분이 몸의 여러 부위로 잘 흘러갈 수 있도록 물길의 관문을 여닫는 역할을 한다. 만일 신장에 문제가 생겨 관문을 원활하게 여닫지 못하면 부종 같은 병증이 생길 수 있다. 정에서 전변된 진액의 다양체(뼈, 골수, 관절액, 오줌 등)의 대사와 신장과 방광의 건강성과는 밀접한 관련이 있다.

두 장의 부는 하나로 같다(兩臟同一腑) 오줌이 맑고 잘 나오며 맥이 가라앉고 느린 것은 신에 차가운 기운이 들어갔기 때문이다. 오줌이 벌겋고 잘 나오지 않으며 맥이 가라앉고 빠른 것은 명문에 열기가 들어갔기 때문이다. 신과 명문은 경맥을 공유한다. 때문에 이곳으로 들어온 병은 방광이라는 하나의 부腑로 귀속된다.(『의학입문』)

신기가 끊어진 증후(腎絶候) 족소음의 기가 끊어지면 뼈가 마른다. 소음少陰은 겨울을 주관하는 경맥으로 잠복해 다니면서 골수를 적셔 준다. 뼈가 마르면 살이 붙지 않는다. 뼈에 살이 붙지 않으면 살에 힘이 없다. 살에 힘이 없으면 치아의 뿌리가 때가 낀 채 드러나고 머리털에 윤기가 없어진다. 머리털에 윤기가 없어지는 것은 뼈가 먼저 상했다는 뜻이다.

그러면 무일戊日에 위독해졌다가 기일己日에 죽는다.(『영추』) ○대소변이 저절로 나가고 미친 소리를 하며 눈을 치켜뜨고 멍하게 보는 것은 신기가 끊어졌기 때문이다. 맥이 떠 있고 굵으며, 기름 같은 땀이 나오고, 숨이 계속 차고, 물도 넘기지 못하며, 거동도 불편한 것은 명문의 기가 끊어졌기 때문이다.(장중경)

방광 역시 수에 속하는 장부다. 신은 음이고 방광은 양이다. 언급했듯이 오장은 양기를 저장하고 육부는 음기를 해체한다. 흩어지려는 양기는 음적인 저장소가 필요하고 정적인 음기는 양의 장치를 만나야 흩어진다. 신장에 담기는 양기는 물의 엑기스라고 할 수 있는 정미로운 기운이다. 이것이 정精이다. 정은 기와 신에 비해서는 음적이지만, 수水의 성질 중에서 볼 땐 가장 양적인 기운이다. 그래서 음장인 신이 다뤄야 한다. 이 정미로운 기운은 여러 물질(뼈, 땀, 정액 등)로 전변하기도 하고 명문의 화기로 변이하기도 한다.

방광은 신장에 비해 상대적으로 음적인 물을 다룬다. 다름 아닌, 오줌이다. 오줌은 물이 온몸을 순환하면서 양적 에너지를 뺏기고 난 후의 가장 음적인 수분이다. 그래서 무겁고 머물러 있으려 한다. 방광은 양의 장기로서 이 음적인 수분을 잠시 담아 두었다가 밖으로 내보낸다. 소장의 비별청탁泌別淸濁 작용으로 탁한 물이 방광으로 오면 방광은 신장의 도움으로 이 물을 오줌으로 내린다. 그런데 방광의 양적 장치가 잘 작동하지 않으면 오줌은 방광에 고여 잘 나오지 않게 된다. 혹은 오줌을 잠시 가두는 역할에 문제가 생길 수도 있는데 이 경우엔 오줌이 새어 버릴 것이다.

방광병의 증상(膀胱病證) 방광에 병이 들면 아랫배가 붓고 아프다. 이때 손으로 누르면 오줌이 나올 것 같은데 실제로 나오지는 않는다. 또한 어깨 부위에 열감이 생기고, 맥이 가라앉아 있으며 새끼발가락과 외측 복사뼈 뒤쪽에서 열이 난다.(『영추』) ○방광에서 오줌이 잘 나오지 않는 것을 융癃이라 하고, 방광이 오줌을 잘 가두지 못하는 것을 유뇨遺尿라 한다.(『내경』) ○열이 하초에 몰리면 아랫배가 몹시 불편하고 방광이 뒤틀리기 때문에 오줌이 잘 나오지 않으며 심지어 발광하기도 한다. 차가운 기운이 아래로 몰리면 습담濕痰이 위로 넘쳐 침을 자주 뱉게 되고, 오줌이 찔끔찔끔 나오거나 자기도 모르게 지리게 된다.(『의학입문』)

방광병 치료법(膀胱病治法) 방광이 허하면 오줌을 참지 못한다. 이때는 기제환旣濟丸이나 가감팔미탕加減八味湯에 산수유를 두 배로 하고 오약과 익지인, 파고지를 더 넣어 쓴다. 방광이 실하면 오줌이 통하지 않는데, 이때는 익원산, 규자탕을 쓴다. 오령산은 방광을 치료하는 주요 처방이다.

이런 병증에는 여러 가지 요인이 있다. 방광에 열이 몰리거나, 차가운 기운이 침범해도 소변을 보는 데 문제가 생긴다. 또는 방광이 허하면 오줌을 잘 참지 못하고, 방광에 사기가 꽉 차 있으면(실하면) 오줌이 통하지 않는다.

신병의 증상(腎病證) 얼굴빛이 검게 변하고 잘 무서워하며 하품을 자주하는 것은 신병의 표면적 증상이다. 배꼽 아래에 박동이 느껴지고, 아랫배를 누르면 단단하면서 아픈 것은 신병의 내적 증상이다. 이때는 기가 위로 치밀어 오르고 설사를 하는데 뒤가 묵직한 느낌이 있다. 또한 발과 정강이가 차갑고 서늘해지기도 한다.(『난경』)

신과 방광은 두려움의 감정과도 관련이 있다. 두려움은 감정 중에서 가장 음적인 기운이라 수에 배속되고, 따라서 신장과 연결된다. 공포영화를 주로 여름에 개봉하는 것은 한의학적으로 보아 타당한 선택이다. 그렇지만 서늘한 효과를 위해 두려움을 이용하는 것은 별로 권할 만하지 못하다. 두려움은 신장의 기능을 마비시킨다. 극도의 공포감에 직면하면 몸이 얼어 버려 꼼짝할 수 없는 경우와 비슷하다. 그렇게 되면 좌신과 우신이 잘 교류하지 못해서 수화水火의 조화가 깨진다.

::　삼초三焦

잉여의 장부

삼초의 형상(三焦形象) 상초上焦는 안개 같고, 중초中焦는 거품 같으며, 하초下焦는 도랑 같다.(『영추』) ○상초는 양기陽氣를 내서 피부와 살 사이를 따뜻하게 하는 일을 주관한다. 그것이 마치 안개와 이슬이 스며드는 것 같아서 상초를 안개 같다고 한 것이다. ○중초는 수곡의 오미五味를 변화시키는 일을 주관하는데, 그 정미한 기운을 상부의 폐로 보내 혈이 되게 한다. 혈은 경맥을 돌아서 오장육부를 두루 영양한다. 그러므로 중초를 거품 같다고 한 것이다. ○하초는 대소변을 잘 통하게 하는 일을 주관한다. 때에 맞추어 아래로 내려보내 나가게 하고 받아들이지는 않는다. 열어서 통하게 하고 닫아서 막으니, 하초를 도랑 같다고 한 것이다.(『의학입문』)

지금까지 각각의 장과 부는 서로 짝을 지어 오행별로 다루었다. 오장과 오부를 했으니, 하나의 육부가 남았다. 바로 삼초三焦다.

삼초는 무형의 장기다. 삼초를 유형의 장기로 보는 의론이 있기 때문에 역사적으로 논란이 있기는 하다. 『동의보감』에서는 삼초를 "형체는 없고 작용만 있다."(이동원, 삼초부위三焦部位)고 하여 무형의 장기라는 입장을 취했다. 삼초는 오장과의 짝이 정해져 있지도 않다. 굳이 짝을 정하자면 '심포心包-삼초'의 결합을 말할 수 있다. 심포는 심장을 싸고 있는 막이라고 보면 된다. 그러나 심포의 형체도 유무의 논란이 있다. 『난경』에서는 "심포는 삼초와 표리가 되는데, 명칭은 있으나 형체가 없다."고 했다. 심포 역시 무형의 장부로 보는 것이다. 이렇게 되면 심포와 삼초의 짝은 무형의 장부 간의 결합인 셈이다.

이 결합을 깨고 육장육부에서 삼초만을 단독으로 오장육부 체계 안으로 수용한 것은, 앞에서 언급한 바와 같이 5와 6의 역리적 관계 때문이다. 5는 양수로서 음의 장부(오장)와 결합하고, 6은 음수로서

양의 장부(육부)와 결합한다. 한데, 다섯 개의 부로는 양수 간의 충돌이 일어나므로 하나의 장기를 추가할 필요가 있는 것이다.

이렇게까지 수의 역리성을 따져서 장부의 개수를 거기에 맞추는 것이 억지스러워 보일지도 모르겠다. 하지만 수는 동양과 서양을 막론하고 철학적 인식론에서 중용한 상징적 가치를 지녔다. 중국 도가사상에서도 다르지 않아, 수는 단순한 수량화의 용법으로서뿐만 아니라, 표상과 동일한 가치와 개념을 가진 것으로서 활용되었다. 따라서 오장육부에서 5와 6은 의학적 원리를 역리적으로 개념화하는 데 필요하다. 이렇게 역리적 개념 안에서 몸을 이론화하고 병을 진단하는 것이『동의보감』의 병리관이라 할 수 있다.

삼초는 이와 같이 단독으로 잉여의 장부가 된다. 5의 잉여로서 생긴 여섯 번째 기운은 화에 배속된다. 삼초의 화도 상화相火다. 그래서 삼초는 상화의 장부로서 지위를 갖는다. 상화의 기운을 쓰는 장부로는 대표적으로 명문(우신右腎)이 있었다. 명문에서 발생하는 명문화가 바로 상화였다. 때문에 삼초(표)와 명문(리)은 표리 관계에 있다고 보기도 한다.

길은 삼초로 통한다

삼초의 상화는 길을 내는 데 쓰인다. 명문과의 표리 관계로 비교하자면, 명문은 안으로 양기를 흐르게 하고, 삼초는 밖에서 길을 낸다.

삼초가 전하고 받는 것三焦傳受　상초가 없다면 어찌 심폐가 영기와 위기를 주관할 수 있겠는가. 중초가 없다면 어찌 비위가 수곡을 부숙할 수 있 겠는가. 하초가 없다면 어찌 간신肝腎이 진액을 소통시킬 수 있겠는가. 삼초는 형체는 없이 작용만 있지만 모든 기를 통솔한다. 삼초는 수곡이 다니는 길이며 기의 시작과 종말이 맞물린 곳이다.(『의학입문』)

삼초는 기가 다니는 길이기도 하고, 음식이 다니거나 물이 다니는 길이기도 한다. 특히 삼초는 도랑을 터준다는 뜻으로 '결독지관決瀆之 官'이라 불리기도 한다. 도랑을 트면 물이 밖으로 빠져나온다. 새로운 물길이 생기는 것이다.

해부학적으로 가장 대표적인 길은 혈관, 신경, 림프관 등이다. 대동 맥은 51억 개의 모세혈관으로 갈라진다. 이뿐만이 아니다. 모세혈관 을 빠져나오는 더 많은 길들이 있다. 예컨대 혈관을 빠져나온 백혈구 는 침입한 미생물을 잡아먹으려고 이동한다. 그 이동 경로도 역시 길 이다. 미생물이 침입하는 장소가 결정되어 있지 않듯이 미생물과 싸 우러 가는 백혈구의 길 역시 고정되어 있지 않다. 몸속에는 기존의 길 뿐만 아니라 새로운 길이 될 수 있는 수많은 길들이 예비되어 있다고 볼 수 있다.

한의학적으로 기와 혈은 경맥으로 흐르고, 음식은 비위, 물은 비위 및 폐, 신장, 방광 등으로 다닌다고 하는 것이 일반적이다. 삼초는 이 런 모든 길을 포괄한다. 다시 말해 삼초가 길을 낸다고 했을 때의 길 은 경맥의 길이기도 하고, 비위(운화)의 길이기도 하며, 폐나 신장의 길 이기도 하다.

또한 삼초 자체가 길이기도 하다.

삼초형상(三焦形象) 삼초란 몸속의 비어 있는 곳을 가리키는 말로, 장위腸胃를 포함한 공간 전체를 다스리는 관리(總司)다. 가슴 속에 있는 횡격막 위를 상초라 하고, 횡격막 아래에서 배꼽 위까지를 중초라 하며, 배꼽 아래를 하초라 한다. 이를 통틀어 삼초라고 한다.(『의학정전醫學正傳』)

위 인용문처럼 삼초는 장관腸管을 포함한 몸속의 공간이면서 동시에 공간을 형성하는 프레임이다. 몸속의 공간은 크고 작은 사이즈로 신체 전반에 존재한다. 흉강, 복강, 두개강, 부비동, 상악동처럼 비교적 큰 공간으로 분류되는 신체강들도 있지만, 원자 단위의 진공도 일종의 공간이라고 볼 수 있다. 원자의 대부분은 진공이 채우고 있다. 만일 원자에서 진공을 제거하면 그 크기는 아주 작아진다. 우리 몸의 모든 원자들에서 진공을 제거하면 소금 한 분자만 해진다고 하며, 60억 지구 인구의 몸속 빈 공간을 제거하면 사과 한 개 정도의 크기에 불과하다고 한다. 따라서 온몸은 그야말로 크고 작은 공간들의 결합체라고 할 수 있다. 그렇다면 온몸의 길을 주관하는 삼초의 프레임이란 몸 전체를 아우르는 수밖에 없다. 이로써 몸속 모든 길은 삼초로 통한다고 볼 수 있다. 해서, 삼초에 병이 들면 물의 흐름이 원활하지 않고 기가 뭉치며 음식이 잘 소화되지 않는다. 이런 증상들은 각 장부의 개별적인 병증이기도 하지만 크게는 삼초의 병이라고 볼 수 있다.

삼초병의 증상(三焦病證) 삼초에 병이 들면 배에 기가 그득 차서 아랫배가 몹시 단단해지면서 오줌이 잘 나오지 않아 다급해진다. 이때 수액이 피부로 넘치면 부종이 되고, 복부에 머무르면 복창腹脹이 된다. ○아랫배가 아프면서 오줌이 잘 나오지 않는 것은 사기가 삼초를 묶었기 때문이다.(『영추』)

삼초병의 치료법(三焦病治法) 『내경』에서 "삼초는 결독지관으로, 물길(水道)이 여기에서 나온다."고 하였다. 삼초는 상·중·하초로 연결된 수곡의 길이므로, 만일 삼초에 병이 생기면 대소변을 잘 통하게 해야 한다. ○목향빈랑환 등을 쓴다.

6장
———

혈血, 몽夢

:: 수곡이 만든 피

음혈은 수곡에서 생긴다(陰血生於水穀) 『영추』에서는 "중초에서 물과 곡식의 기를 받아 붉게 변한 것이 혈이다."라고 하였다. 또한 "영혈은 중초에서 생긴다."고 하였으며, "위胃로 들어온 곡식과 물이 경맥으로 들어가면 혈이 만들어진다."고 하였다.

혈은 영기가 된다(血爲榮) 『내경』에서는 "혈은 영기榮氣가 되어 몸 안을 영화롭게 한다. [중략]"라고 하였다. ○유종후劉宗原[명대의 의가로 이름은 순純]는 "영榮이란, 음식의 정미로운 기운이다. 이것은 비에서 만들어지고, 심의 명령을 받으며, 간으로 저장되고, 신에서 쏟아져 나와 온몸을 적신다. 영을 받아야 보고, 듣고, 걷고, 쥘 수 있다. 오장은 영을 받아 진액津液을 만들고, 육부도 영을 받아야 진액을 경맥으로 보낼 수 있다. 그리고 그 진액은 음식으로 자양된 음양의 기운을 통해 붉은 혈로 변하게 되는 것이다."라고 하였다. ○『내경』에서는 "영榮은 물과 곡식의 정기精氣로서, 오장을 조화롭게 한다. 또한 육부로 흩어져 경맥으로 들어간 뒤, 경맥을 따라 상하로 순환하면서 오장과 육부가 서로 통할 수 있도록 연결한다."고 하였다.

밥은 기氣다. 밥을 잘 먹는 것은 기로써 혈을 다스리는 가장 기본적인 방법이다. 밥을 먹어야 피를 생산하지 않겠는가. 비위에서 받아들인 수곡의 기운에 심장의 화기가 섞이면 붉은 피가 된다. 오행상 화는 화火—심心—적赤으로 계열화된다는 사실을 떠올리자. 외부의 기운인 음식이 몸에서 기화하여 영예롭게 혈로 드러나기 때문에 혈을 영榮(營) 혹은 영혈이라 부른다. 영혈은 음식과 호흡과 몸 안의 기운이 만든 합작품이다. 이들이 화합하여 혈이 되어야 제대로 기운을 쓸 수 있다. 혈은 오장육부를 적시고 사지를 서로 통하게 하여 몸과 마음이 일사불란하게 활동하게 한다.

혈을 잘 생산하기 위해서는 음식, 호흡, 기운 이 세 가지의 조화가 중요하다. 어느 한 가지라도 많거나 모자라면 혈이 잘 만들어지지 않는다. 그래서 생활태도를 잘 돌이켜 이들이 조화롭게 공급되고 있는지 지켜봐야 한다. 가장 손쉽게 체크할 수 있는 것이 음식이다. 음식을 제때 적당히 먹는지 살펴보아야 한다. 오래 굶으면 피의 재료가 부족해지니 피를 만들 수 없는 것은 당연하다. 과식은 더 위험하다. 과식은 복부를 팽창시켜 흉부를 압박하고 호흡까지 위축시킨다. 또한 소화과정에서 기를 손상시킨다. 많은 음식을 소화하는 과정에서는 유해산소가 나온다. 이것은 주변 세포를 파괴하고 뇌활동을 둔화시킨다. 그래서 자주 과식을 하면 생각이 둔해지며 건망증이 잘 오고,

심하면 치매로 이어질 수도 있음을 유의해야 한다.

:: 기로써 혈을 다스린다

혈은 기의 짝이 된다(血爲氣配) 혈은 물과 같고, 기는 바람과 같다. 바람이 물 위를 스치듯 부는 것이 바로 혈과 기의 관계이다. 기는 혈을 이끌고 다닌다. 기가 흐르면 혈도 흐르고, 기가 멈추면 혈도 멈춘다. 또한 기가 따뜻하면 혈이 매끄럽게 흐르고, 기가 차가우면 혈은 잘 흐르지 못한다. 기가 잠시라도 움직이지 않으면 혈도 흘러가지 않는다. 병이 혈에서 생겼을 경우에는 기를 조절해서 혈을 치료한다. 그러나 기로 인한 병은 혈을 조절해서 치료되지 않는다. 그러므로 사람의 몸은 기를 다스리는 것이 우선이고, 혈을 조절하는 것이 그 다음이다. 이는 또한 양이 음에 우선한다는 뜻이기도 하다.(『직지』)

한의학에서의 혈은 혈액, 즉 적혈구나 백혈구, 혈장 같은 해부학적 구조물과는 좀 다르다. 서양의학에서의 혈액은 장기로 인식된다. 모든 장기는 해부 가능한 대상이다. 해부학적 대상으로서의 혈액은 고정된 실체로서 다뤄지는 까닭에 한의학에서 다루는 '혈'과의 차이점이 확연히 드러난다. 한의학에서 혈의 개념은 고정된 실체로서는 성립되지 않는다. '흐름'이라는 사건 속에서만 혈을 말할 수 있기 때문이다. 출혈로 인해 밖으로 이탈한 피는 더 이상 흐르지 않으므로 혈이라고 말할 수 없다.

흐르고 있는 모든 것에는 동력이 함축되어 있다. 몸에서의 모든 동력은 기로 통한다. 혈 역시 기를 내포한다. 혹은 '혈이 곧 기'라고도 말할 수 있다. 혈은 흐르고 있어야 혈이라고 할 수 있고, 혈의 흐름은 기의 움직임으로 일어나기 때문이다. 따라서 혈은 반드시 기를 내함하고 있어야만 혈이 될 수 있다. 혈을 다른 말로 영기榮氣라고 하는 것도 그런 이유에서다.

기는 정과 신의 모태이고 더 나아가 만물의 원류다. 생리학적으로는 근육의 에너지이기도 하고, 면역력이기도 하며, 감정이나 사유 같은 정신활동이기도 하다. 따라서 '혈이 곧 기'라는 명제는 혈 안에 자연의 다양한 양태와 생리적 기전이 내포되어 있다는 말이기도 하다. 다시 말해 몸 안에는 자연과 삶의 모습이 담긴 구체적인 물질이 흐르고 있다는 뜻이다.

다만 기와 혈은 음양으로 구분된다. 기가 무형적이고 비물질적인 에너지라면 혈은 유형적이고 물질적인 에너지원이다. 그래서 양기와 음적으로 대대한다는 의미에서 혈을 음혈이라고 이른다. 그렇게 양기와 음혈은 짝을 이루며, 줄여서 '기혈'이라고 한다. 기와 혈은 같은 기운이지만 피라는 음의 형태로 흐르기도 하고, 양기로 전화되어 쓰이기도 한다. 이것을 『동의보감』에서는 물과 바람으로 비유했다.

음혈은 양기로 전화되고, 양기는 음혈을 생산한다. 음식의 지기와 호흡의 천기는 몸과 외부의 중간항이 되어 촉매역할을 한다.(3장 정기신 참조) 폐에 모인 지기와 천기는 서로 섞이고, 촉매작용이 일어나면서 몸에서 필요한 기운으로 기화된다. 이 기를 종기宗氣라고 했다. 종기는 폐에서 선발작용으로 온몸에 뿌려 주는데 일부가 심장에서 화火의 정수를 받는다. 이것이 바로 혈이 된다. 바로 양기가 음혈을 생산하는 기전이다. 음혈은 군화로서 혈맥을 돌며 기초대사를 유지하고 남은 화기를 신장에게 건네어 명문화(또는 상화)로 쓰이도록 한다. 이것은 혈이 다시 기운으로 전화되는 기전이다. 이렇게 혈과 기는 어느 것이 먼저랄 것 없이 맞물려 있다. 하지만 이런 움직임과 시스템을 만든 것은 결국 '기'다. 기가 혈을 이끌고 다닌 것이다.

그렇다면 양기로 드러난 육체의 에너지, 정신활동의 양태는 혈의 상태를 반영한 것이며, 또한 혈에 반영될 것이다. 다시 말해, 혈에 담긴 자연과 삶의 모습은 기에 의해서 육체와 정신활동으로 펼쳐지며, 기가 펼치면서 관계하는 모든 인연은 혈에 담긴다. 그렇기 때문에 삶의 모든 활동을 살펴서 혈의 상태를 진단할 수 있고, 혈이 일으킨 병증을 통해서 삶의 활동을 진단할 수 있다. 또한 기는 혈을 이끌기 때문에 생활태도를 바꿔서 혈을 치료할 수도 있는데, 이것이 기를 조절해서 혈을 치료하는 방법이다. 그렇다면 감정이라는 기의 활동도 혈과 연동하는 것이 당연할 것이다. 그 관계를 살펴보자.

∷ 혈의 심리학

칠정은 혈을 요동하게 한다(七情動血) 지나치게 기뻐하면 심이 요동하여

혈을 만들지 못하고, 갑자기 화를 내면 간이 손상되어 혈을 저장할 수
없다. 근심이 쌓이면 폐가 상하고, 생각을 많이 하면 비가 상하며, 뜻을
잃으면 신이 상한다. 이것이 칠정에 의한 내상內傷이라고 하는 것인데,
이 모든 과정에서 혈이 요동하게 된다.(『의학입문』)

감정이 과도하게 일어나면 혈이 요동한다. 기쁨도 예외는 아니다. 지
나치게 기뻐해도 혈이 안정되지 못한다. 잔잔한 기쁨은 혈액순환을 원
활하게 하지만 과도하면 혈을 요동하게 한다. 특히 상초에 양기가 가
득 차게 되어 심장에 가장 큰 영향을 끼친다. 오행적으로도 심과 기쁨
이 모두 화에 배속된다. 기쁨은 심의 건강성과 밀접하게 연결되어 있
는 것이다. 심장은 피를 생산한다. 혈이 만들어지려면 심장이 고요해
야 한다. 역동성은 고요함에서 비롯되는 법이다. 화의 동력을 지닌 혈
은 심장이 안정되어야 원활하게 생산된다. 여기서 말하는 기쁨은 쾌
락 혹은 쾌감이다. 쾌락과 쾌감은 삶을 추동하는 요소이긴 하지만 중
독으로 이어지기 쉬워 삶의 다른 가능성을 오히려 억압한다는 측면
이 있다. 불교에서는 선정禪定에 들어 일어나는 쾌감마저 경계한다. "이
런 선정에 빠지다 보면 중생을 제도하려 하지 않기 때문"(남회근, 신원
봉 옮김, 『금강경 강의』, 부키, 126쪽)이다. 쾌감이 일어나면 여기에 머무
르려는 집착이 생긴다. 지속적인 쾌감은 상화를 일으켜 피를 생산할
수 있는 고요한 환경을 망친다. 기쁨이 혈을 만들지 못하게 하는 원리
가 이러하다.
　근심과 폐는 금 기운으로 연결되고, 생각과 비는 토 기운으로 연

결되며, 뜻을 세우는 일과 신장은 수 기운으로 연결된다. 근심이 깊어지거나, 생각이 과도하게 많고, 불안함에 뜻을 제대로 세우지 못하면 폐, 비, 신이 병들게 된다. 오장육부의 이러한 질병 메커니즘에 혈이 관계한다. 근심은 폐의 선발작용을 위축시켜 피의 원료를 심장으로 원활하게 보내지 못하게 한다. 또한 생각이 지나치면 비기脾氣가 수곡의 정미로운 기운을 폐로 잘 올리지 못한다. 수곡이 비에 정체되면 그만큼 혈의 생산이 약화될 것이다. 뜻을 세우지 못하면 혈액순환에 문제가 생긴다. 뜻을 세운다는 것은 특정한 목표를 세우는 것이 아니라 삶에 대한 의지를 말한다. 예컨대, 아침에 잠에서 깨어 일어난다는 것은 최종적으로 뼈를 움직이게 하는 사건이다. 간이 가장 먼저 깨어나고 신장이 가장 늦게 발동된다. 신장이 일어나야 그 사람의 하루가 시작된다. 이 마지막 움직임이 삶의 의지와 관계가 있다. 의지가 박약하면 아침에 눈을 떠도 바로 일어나기가 어렵다. 신장이 별로 좋지 않다는 증거다. 간이 안 좋으면 깨어나는 것 자체가 어렵다. 이건 의지로 일어나는 것이 아니다. 동쪽에서 뜨는 해와 간목肝木이 시간적으로 상응하는 일이다. 이처럼 신장은 삶의 의지를 촉발시켜 뼈를 움직이게 하는 역할을 한다. 이것이 뜻을 세우는 것과 통한다. 뜻을 세우지 못한다는 것은 의지가 약하다는 것이고, 신장의 명문화에 화기가 약해진다는 뜻이며, 명문화를 일으킬 군화의 화력이 별로 필요치 않다는 말이다. 이것이 혈허血虛로 이어진다. 필요가 없어지면 기능이 퇴화되는 법이다. 명문화가 일어날 일이 별로 없으면 혈도 줄어들게 될 것이다.

분노는 간과 연결된다. 간은 혈을 저장한다. 저장된 물이 있어야 나무가 위로 쭉쭉 뻗어나갈 수 있듯이, 간도 혈을 잘 저장하고 있어야 간 기운을 잘 펼칠 수 있다. 혈이 간에 잘 저장되지 못하면 억울한 느낌이 나고 쉽게 화를 내며 사지가 뻣뻣해지고 설사를 하거나 가슴이 갑갑해지기도 한다. 이런 증상들은 화병과 비슷하다. 대개 화병을 간 병으로 본다. 이는 분노와 간, 그리고 혈의 저장과 관련이 있다.

칠정은 혈을 요동하게 한다(七情動血) 크게 화를 내면 형체에 깃든 기운이 끊어지고 혈이 상부로 몰려와 사지가 갑자기 차가워지면서 정신을 잃게 되고, 때로는 기가 치밀어 올라 피를 토하기도 한다. 이는 노여움으로 음이 보존되지 못하기 때문이다. 음이 부족하면 화가 요동을 쳐서 혈이 경맥을 벗어나게 된다.(『단계심법』) [중략] ○또한 성생활이 지나치면 음화陰火가 끓어 오른다. 이때 혈은 이 화기를 따라 오르며 요동을 치기 때문에 제멋대로 경맥을 벗어나기도 한다.(『의학정전醫學正傳』)

분노가 더욱 심해지면 혈이 끓게 된다. 분노는 양적인 기운이다. 크게 화를 내면 형체에 깃든 양기가 들떠서 오장육부를 조율하지 못한다. 양기는 화기이기도 하다. 화기가 항진되면 진액과 혈을 끓이고 말린다. 혈이 끓게 되면 혈맥을 벗어나게 되고 그것이 인후로 빠져나오면 객혈이 된다. 특히 몸이 마르고 화를 잘 내는 사람은 객혈이 나올 가능성이 높다. 여기에 술과 담배가 더해지면 아침마다 양치를 하면서 피가 섞인 가래를 뱉어내곤 한다.

분노가 양적인 화 기운이라면 성욕은 음적인 화 기운이다. 성욕이 은밀한 욕망이라서 그렇다. 그래서 음화陰火라 하는 것이다. 음화도 양화와 마찬가지로 혈을 들뜨게 한다. 음화는 양화처럼 요란하진 않지만 은밀하게 뿌리를 흔든다. 양화가 상초 위주로 요동치는 반면, 음화는 하초에서 요동한다. 하초가 흔들리면 몸 전체가 흔들리는 법이다. 그래서 음화를 조장하는 성욕이 지나치면 늘 은밀한 항진 상태가 된다. 들뜨긴 하지만 들뜬 모습이 드러나지 않는 까닭에 일상이 늘 불안하고 일에 일관성이 떨어진다. 이렇게 일상의 리듬을 지킬 수 없는 상태에선 어떤 것을 해도 평온할 수 없다. 그래서 섹스 중독자는 아무리 섹스를 자주 한다 해도, 아니 오히려 섹스를 하면 할수록 채워지지 않는 공허함과 자괴감에 시달린다. 음화가 혈을 요동시켜 몸과 마음의 중심을 무너뜨리기 때문이다.

감정과 성욕은 심장을 항진시켜 군화의 안정성을 해친다. 심장을 자꾸 두근거리게 하고 현실감각을 놓치게 하며 알 수 없는 불안을 야기하기 때문이다. 심장은 혈맥을 주관하고, 군화는 혈의 모습으로 존재한다. 따라서 감정과 성욕의 항진은 혈 그리고 심장과 관련된 질병을 초래한다. 그렇기 때문에 감정의 조절을 통해 혈과 심장의 질병을 치료하거나 예방하는 것도 가능하다. 이것이 위에서 말했던 것처럼 기로써 혈을 조절하는 대표적인 방법이다.

:: 어혈과 혈열의 병리

혈을 얘기할 때 빠져선 안 되는 두 가지 병증이 있다. 어혈瘀血과 혈열血熱이 그것이다. 이 두 병증은 매우 중요하다. 어혈은 아주 흔하게 일어나는 병증(특히 여성에게)이며 혈열은 매우 위험한 상황을 유발할 수 있기 때문이다. 어느 경우건 혈액순환에 문제가 생기고 심하게는 정신질환이 나타나기도 한다는 점에서 더욱 그렇다.

어혈은 축혈蓄血이라고도 한다. '혈의 뭉침'이라고 해도 좋고, 혈전血栓이라고 생각해도 무방하다.

축혈증蓄血證 축혈이란 어혈이 쌓인 것이다. 상한傷寒 열병 때 몸이 누렇고, 검은 변을 보며, 미친 것 같고, 건망이 심한 것은 축혈 때문이다. (장중경) [중략] 축혈이 있으면, 가래가 나오고, 목이 타는 듯하고, 정신이 없고, 잘 잊어버리며, 항상 따뜻한 물로 입을 축이려 한다.(『직지』) ○[중략] 어혈이 있으면 물로 입안을 축이려고만 하고 삼키지는 않는다.(『의학입문』) ○축혈증은 몸의 상중하부에서 각각 다르게 나타난다. 코피를 흘리거나 피를 토하는 것은 상부축혈이고, 가슴에 피가 뭉친 것은 중부축혈, 그리고 하초에 피가 쌓인 것은 하부축혈이다. 상부에 피가 쌓이면 잘 잊어버리고, 중부에 쌓이면 가슴이 그득하면서 몸이 누렇게 뜨고, 물을 입에 적시기만 하지 삼키려고는 하지 않는다. 하부에 쌓이면 미친 듯이 날뛰고 변이 검게 나오며, 아랫배가 단단하면서 아프다.(해장海藏)

'상한 열병'은 외사로 인해 발병한다. 서양의학으로는 가벼운 감기몸살에서 심각한 법정 전염병까지, 대개 고열을 동반한 감염성 질환을 의미한다. 외부에서 미생물이 들어오면 면역계는 침투한 미생물과 전투를 벌인다. 그 증거가 고열과 몸살이다. 그런데 몸 안에 어혈이 있는 상태에서 외사가 들어오면 어떻게 될까?

어혈은 일정한 자리에서 기혈의 흐름을 방해한다. 어혈이 있는 곳은 기혈이 잘 돌지 않아 오장육부의 기능을 저해한다. 이때 사기가 들어오면 내부의 기혈은 더욱 줄어들어 오장육부의 활동은 더욱 위축된다. 외사가 들어오면 몸은 사기를 방어하기 위해 오장육부의 기혈을 일부 표면 쪽으로 이동시키고, 그래서 오장육부에는 순간적으로 기혈이 모자라는 것이다.

몸에서 흐르지 않고 머물러 있는 것은 대개 열을 발생시킨다. 담음도 그렇고 어혈도 그렇다. 물론 열은 심장의 화기로부터 전이된 것이다. 심화는 머물러 있는 것을 자극하기 위해 화기를 건넨다. 그래도 흩어지지 않으면 뭉쳐진 그것은 그 자리에서 열기를 내뿜고만 있는 불덩이가 된다. 열이 생기면 목이 마른다. 열이 진액을 말리기 때문이다. 몸에 진액이 마르면 목이 마른다. 그래서 물을 찾지만 어혈이나 담음으로 인한 갈증은 목만 축이려 하고 마시려 하진 않는다.

어혈이 중초에 있으면 비위를 상하게 하여 몸이 누렇게 된다. 비위는 오행상 토에 속하고, 토에 배속된 색은 황색이기 때문이다. 일반적으로 해당 오행의 색이 몸에 드러나면 그 장기에 문제가 생겼다는 뜻이다. 검은 변을 본다는 것은 하초에 어혈이 있다는 뜻이다. 검은색은 신장과 연결된다. 신장은 수에 속한다. 신장의 활동이 위축되면 심장과 교류하지 못한다. 이는 물과 불이 서로 섞이지 못하는 것, 즉 수승화강水升火降에 문제가 생긴 탓이다. 신의 수水가 심의 화火를 제어하지 못하면 미쳐 날뛰게 된다. 심이 주관하는 신지神志가 안정을 잃기 때문이다. 상초에 어혈이 쌓이면 심의 신지가 위축된다. 건망이 생기는 것은 그런 이유에서다.

　체온이 올라가면 몸속 미생물의 활동이 느려지고 면역계를 활성화한다. 감기 초기에 열이 오르는 것도 감기 바이러스를 억제하고 면역력을 높이기 위한 몸의 방어기제다. 반대로 체온이 낮아지면 면역력이 약해지며 혈류 속도가 떨어진다. 양기가 약해지는 것이다. 특히 양기가 부족한 사람은 체온이 낮아지지 않게 관리하는 것이 중요하다. 따뜻한 음식과 적절한 운동은 혈류 속도를 높이고 모세혈관을 확장시켜서 체온을 유지하는 데 도움이 된다. 암세포를 제거하는 면역세포도 활성화되어 암 치료와 예방에도 도움이 될 것이다. 그러나 몸에 열이 과도해지면 혈열이 일어나 오히려 위험할 수 있다.

　미국 애틀란타의 어느 의사는 체온을 높이기 위해 피의 온도를 높여서 치료하는 방법을 고안해냈다. 혈액을 모아서 빼낸 다음 섭씨 46도까지 가열해서 다시 몸에 집어넣는다. 그는 에이즈 환자를 실험 대상으로 선택했다. 시술을 하고 나서 검사를 했더니 에이즈 바이러스의 활동이 약화된 동시에 면역세포의 수치도 올라갔다. 어떤 환자는 텔레비전에 출연해서 에이즈가 완쾌되었다고 선언하기까지 했다. 그러나 세 번째 환자를 시술하던 도중에 환자가 사망하는 사건이 벌어졌다. 이것으로 이 치료법은 중단되었다. 그리고 가열한 혈액이 몸 속에 들어간 이후 시간이 지나면 바이러스가 다시 활발해진다는 사실이 밝혀졌다.

한의학에서 혈열은 대단히 위험한 증상이다. 심장을 상하게 하고 심하면 정신이상을 일으키기도 한다. 미생물을 죽일 순 있겠지만 잘못 하다간 숙주도 죽인다. 더구나 피를 외부에서 데워서 넣는다니, 이건 몸을 살아 있는 생명으로 보지 않는다는 뜻이다. 생명은 스스로 일어 나는 순환에 의해 항상성을 유지한다. 자체적으로 생동하는 이 시스 템에 인위적으로 개입하는 일은 매우 조심스럽게 접근해야 한다. 몸은 개별적인 부품이 아니라 종합적인 관계성으로 연결되어 있다. 하나의 회로가 바뀌면 전체 함수관계가 변할 수 있다. 아무튼 혈이 차가워지 는 것도 문제지만 혈에 열이 생기는 증상은 큰 문제다. 어혈이 흩어지 지 않고 열을 조장하면 여러 가지 병증이 나타난다.

열은 혈을 상하게 한다(熱能傷血) 열은 모두 심에서 나오는데, 열이 심하 면 혈을 상하게 한다. [중략] (『직지』) ○주진형은 "혈이 열을 만나면 제 멋대로 흘러가고, 한寒과 만나면 엉긴다. 입이나 코에서 피가 나는 것은 모두 양이 성하고 음이 허하기 때문이다. 혈이 양기를 따라 오르기만 하고 내려오지 않으면 입과 코로 출혈이 생기게 된다. 이때는 음을 보 하고 양을 누르는 치법을 써야 한다."고 하였다.

코피(뉵혈衄血) 코는 뇌와 연결되어 있기 때문에 혈이 올라가 뇌로 넘치면 코피가 난다. 여기에 양명경陽明經까지 열이 몰리면 코와 입에서 피가 흘러나온다. [중략] (『의학입문』) ○주진형은 "코피가 날 때는 피를 서늘하게 하고 잘 순행시키는 치법을 쓴다. 서각지황탕에 울금, 편금, 승마를 더 넣어 쓴다."고 하였다. ○이동원은 "코피는 폐에서 나온다. [중략]"고 하였다. ○『내경』에서는 "비脾의 열이 간으로 옮겨가면 잘 놀라면서 코피가 난다. 봄에는 코가 잘 막히고 코피도 잘 난다."고 하였다.

코피도 어혈의 열증으로 인한 출혈의 하나다. 코피의 여러 원인 중 가장 중요한 요인이다. 양명경은 위와 관련된 경맥인 족양명위경足陽明胃經을 말한다. 코와 입 주위를 순행하기 때문에 이 경맥에 열이 몰리면 코와 입에서 피가 나올 수 있다. 양명열(양명경의 열)은 비위脾胃의 열을 말한다. 고기와 술같이 무겁고 열이 많은 음식(고량후미)을 즐겨 먹으면 비위에 열을 조장한다. 이 또한 코피의 중요한 원인이다.

간열과 폐열도 역시 코피를 조장할 수 있다. 간열은 화를 잘 내거나 눈을 피로하게 하면 잘 생긴다. 아이들의 코피는 대개 간열과 비열 때문이다. 특히 지금 아이들은 게임과 스마트폰 때문에 눈이 심하게 자극을 받는다. 거기에 햄버거와 라면 따위의 무거운 음식을 자주 섭취한다. 간과 비위는 이런 생활습관과 식습관에 하루 종일 시달린 탓에 열을 내는데, 이것이 코피로 이어질 수 있다. 이때 아이가 몸이 허하다고 인삼 같은 따뜻한 보약을 먹인다. 그러니 열이 꺼질 리 없다. 몸을 많이 써야 할 나이에 눈과 귀를 혹사시키니 양생에 도움이 안 된다. 양생법의 조언처럼 과도한 것은 줄이고 또 줄여야 한다. 오감의 감각을 줄여 상초로 떠 있는 화기를 내리고 하체를 움직여 물을 끌어올려 오장육부의 균형을 맞추는 노력이 필요하다.

『동의보감』은 "여러 가지 혈증은 다 열증이다."라고 한 주진형의 견해를 인용하면서 갖은 혈증을 소개하고 손쉬운 처방까지 제시한다. 축혈증과 코피 말고도, 피가 흘러나오는 통로로는 입이 있으니 이와 관련된 여러 증상도 열거되어 있다. 구혈嘔血, 토혈吐血, 해혈咳血, 수혈嗽血, 각혈咯血, 타혈唾血 등인데 이들 증상 역시 혈열이 원인인 경우가 많아, 열을 끄고 빠져나간 혈의 생성에 도움이 되는 약을 써서 치료하도록 권한다.

오줌과 대변에서 피가 나오는 것도 열과 관련이 있다.

요혈尿血 『내경』에서는 "열熱이 포胞에서 방광으로 옮겨가면 오줌에서 피가 나온다."고 하였다. ○장중경은 "열이 하초에 있으면 요혈이 된다."고 하였다. ○임병淋病[오줌이 방울방울 떨어질 정도로 더디 나오는 병]에 통증과 요혈이 같이 나타나는 것은 원인이 방광에 있다. 요혈이 있지만 통증이 없는 것은 심열이 소장으로 옮겨갔기 때문이다.(『의학정전』) ○오줌에서 피가 섞여 나오는데도 통증이 없는 것은 요혈이지 임병이 아니다. 이것은 피가 요도에서 나오는 것이다. 이는 심열이 소장으로 옮겨갔기 때문이다. 사물탕에 치자, 활석, 우슬, 황금, 황련을 더해서 쓴다.(『의학입문』) ○심열이 소장으로 숨어들어 요혈이 생긴 경우에는 팔정산八正散에 맥문동을 더해서 달여 먹는다.(『백병구현百病鉤玄』)

변혈便血 『내경』에서는 "결음結陰은 변을 보면서 피를 한 되 가량 쏟는 병이다. 두 번째 결음에는 피를 2되나 쏟고, 세 번째에는 3되나 쏟는다."라고 하였다. 주석에서는 "결음이라는 병은 음기가 속에 뭉쳐서 밖으로 돌지 못하면 피가 맥 안에 머물지 못하고 창자 사이로 스며들기 때문에 변혈이 나온다. 그 맥이 허하고 삽澁한 것이 이것인데, 피가 맺혀서 돌지 못하기 때문에 아래로 나오는 것이다. 그러므로 평위지유탕平胃地楡湯, 결음단結陰丹으로 주로 치료한다."라고 하였다.(『의학강목』) ○『영추』에서는 "사기가 오장에 있으면 음맥이 조화롭지 않고, 음맥이 조화롭지 않으면 피가 한 곳에 맺힌다."고 하였다. [중략] 피가 한 곳에 머물러 넘치면 창자 사이로 스며들어 혈변을 보게 된다.(『의학입문』) ○ 장중경은 "대변이 먼저 나오고 나중에 피가 나오는 것은 항문에서 멀리 떨어진 곳에서 출혈이 시작된 것이고, 대변이 나오기 전에 먼저 나오는 피는 항문 가까운 곳에서 생긴 출혈 때문이다."고 하였다.

혈열은 깊숙한 곳에서 시작된다. 열이 숨어들거나 음기가 뭉치거나 사기가 오장 안에 머물러 있을 때 혈열이 일어난다. 열이 들어갔을 때뿐만 아니라 음기가 뭉쳐도 혈열이 생길 수 있다. 음기는 차가운 물의 기운이지만 흐르지 않고 뭉치면 열이 된다.

:: 꿈, 잠을 위한 진혼곡

잠은 하루의 활동에 대한 달콤한 휴식이다. 아무리 피곤해도 하룻
밤 잘 자고 나면 이튿날 아침엔 다시 원기가 충만해진다. 한편으로 잠
은 죽음 체험이다. 잠은 죽음과 닮았다. 의식을 내려놓는다는 점에서
그렇다. 잠에서 깨어나는 것은 죽음 체험을 뒤로 하고 다시 태어나는
사건이다. 우리는 매일 생사를 체험하는 셈이다.

죽음 체험의 효과는 무엇일까? 새로운 오늘로 몸이 다시 태어날 수
있는 생성, 도약의 기운을 선물한다. 이것은 휴식에 의한 원기 충전 이
상의 의미가 있다. 휴식은 연장이고, 죽음은 단절이다. 잠은 연장과 단
절 사이에 있다. 연장은 생물학적 존재의 지속이고, 단절이란 오늘이
라는 사건의 소멸을 의미한다. 그런데 그 사건 안에 '나'라는 존재가
있으니, 오늘의 소멸 안에는 오늘을 살았던 '나'의 소멸도 포함될 것
이다. 따라서 잠은 오늘과 함께 '나'를 소멸시킴으로써 내일, 즉 새로운
오늘과 상응할 수 있는 신체로 세팅하는 것이다. 물론 그 시간적 소멸
을 겪고 변화된 생물학적 신체는 지속되어야 한다. 새로운 아침은 새
로운 탄생을 의미한다. 어떠한 과거의 부채도 없이 모든 업장이 소멸
된 새로운 몸이 되는 것이다.

그러나 인간은 죽음에 대한 원초적인 두려움이 있다. 인간은 오랫
동안 그 두려움에 맞서 왔다. 종교적으로 내세를 창조하기도 하고, 인
식의 차원에서 철학적으로 돌파하기도 했다. 그러나 인간은 죽음이라
는 삶의 단절을 여전히 받아들이기 힘들다. 그래서 새로운 차원으로

삶을 연장시키기 위해 제사를 지내고 영혼을 불러들이기도 한다. 산 사람을 위해서다. 죽음은 단절이 아니라 차원을 달리한 삶의 연장이라는 것을 여러 의식을 통해 위로받고 싶은 것이다.

죽음에 대한 그러한 두려움은 죽음 체험조차 온전하게 받아들이기를 꺼리게 한다. 그래서 인간은 잠의 세계에 대한 깊은 두려움을 내재하고 있다. 공포영화에서 잠과 관련된 모티프가 종종 사용되는 것도 이 때문이다. 꿈의 기능 중 하나가 이것과 관련이 있다. 죽음으로 인한 삶의 단절, 그 두려움을 완충하는 장치로서 꿈이 등장한다. 잠이라는 고요의 상태가 죽음 이후의 적막과 무의식적으로 오버랩되면 어둠과 고립에 대한 두려움이 생긴다. 그 두려움이 단절을 유보케 하고 꿈을 만들어낸다. 꿈은 신화와 영혼의 세계를 넘나든다. 현실과 신화가 겹치는 꿈속의 이미지는 현실의 삶과 그 너머의 세계 사이에서 죽음의 세계를 소개함으로써 단절의 충격을 완화하는 효과를 낸다. 단절의 두려움에 대한 완충작용, 그것이 꿈의 근원적 기능이다.

잠이 죽음 체험이라면, 꿈은 죽음을 위로하고 애달파하는 진혼곡이라 할 수 있다. 삶에 대한 미련과 죽음에 대한 두려움, 꿈은 그 미련과 두려움이 낳은 무의식의 노래다.

:: 꿈의 진단학

『동의보감』에서 꿈은 혼백이라는 신神이 들떠서 세계와 만나는 현상이다.

혼백이 꿈이 된다(魂魄爲夢) 꿈을 꾸는 것은 혼백이 사물에 작용하기 때문이다. 몸이 사물과 만나면 일이 발생하고, 신神이 사물을 만나면 꿈을 꾼다.(『의방유취醫方類聚』) ○옛날의 진인眞人은 꿈을 꾸지 않았다. 잠을 자면서 꿈을 꾸지 않는 것은 신이 온전히 보존되어 있기 때문이다.(『정리』) ○심心이 실하면 근심에 빠지고 잘 놀라며 괴상한 꿈을 꾼다. 허하면 혼백이 들떠 어지러이 꿈을 많이 꾼다. 이때는 별리산別離散, 익기안신탕益氣安神湯을 쓴다.(『의학입문』) ○사기가 들어와 혼백이 불안해지는 것은 혈기가 부족하기 때문이다. 혈기 부족은 심과 관련이 있다. 심기가 허한 사람은 두려움이 많고 자꾸 자려고만 하며, 멀리 가는 꿈을 꾼다. 이는 정신이 흩어져 혼백이 제멋대로 돌아다니기 때문이다. 음기가 쇠약하면 전증이 되고, 양기가 쇠약하면 광증이 된다.(장중경)

사물(物)은 세계를 의미한다. 몸과 사물이 만나면 '일'이 된다. 일은 정精과 신神이 세계를 인식하는 사건이다. 이때는 깨어서 활동하는 시간이다. 그런데 잠을 잘 때는 몸(精)이 사물과 만나지 못한다. 다만 혼백이라고 하는 신은 정과 함께 휴식하지 않고 따로 움직여서 세계와 만난다. 그래서 꿈의 병리에서 가장 중요한 것은 혼백의 작용이다. 혼백의 상태는 혈의 흐름이 좌우한다. 왜냐하면 혈의 흐름은 기의 상태에 반영되기 때문이다. 기는 곧 감정이기도 하다. 혈이 부족하거나 망동하여 잘 흐르지 못하면 감정에 문제가 생기고, 그러면 혼백이 들뜨게 된다.

혈과 혼백은 모두 심장과 깊게 관련되어 있다. 흔히 심장을 피와 마음의 상징으로 여긴다. 한의학에서도 심은 혈과 신지를 주관한다고 본다. 따라서 심장에 문제가 생기면 혈과 신이 안정되지 않아 꿈을 많이 꾸게 된다. 실하다는 것은 사기가 가득 차 있다는 뜻이고, 허하다는 것은 정기가 부족하다는 뜻이라고 했다. 심에 사기가 들어오면 신을 놀라게 하고, 심에 정기가 부족하면 신이 안정되지 못해 혼백(혼은 간의 신이고, 백은 폐의 신이다)이 요동한다. 어떤 경우건 꿈자리가 뒤숭숭하다.

물론 심장은 오장육부와 연동된다. 신을 주관하는 것은 심장이지만 신이 심장에만 머무는 것은 아니다. 다른 장부에도 신이 기거한다. 간의 신은 혼魂이라 하고, 폐의 신을 백魄이라 하며, 비의 신은 의意이고, 신장의 신은 지志이다. 따라서 오장의 상태가 신神에 영향을 주며, 이는 곧 꿈으로 드러난다.

오장의 허실에 따라 꿈이 된다(五臟虛實爲夢) 간기肝氣가 허하면 꿈에 버섯이나 싱싱한 풀이 보이고, 간기가 실하면 나무 밑에 엎드려 일어나지 못하는 꿈을 꾼다. 심기心氣가 허하면 불을 끄거나 양陽에 속하는 사물이 보이고, 실하면 불이 타오르는 꿈을 꾼다. 비기脾氣가 허하면 음식이 부족한 꿈을 꾸고, 실하면 담을 쌓고 지붕을 덮는 꿈을 꾼다. 폐기肺氣가 허하면 꿈에서 흰 것을 보거나 사람이 베어져 피가 흥건한 광경을 보게 되고, 실하면 전쟁하는 꿈을 꾼다. 신기腎氣가 허하면 꿈에 배가 보이거나 물에 빠진 사람이 보이고, 실하면 물에 빠져서 두려워하는 꿈을 꾼다."(『내경』)

음사가 꿈을 꾸게 한다(淫邪發夢) 황제가 물었다. "음사淫邪가 체내에 퍼져서 미치는 영향은 어떠한가?" 기백이 대답했다. "사기가 밖에서 몸 안으로 침입하는데 일정하게 머무르는 곳을 정하지 않았으니 장부로 숨어들기도 하고, 정처가 없으니 영위榮衛와 더불어 돌아다니고, 혼백과 함께 떠돌아다니므로 사람이 누워도 잠자리가 불안하고 꿈을 잘 꾸게 됩니다. [중략]" ○또 말하였다. "궐기厥氣가 심에 침입하면 언덕이나 산에 불이 나서 연기가 오르는 꿈을 꾸고, 폐에 침입하면 날아다니거나 이상한 모양의 쇠붙이를 보는 꿈을 꾸며, 간에 침입하면 꿈에 산이나 큰 나무가 있는 숲이 보입니다. 또 비에 침입하면 언덕이나 큰 연못, 무너진 집, 비바람이 치는 장면을 꿈꾸게 되고, 신에 침입하면 깊은 연못에 빠지는 꿈을 꿉니다. 궐기가 위에 침입할 경우엔 음식을 먹는 꿈을 꾸고, 대장에 침입하면 꿈에서 논밭이 보이며, 소장에 침입하면 사람이 많은 마을과 길을 꿈에서 보게 됩니다. 담에 침입하면 타인과 다투거나 혹은 자해하는 꿈을 꾸고, 생식기에 침입하면 성교하는 꿈을 꿉니다. 목에 궐기가 들어오면 목이 잘리는 꿈을, 종아리에 침입하면 도망치려 해도 앞으로 나가지 못하거나 깊은 땅굴에서 자는 꿈을, 또 넓적다리와 팔뚝에 침입하면 예의바르게 절을 하는 꿈을, 그리고 방광과 직장에 침입하면 대소변을 보는 꿈을 꿉니다."(『영추』)

혼이 떠나 잠을 자지 못하는 것(魂離不睡)　사명四明에 사는 동씨 성을 가진 사람이 신기神氣가 편안하지 못해 자려고 하면 혼백이 떠다니는 것 같고, 가슴이 두근거리며, 자주 가위에 눌려서 밤새도록 잠들지 못하였다. 여러 의사가 치료했지만 별 효과가 없었다. 허숙미許叔微가 진찰하고 나서 "맥을 보아 하니 이는 사기가 간에 침입해서 생긴 병이지 심병이 아니다. 일반적으로 잠자리에 들면 혼이 간으로 돌아가 신이 안정되어 잠을 잘 수 있다. 그런데 지금처럼 간기가 허해서 사기가 들어온 경우에는 혼이 간으로 돌아가지 못한다. 그래서 눕기만 하면 혼이 몸을 떠난 것처럼 느껴지는 것이다. 특히 간은 분노를 주관하기 때문에 조금만 화를 내도 병증이 심해진다."고 하였다. 그리고 진주모환과 독활탕을 주었고, 환자는 그 약을 한 달 동안 먹고 병이 다 나았다.(『보제본사방普濟本事方』)

생각이 지나쳐서 잠을 자지 못하는 것(思結不睡)　어떤 부인이 생각이 많아서 2년 동안 불면증에 시달렸다. 장종정이 "양 손의 맥이 모두 완한 것은 비脾가 사기를 받은 것이다. 비는 생각을 주관하는데, 생각이 지나치면 비에 사기가 든다."라고 하였다. 장종정은 부인이 화를 낼 수 있도록 남편과 계획을 짰다. 그는 치료비를 많이 받고 며칠간 술만 먹다가 한 장의 처방도 내어 주지 않고 그대로 도망가 버렸다. 부인은 몹시 화를 냈고, 그날 밤 깊은 잠에 들어 8~9일 동안 깨어나지 않았다. 이후 밥도 잘 먹고 맥도 정상적으로 뛰었다. 이것은 담이 허해 생각을 주관하는 비를 제어하지 못했기 때문에 불면에 시달린 것이다. 그래서 화를 내게 하여 담기膽氣를 북돋고, 담이 비를 제어해서 잠을 잘 수 있게 한 것이다.(장자화)

진혼곡에 담긴 애도가 삶에 대한 미련과 집착에서 비롯되었듯이, 단절에 대한 완충작용으로서의 꿈 역시 그러하다. 이러한 미련과 집착으로 엮이는 감정의 다양한 스펙트럼은 오장육부와 기혈의 병리적 이론으로 연결된다. 한의학에서 칠정은 가장 중요한 병인이므로. 요컨대 한의학적으로 꿈은 병리적인 현상이다. 그렇기 때문에 꿈을 통해 기혈과 오장육부 기운의 병리적 배치를 읽는 것이다.

:: 꿈에서 현실로

장자는 아내의 주검 앞에서 질그릇을 두들기며 노래를 불렀다. 혜자가 나무라자 장자가 대답했다.

"아내가 죽은 당초에는 나라고 어찌 슬퍼하는 마음이 없었겠소. 그러나 태어나기 이전의 근원을 살펴보면 본래 삶이란 없었던 거요. 그저 삶이 없었을 뿐만 아니라 본래 형체도 없었소. 비단 형체가 없었을 뿐이 아니라 본시 기도 없었소. 그저 흐릿하고 어두운 속에 섞여 있다가 변해서 기가 생기고, 기가 변해서 형체가 생기며, 형체가 변해서 삶을 갖추게 된 거요. 이제 다시 변해서 죽어가는 거요. 이는 춘하추동이 서로 사철을 되풀이하여 운행함과 같소. 아내는 지금 천지라는 커다란 방에 편안히 누워 있소. 그런데 내가 소리를 질러 따라 울고불고 한다면 나는 하늘의 운명을 모르는 거라 생각되어 곡을 그쳤단 말이오." ─ 안동림 역주, 『장자』, 현암사, 451쪽

장자는, 죽음은 삶의 슬픈 종말이 아니라 대자연에로의 귀환이라고 말한다. 죽음은 단지 모였던 기가 흩어지는 것일 뿐이다. 하니, 진혼곡은 필요 없다. 진혼곡은 죽은 이에 대한 애도 안에 감춰진 자신의 불안과 두려움을 위로할 뿐이다. 오히려 죽음이 축제가 되는 장자 식의 역설이 죽음에 대한 두려움으로부터 삶을 구원할 수 있을지 모른다. 그런 점에서 꿈도 필요하지 않다. 위로할 죽음이 없다면, 또한 단절을 완충하지 않아도 불안하지 않다면 꿈은 나타나지 않을 것이다. 하지만 꿈에서 벗어나는 것이 어디 쉬울까. 도의 최고 경지에 오른 진인眞人 정도가 되어야 잠을 자면서도 꿈을 꾸지 않는다. 앞서 인용문에서 본 것처럼 말이다. 진인이 꿈을 꾸지 않는 것은 신이 온전히 보전되어 있기 때문이다. 바꿔 말해 신의 안정이 지속되려면 꿈을 꾸지 않아야 한다는 말도 맞다. 꿈을 꾸지 않으면 신이 온전한 휴식을 취할 수 있다. 『동의보감』에서 꿈은 혼백이라는 신이 세계와 만나는 현상이다. 몸이 쉴 때 마음도 쉴 수 있다면 신은 온전한 휴식을 취할 수 있다. 만약 신의 온전한 휴식이 지속적으로 방해받는다면 필시 신은 망동할 것이다. 흔히 희망과 목표라고 하는 미래에 대한 꿈에서도 신의 망동

은 왕왕 목격된다. 희망은 그것이 실현되기 어려운 비참한 현실을 목도함으로써 자주 절망으로 바뀐다. 그래서 더 진취적인 구호를 외치며 극복하고 극복하여 앞으로 나가길 원한다. 그러나 그럴수록 현재는 소외되고 만다. 현재를 소외시키는 생각을 망상이라 한다. 망상을 버리고 현실을 직시하라는 것이 『동의보감』의 양생적 가르침이 아니겠는가.

그런 점에서, 하고 싶은 일을 찾지 못하고 있는 것도 나쁜 것만은 아니다. 오히려 미래에 대한 꿈과 희망을 담보로 현재를 아직 이루지 못한 결핍의 시간으로 여기며 전전긍긍하는 것보다 낫다. 현재는 몸과 사물세계의 만남이다. 몸이 배제된 곳에서는 망상만 가득할 뿐이다. 그것은 모두 병리다. 그래서 꿈을 꾸고 있다면 다시 현실로 얼른 되돌아와야 할 것이다.

:: 잠 잘 자는 법

잠자는 법(寢睡法) 잠을 잘 때는 옆으로 누워서 무릎을 굽히고 자는 것이 좋다. 이는 심기를 도울 수 있는 자세다. 깨어날 때는 몸을 곧게 펴는 것이 좋은데, 이렇게 하면 정과 신이 흩어지지 않는다. 몸을 반듯하게 뻗고 자면 마귀를 불러들인다. 공자가 시체처럼 똑바로 누워 자지 않는 것도 다 이 때문이다."(『활인심방活人心方』) ○낮잠을 자면 안 된다. 기가 다 빠져나가기 때문이다. 또한 "잘 때는 항상 입을 다물고 자야 한다. 입을 벌리고 자면 기운이 빠져나가고 사기가 입으로 들어와 병이 든다.”고 하였다.(『세의득효방世醫得效方』) [중략] ○밤에 편하게 잠을 자지 못하는 것은 이불이 두꺼워 열이 나가지 못하기 때문이다. 빨리 이불을 걷고 땀을 닦아야 한다. 이불이 얇아 추울 때는 이불을 더 덮어 주면 잘 잠들 수 있다. 배가 고파서 잠이 오지 않으면 약간 먹는 것이 좋고, 배가 불러서 잠이 오지 않으면 차를 마신 후 약간 걷거나 앉아 있으면 된다.”(이동원) ○잘 때 불을 켜 놓으면 신神이 편하지 않게 된다.(『활인심방』) ○[중략] 어두운 곳에서 가위에 눌렸을 경우에는 불로 비추지 않아야 하고, 급히 부르지도 말아야 한다. 가슴 위에 있는 손을 내려 준 다음 천천히 불러서 깨우거나, 조협가루 또는 반하가루를 콧속에 불어넣으면 곧 깨어난다.(『천금방千金方』)

악몽을 피한다(辟惡夢) 나쁜 꿈은 남에게 말해선 안 된다. 얼굴을 동쪽으로 향한 뒤, 칼을 들고 입에 물을 머금었다가 칼에 내뿜으면서, “나쁜 꿈은 초목에 붙고, 좋은 꿈은 주옥이 되어라(惡夢着草木 好夢成珠玉)”라고 주문을 외우면 재앙이 들지 않는다. 좋은 꿈이건 나쁜 꿈이건 꿈 얘기는 삼가는 것이 좋다.(『세의득효방』) ○사향을 오랫동안 먹으면 꿈을 꾸지 않고 가위눌리지도 않는다. 또한 좋은 사향 1제를 베개 속에 넣어서 베면 사기를 물리치고 악몽을 막을 수 있다.(『본초강목本草綱目』)

7장

성음聲音, 언어言語

:: 목소리는 사이에서 나온다

　가끔 밖에서 들리는 울음소리가 고양이가 우는 것인지 아기가 우
는 것인지, 혹은 바람 소리인지 휘파람 소리인지 분간할 수 없을 때가
있다. 본다고 구분할 수 있는 것도 아니다. 나무를 스치는 저 바람소
리는 하늘이 내기도 하고 나무가 내기도 한다. 이처럼 소리는 특정한
대상에서 나오는 것이 아니라 어떤 마주침의 사이에서 일어난다. 음
양론의 시각에서 보자면 그 마주침은 양과 음의 마주침이고 소리는
양과 음 사이에서 울리는 것이다.
　말을 하는 것이 바로 그렇다. 목소리를 내는 것, 나아가 언어를 구사
하는 것은 몸 안의 천과 지, 혹은 양과 음이 서로 교제하며 일어나는
사건이다.
　말을 만드는 기운은 양맥인 독맥과 음맥인 임맥이 합쳐져 나온다.
독맥의 마지막 혈인 '은교齦交'와 임맥의 마지막 혈인 '승장承漿'은 각각
윗입술 위와 아랫입술 바로 아래에 있다. 그 두 혈이 임독맥의 기운을
모아 입과 혀를 움직여 말을 만들어낸다. 독맥은 척추를 따라 거슬러

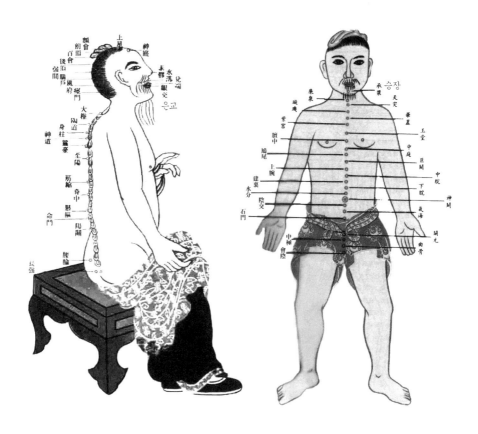

독맥(왼쪽)은 양맥을 총괄하는 맥이라는 뜻이다.(『난경』) 생식기 안에서 시작하여 회음부로 나온 다음 등으로 향하여 척추 정중앙을 타고 올라간다. 이렇게 상행하는 가운데 다른 양맥들과 만나고, 뇌에도 연락되며, 이마를 타고 내려와 윗입술 위의 은교혈에서 마친다. 독맥에는 28개 혈자리가 있으며, 시작은 장강혈長强穴, 끝은 은교혈齦交穴이다.

임맥(오른쪽)은 음맥을 통틀어 담당하는 맥이다. 任은 姙과 같다고 하여, 여자의 월경과 임신에 중요한 맥이다. 독맥과 마찬가지로 생식기 안에서 시작되어 회음부로 나오는데, 방향은 반대로 음부를 지나서 복부와 흉부의 정중선을 따라 올라간다. 임맥에는 24개 혈자리가 있으며, 시작은 회음會陰, 끝은 승장혈承漿穴이다.

올라가 정수리와 코를 지나 윗잇몸에 이른다. 여기에는 하늘의 기운과 함께 운명에 대한 통찰과 마음을 움직이는 무형적 에너지가 들어 있다. 임맥은 복부 정중선을 타고 올라와 턱에 머문다. 여기에는 땅의 기운과 실제적 삶의 습관, 몸의 물리적 상태가 반영되어 있다. 따라서 말을 한다는 것은 하늘과 땅의 만남이고, 개념과 실재의 마주침이며, 마음과 몸의 합일이다. 이렇듯 말이란 그 사람의 하늘과 땅이 만나서 이루는 하나의 우주적인 사건이다.

말이 만들어지는 생리적 기전을 오행으로도 설명할 수 있다. 각각의 오행에 속한 오장은 목소리를 만들어내는 데 유기적으로 기여한다.

목소리는 신에서 나온다(聲音出於腎) 심心은 목소리의 주인이고, 폐肺는 목소리가 나오는 문이며, 신腎은 목소리의 뿌리이다.˝(『직지』)

말을 하기 위해서는 우선 정신적인 활동이 있어야 한다. 정신활동은 곧 신의 작용이다. 신은 심장이 주관하므로 목소리의 주인은 심장이 된다. 목소리는 공기와 만나야 다른 존재에게 전달된다. 그러기 위해서는 몸 안에 있던 소리가 빠져나와야 한다. 이때 폐는 목소리가 나갈 수 있도록 문을 열어 준다. 목소리는 호흡의 리듬을 타지 않으면 잘 나오지 않는다. 폐가 호흡을 관장하기 때문에 목소리의 문이 될 수 있는 것이다. 그래서 호흡이 안정되지 않으면 목소리가 불안해진다.

가장 중요한 역할은 신장이다. 목소리는 보이지 않는 양기다. 양기는 음기로부터 발생한다. 양의 기운인 목소리는 음적인 물질로부터 나온다. 그 물질이 바로 진액津液, 즉 물이다. 몸에서 내는 양기는 모두 음기인 물에서 나온다. 기가 혈에서 나오듯이 말이다. 그래서 물을 주관하고 정을 저장하는 신장이 목소리의 뿌리가 된다. 신은 저장된 정 에너지를 이용해서 물을 목까지 올려 주고, 또한 이 진액을 양기로 바꿔 주어 목소리가 잘 나올 수 있도록 돕는다. 이 밖에도 비脾는 소리의 강약을 조절하고, 간은 소리의 청탁에 영향을 준다.

목소리는 양과 음 사이, 즉 몸 안의 천과 지 사이 혹은 오장육부 사이에서 만들어지는 자연의 울림이다. 이를 '성음聲音'이라 하며, 그중 보편적 인식의 형태를 '언어'라 한다.

:: 목소리로 병증을 분별하다

목소리가 음양오행의 시스템에서 만들어진다는 것은 목소리 속에 몸의 음양오행 상태가 반영된다는 뜻이기도 하다. 그러므로 목소리를 듣고 오장육부의 상태, 특히 병증을 분별할 수 있다.

목소리를 듣고 병증을 판별한다(聽聲音辨病譖) 『내경』에서는 "숨 쉬는 것을 보거나 목소리를 듣고 아픈 곳을 안다."고 하였고, 또 "뱃속의 기운(中氣)이 지나치게 왕성해서 습한 토 기운이 신장의 수를 억제하면, 환자는 잘 두려워하고 목소리에 힘이 없어진다."고 하였다. ○『영추』에서는 "환자의 목소리가 작고 가늘면서 잘 놀라 비명을 지르는 것은 병이 뼈마디에 있는 것이고, 말을 매듭짓지 못하고 얼버무리는 것은 흉부에 병이 든 것이며, 목소리가 가늘고 길게 나오는 것은 병이 머릿속에 있기 때문이다."라고 하였다. [중략] ○『난경』에서는 "들어서 안다는 것은 환자의 다섯 가지 음색, 즉 오음五音을 듣고 질병을 구별해내는 것이다."라고 하였다. 가령, 간병에는 슬픈 목소리가 나고, 폐병이 들면 목소리가 급해진다. 심병엔 목소리가 웅장해지고, 비병脾病이 생기면 소리를 느리게 내며, 신병腎病엔 목소리가 가라앉는다. 육부를 보자면, 대장에 병이 들면 목소리가 맑아지고, 병이 소장에 들면 목소리가 짧아지며, 위병엔 빠른 목소리, 담병엔 맑은 목소리 그리고 방광에 병이 들면 약한 목소리를 낸다.(『만병회춘』)

폐는 목소리를 주관하여 말을 하게 한다(肺主聲爲言) 『난경』에서는 "폐는 소리를 주관하는데, 병사가 간경을 침범하면 고함소리를 내고, 심경을 침범하면 헛소리를 하고, 비경을 침범하면 노래를 부르고, 신경을 침범하면 신음소리를 내고, 폐경 자체를 침범하면 울음소리를 낸다."고 하였다.

비에 습이 차면 신장에서 수액대사를 주관할 때 신장에 저장된 양기를 많이 소모하게 된다. 대개 두려움은 양기가 쇠약해졌을 때 일어난다. 상대적으로 항진된 음 기운이 몸을 지배하면서 서늘함과 두려움을 느끼게 된다. 양기가 약해졌으니 목소리에 힘이 없을 것이다. 따라서 목소리에 힘이 없고 겁이 많은 사람은 비의 습과 신의 양허陽虛를 의심해 볼 수 있다.

목소리로 한열허실을 진단하기도 한다. 즉, 목소리가 무겁고 탁하며 말이 많은 것은 대개 실증實證이나 열증熱證이고, 목소리가 가볍고 가늘고 약한 것은 허증虛證이나 한증寒證을 의미한다. 한의학에서 실한 것은 사기가 많다는 의미이며, 허한 것은 정기가 부족한 것이라고 했던 것을 기억하고 있을 것이다. 실증은 대개 열을 발생시키고 허증은 몸을 차갑게 한다.

외감外感과 내상內傷을 구분하는 방법도 있다. 외감이란 밖에서 들어온 사기에 감작되는 것을 말한다. 감기 같은 것이 그렇다. 내상은 내인에 의한 병증이다. 목소리가 무겁고 탁하며 코가 막히고 기침을 동반한 증상이나 갑자기 목이 쉬는 경우는 대개 외감이다. 반면, 오랜 병을 앓은 뒤 쉰 목소리가 나오는 것은 폐와 신의 음이 훼손되었기 때문이다. 이것은 내상에 의한 것이다. 과로로 인해 목소리가 쉬기도 하는데 이는 양기가 허해서 그렇다. 이 밖에 두창(천연두)이나 기침으로도 목소리가 쉴 수 있다. 『단계심법丹溪心法』에는 "기침 때문에 목소리가 쉰 것은 혈이 허한 데다 열까지 받았기 때문이다. 청대와 합분에 꿀을 섞어서 알약을 만들어, 입 안에서 녹여 먹는다."라는 처방이 있다.

그런가 하면 목소리가 아예 나오지 않는 경우도 있다.

궐기로 말을 하지 못하는 것(厥氣爲瘖) 궐기가 목구멍으로 거슬러 올라 말을 하지 못하고, 손발이 차가워지며, 대변을 잘 보지 못하면 족소음신경足少陰腎經에 침을 놓는다. [중략] (『영추』) ○어떤 남자가 오랫동안 가래를 동반한 기침(담수痰嗽) 증세를 보이던 중, 갑자기 풍한風寒의 침범을 받았다. 그런 상태에서 술과 고기를 먹는 바람에 궐기가 목구멍으로 거슬러 올라 갑자기 말을 하지 못하게 되었다. 좌우 풍륭혈豊隆穴에 석 장씩, 그리고 좌우 조해혈照海穴에도 한 장씩 뜸을 뜨니, 목소리가 곧 좋아지기 시작했다. 이어 화 기운을 내리는 황금黃芩을 군약君藥으로 하고, 궐기를 사瀉하는 행인, 진피, 길경을 신약臣藥으로 하며, 역상하는 기운을 내리는 가자訶子, 원기를 고르게 하는 감초를 좌약佐藥으로 한 약을 복용한 뒤 다 나았다.(『의학강목』)

궐기란 경맥의 기가 역행하는 것을 말하는데, 흔히 외사나 담痰, 식적食積 혹은 감정의 억눌림 등에 의해 급작스럽게 발생한다. 온몸을 고루 순환해야 할 기운이 역행하여 목구멍에 맺히게 되면 인후에 화기가 발생한다. 앞서 언급했듯이 맺힌 곳에서는 흔히 화기가 일어난다. 맺힌 것을 흩어 놓으려는 기운과 흩어지지 않으려는 기운 사이에서 생긴 힘의 긴장감 때문이다. 인후에 집중된 화기는 인체 다른 곳의 양기 혹은 열감을 빼앗는다. 그래서 손발이 차가워진다. 양기가 부족한 것이다. 이때는 족소음신경에 침을 놓거나 지압으로 자극하면 된다. 족소음신경은 신장의 수 기운을 조절하므로, 수기로 하여금 인후의 화기를 누르고 양기를 온몸으로 흩어지게 한다.

풍한사風寒邪(일반적으로 감기를 뜻함)의 침범을 받으면 되도록 많이 먹지 말고 쉬는 것이 좋다. 감기가 든 몸은 몸 안의 기운을 모아 외사와 싸운다. 그런데 이때 음식을 많이 먹으면 싸워야 할 기운을 소화시키는 데 빼앗겨 버린다. 그러면 외사와 잘 싸우지도 못하고 소화도 못시키게 된다. 소화시키는 기운을 아껴서 풍한사와 싸워야 감기를 오래 앓지 않는다. 그런데 그런 상태에서 곡물도 아니고 술과 고기라니! 고기를 소화시키는 데는 많은 화기가 발생한다. 또한 술은 그 자체로 화기를 지니고 있다. 그러니 위胃에 화기가 집중될 것이다. 그런데다 외사를 견제해야 할 기운이 고기를 소화시키기 위해 위에 집중되기 때문에 외사는 더욱 사납게 들어올 것이다. 그렇게 술과 고기의 들뜬 기운과 외사가 합쳐지면 기혈이 균형을 잃고 만다. 그래서 갑자기 궐기가 발생하는 것이고, 이것이 목구멍에 머무르면 갑자기 말을 못하게 된다. 풍륭은 족양명위경足陽明胃經의 혈이고, 조해는 족소음신경足少陰腎經의 혈이다. 위와 신장을 다스려 위에 들어간 술과 고기를 소화시키고 목구멍에 맺힌 화기를 다스리겠다는 의도이다.

말을 하지 못하는 데는 두 가지가 있다(瘖瘂有二) 말을 하지 못하는 것은 사기가 음의 부위에 침입했기 때문이다. 『내경』에서는 "사기가 음의 부위를 치면 말을 하지 못하게 된다."고 하였다.(『의학강목』)

일반적으로 사기는 양의 영역에서 음의 영역으로 침투한다. 양의 영역이란 피부나 육부六腑를 말한다. 상대적으로 음의 영역인 몸 내부와 오장五臟은 양의 영역에서 사기와 싸우고 있는 위기衛氣에 의해 보호되고 있다. 그런데 어떤 경우에 사기가 음의 영역으로 바로 침투하는 경우가 있다. 극심한 스트레스가 지속되는 등 몸의 균형이 심하게 깨졌을 때 그런 일이 발생한다. 이렇게 사기가 오장을 급습하면 오장의 여러 기능이 정지된다. 일반적인 전투라면 적군은 먼저 성문을 부수고 성을 지키는 군사들과 격렬한 전투를 치른다. 이 과정에서 적군의 전투력은 크게 손상된다. 이 상태에서는 도성 안으로 진격을 하더라도 2차 방어선에서 저지하기가 쉽다. 그런데 트로이의 목마처럼 온전한 전투력을 가진 적군이 바로 성 안으로 들어오면 도성 안은 아수라장이 될 것이다. 사기가 바로 오장으로 들어온다는 것도 이런 상태와 비슷하다. 목소리의 주인은 심이고 목구멍의 문을 여는 것은 폐, 목소리의 뿌리는 신장이다. 오장의 중요 장부들이 온전한 전투력을 가진 사기들에 의해 손상을 당하면 오장의 기운이 크게 왜곡된다. 사기가 음의 부위를 치면 말을 못하게 된다는 것이 바로 이런 이치다.

담이 막거나 망혈이 되어도 말을 하지 못하게 된다(痰塞亡血亦爲瘖) 족소음신경足少陰腎經, 족태음비경足太陰脾經, 수소음심경手少陰心經의 맥은 혀뿌리와 연결되어 있기 때문에, 이 세 경맥이 허하면 담연痰涎이 경맥의 길을 막아 혀가 잘 움직이지 못해, 결국 말을 잘 못하게 된다. 그리고 이 세 경맥에 출혈이 있어도 혀가 영양을 받지 못해 역시 말을 하지 못하게 된다.(주진형)

이 밖에도 혀에 침을 너무 깊이 찔렀을 때 피가 그치지 않아 말을 못하게 되는 경우도 있고, 풍열의 사기가 침범하여 혀의 맥이 늘어지거나 풍한의 사기가 침범하여 혀의 맥이 오그라들어 말을 못하게 되는 경우도 있다. 그리고 중풍으로 인해 말을 못하게 되는 것과 기침을 많이 해서 목소리가 나오지 않게 되는 경우 등이 있다.

목소리가 쉰 것(聲嘶) 오장에서 생긴 기침이 오래되면 목소리가 쉰다. 목소리가 쉬는 것은 후두가 상했기 때문으로 인두의 병은 아니다.(『세의득효방』) ○힘을 많이 써서 몸이 떨리고 목소리가 쉰 것은 기가 허하고, 양기인 위기가 차가워졌기 때문이다.(『의학입문』)

인과 후는 다르다(咽與喉各異) "후喉는 들이마신다는 말이고, 인咽은 삼킨다는 말이다. 인咽은 삼완三脘에 접하여 위胃와 통해 있기 때문에 그것을 통해 음식물을 삼키는 것이다. 기를 흡입하는 곳이 후喉이고, 음식을 넘기는 곳이 인咽이다."(『세의득효방』) ― 인후咽喉,「外形篇」

목소리가 쉬는 것은 후두에 문제가 생긴 것이다. 『동의보감』에서는 후두와 기도가 연결되고, 인두와 식도가 연결된다고 하였다. 해부학적으로 완전히 일치하지 않지만 엇비슷하다. 목소리가 쉬는 원인도 여러 가지다. 오장에서 비롯되기도 하고 과로나 외사에 의해서 후두가 상하기도 한다. 그런가 하면 정신적인 문제로 인해 헛소리(섬어譫語)를 하는 경우가 있다.

언어섬망言語譫妄 스스로 하는 말을 '언言'이라 하고, 다른 사람의 물음에 대답하는 말을 '어語'라고 한다.(『세의득효방』) ○『내경』의 왕빙주王冰註에는 "'섬譫'이란 어지럽게 말하는 것이다."라고 하였다. ○'섬'이란 망령된 것이다. 일상의 일들을 혼자 중얼거리고, 눈을 부릅뜨고 보도 듣도 못한 얘기를 하거나, 자면서 말을 하고, 신음 소리를 내며, 심하면 욕을 하기도 한다. 이러한 것을 모두 '섬어譫語'라 한다." [중략] ○섬어는 조리 없이 말하는 것이다. 이는 사기가 정기를 이겼기 때문이다.(『만병회춘』) ○옷을 제대로 입지 않은 채, 말을 가리지 않고 내뱉는 것은 신명神明이 어지럽기 때문이니, 이것을 두고 광병狂病이라 한다.(『내경』) ○슬피 울고 신음하며 헛소리하는 것을 사수邪祟라 한다.(『의학강목』)

원인은 여러 가지다. 사기가 정기를 압도하거나, 위열胃熱이 심을 억누르게 되면 신명을 어지럽혀 헛소리를 중얼거리게 되니, 『내경』에서는 "이것을 두고 광병"이라고도 하는 것이다.

:: 말, 리듬에 개입하는 기술

말은 양기를 쓰는 일, 즉 에너지가 많이 드는 일이다. 『동의보감』에서 "말을 적게 하여 내기內氣를 길"러야 한다고 한 것도 말하는 일이 기운의 소모가 많음을 암시한 것이다. 앞서 얘기한 대로 목소리는 오장육부 전체를 사용해야 나온다. 그 말은 오장으로 연결된 눈, 귀, 입

등의 감각기관이 말하는 일에 집중되고 있다는 것이다. 또한 말을 하는 동안 손짓과 표정 같은 몸의 움직임은 목소리와 세밀하게 공명한다. 한마디로, 말을 하는 행위는 신神의 활동을 포함해서 온몸을 사용하는 일이며 생각보다 많은 에너지를 필요로 하는 활동이다.

이 전신활동에 집중하다 보면 자연스럽게 말을 하는 입과 목 쪽에 기운이 집중된다. 즉 상초 부위로 양기가 몰린다. 그래서 말을 격렬하게 하다 보면 얼굴이 벌게지고 입과 머리에 전기가 오는 것 같기도 하다. 열이 위로 뜨면 수승화강에 문제가 생기고 항상성이 무너진다. 『동의보감』은 말할 때 양기가 상초로 뜨는 이런 문제를 해결하기 위해 아랫배에 집중하기를 권한다.

말하는 법(言語法) 말을 하거나 글을 낭독할 때는 소리가 기해氣海[배꼽에서 1.5촌 아래] 혈자리에서 나온다고 생각한다. 그리고 저녁 때 이후에는 말을 하거나 외우거나 읽지 말고 날이 밝기를 기다리는 것이 좋다.(『세의득효방』) ○음식을 먹으면서 말을 하면 가슴과 등에 통증이 생긴다. 옛사람들이 식사 때나 잠자리에 들 때 말을 하지 않은 것은 모두 이 때문이다.(『세의득효방』) ○누워서 큰 소리로 말하면 기가 손상된다. 오장은 매달려 있을 때만 소리를 내는 종과 같다. 깨어 있을 때의 오장은 매달려 있는 것이고, 누우면 매달려 있지 않게 된다. 따라서 누웠을 때는 소리를 내지 않는 것이 양생의 이치다.(『세의득효방』) ○걸으면서 말을 하면 기를 잃는다. 만약 말을 하고 싶다면 잠깐 걸음을 멈추고 해야 한다.(『세의득효방』)

기해혈氣海穴은 흔히 하단전이라고 하는 부위로 배꼽에서 약간 아래쪽에 위치한다. 기해는 호흡으로 얻은 천기가 수렴되어 모이는 까닭에 '기의 바다'라는 이름을 얻었다. 하지의 양기는 점점 수렴되어 동지에 음의 절정에 이른다. 또 동지를 기점으로 양기가 새로이 일어난다. 기해는 동지와 통한다. 대기大氣는 양적으로 흩어져 있는 기운으로 그것이 몸에서 생리적 에너지로 탈바꿈하기 위해서는 음의 영역으로 수렴되어야 한다. 대기의 양기가 음기로 수렴되는 곳, 거기가 바로 '기해'다. 기해에 모인 음기는 다시 몸에서 사용될 양기로 전환되어 전신으로 산포된다. 호흡은 리듬이다. 일정한 간격으로 들이고 내쉬면서 리듬을 유지한다. 하지만 몸의 움직임과 마음의 상태에 따라 대기 혹은 천기의 필요량이 달라진다. 이때 들숨과 날숨의 간격과 길이가 미세하게 조절되어야 하는데 여기에는 기를 주관하는 폐와 기를 수납하는 신장의 역할이 지배적이다. 특히 신장은 기해를 주재하면서 대기의 수납 정도를 결정한다. 말도 호흡과 함께 리듬을 타며 호흡의 양과 질에 결정적인 영향을 준다. 이 때문에 말을 하거나 글을 낭독할 때 기해에서 나온다고 생각하라는 것이다. 말을 할 때 기해에 의념을 두면 기해를 주관하고 있는 신장은 말과 호흡 사이의 리듬을 계산해서 수납할 호흡의 양과 말로 내보낼 양기의 양을 결정한다. 그렇게 되면 말을 할 때 호흡도 안정되고 크게 힘이 들지 않는다.

몸을 쓰고 있을 때 말을 하는 것은 호흡의 리듬에 불균형을 초래할 수 있다. 몸을 움직이는 것 자체가 호흡의 조절이 필요하다. 여기에 말이 나오게 되면 호흡의 리듬이 깨지면서 기운이 크게 소모된다. 밥을 먹으면서 말을 하는 것도, 누워서 말을 하는 경우도 마찬가지다.

　기운의 소모를 줄인다는 점에서는 말을 하는 시간도 고려해야 한다. 그래서『동의보감』에선 "해가 진 후에는 말하거나 책을 읽지 않는다."고 했다. 이것은 양기의 소모를 줄이기 위해서다. 양기는 대체로 해가 떠 있는 동안에 사용하는 것을 권한다. 낮의 양기와 더불어 기운을 쓰는 것이 기운의 소모를 줄이는 방법이다. 해가 저물면 몸의 양기를 부추기는 자연의 추동력이 약해진다. 이때 일을 하면 자연의 음적인 하향성을 뚫고 몸의 양기를 일으켜야 하기 때문에 힘이 더 들게 마련이다.

　말을 하는 데 양생적으로 중요한 요소는 리듬을 맞추는 일이다. 호흡과 행동 그리고 자연의 리듬에 맞춰 말을 하는 것이『동의보감』의 양생적 요구인 셈이다. 호흡은 들이고 내쉬는 음양의 교대를 통해서 이루어지고, 행동 역시 정적인 상태(음)와 동적인 상태(양)의 교대에 의해 이루어진다. 그리고 이 모든 것은 자연의 음양 교대 현상이다. 따라서 말을 하는 것은 임맥과 독맥이라는 공간적인 음양의 사이에서 나온다고 할 수도 있으며, 동시에 음양이 교대하는 시간적 사이에서 일어나는 일이기도 하다. 여기서 양생적으로 말을 한다는 것은 그 사이를 파고드는 타이밍(차서)의 문제로서 공간에서 시간성을 창출해내는 리드미컬한 창조행위라 할 수 있다.

　말은 숨을 들이마시는 동안 할 수 없다. 들이마신 숨을 조금씩 내뱉으면서 말을 하게 된다. 즉 호기呼氣 때 개입해야만 말소리가 제대로 나올 수 있다. 만일 음식을 먹을 때 말을 해야 한다면 그 리듬에 더 치밀하게 개입해야 한다. 음식을 넘길 때는 후두덮개를 닫아 기도를 차단해야 하고 호흡을 할 때는 기도를 열어야 한다. 음식이 입 안에 있으면서 호흡을 할 때는 음식물이 열린 기도 안으로 들어가지 않도록 혀가 잘 조절한다. 삼킬 때는 다시 기도가 차단되고 음식물이 그 너머의 식도로 넘어간다. 이 정교한 시간차 속으로 말을 개입시키려면 그 시간의 리듬을 더 쪼개야 한다. 그것은 매우 피곤한 일이다. 먹을 때 말을 하지 말라는 조언도 이런 기운의 소모 때문일 것이다. 물론 밥을 먹으면서 얘기를 나누는 것은 큰 즐거움이자 미덕이다. 그럴때는 밥을 좀 천천히 먹으면 된다. 조금씩 먹으면서 입 안에 음식을 다 삼킨 뒤에 말을 하고 또 먹는다. 식사 시간에 대화를 즐기는 문화일수록 식사 시간이 길다. 양생의 입장에서 생각해 보면 그건 말이 호흡과 섭식의 리듬에 급하게 개입하지 않도록 하는 배려인 셈이다. 이렇듯 말의 양생적 기술은 바로 리듬에 개입하는 기술이다.

또한 말은 관계에 개입하여 새로운 상황을 야기하고, 거기서 사유와 감정의 변화를 초래한다. 사유와 감정의 변화는 심박동, 호흡, 혈류의 순환 등에 영향을 끼쳐서 몸의 리듬을 변화시킨다. 그런 점에서 말의 양생적인 기술은 내 몸의 범위를 넘어서 타자의 세계로의 개입으로 확대된다. 말은 타자와 나의 몸에 개입하는 일이다. 어떻게 개입하는가에 따라서 상대와 나의 생리적 리듬에 다양한 변수가 생겨난다. 어떤 말은 상대의 리듬을 억압하고 어떤 말은 리듬의 활성을 항진시키기도 한다. 너무 밋밋해서 리듬에 아무런 영향을 끼치지 않는 말이 있는가 하면, 적당한 변주를 가해서 '그루브'한 리듬을 만들어내는 말도 있다. 상대의 생리적 리듬은 나의 리듬에도 영향을 끼친다. 되받아치는 말에서도 그렇지만 특정한 표정과 의미 있는 침묵만으로도 충분히 그럴 수 있다. 소강절은 "일日·월月·성星·신辰의 사상四象이 소리(聲)가 되고, 수水·화火·토土·석石의 사상이 음音"(성음·율려, 『황극경세서』)이 된다고 하였다. 이 말은 소리가 광대한 스펙트럼을 갖고 천지를 매개한다는 뜻으로 볼 수 있다. 말소리도 그렇다. 말은 나와 상대 모두의 리듬에 개입한다는 점에서 존재와 세계 사이의 리듬에 개입하는 기술이다. 쉽게 말해 말은 몸과 우주 사이를 교통하는 매우 중요한 매개가 된다. 그런데 존재의 운명은 관계의 리듬과 맥을 같이하므로, 따라서 말이란 곧 존재의 운명을 결정하는 중요한 사건이라 할 수 있다.

8장

진액津液, 담음痰飮

:: 몸속의 물, 진액

　한의학에서는 몸을 구성하고 있는 물을 진액津液이라 한다. 진액이
란 체내에 있는 모든 수분을 총칭하는 말이다. 진津이란 땀처럼 비교
적 맑은 수분을 뜻하고, 액液은 관절액이나 뇌척수액처럼 농도가 짙은
수분을 말한다. 일반적으로는 구분하지 않고 그냥 진액이라고 이른다.

몸속에 있는 진액(身中津液) 　주리腠理가 열려 땀이 줄줄 흐르는 것을 진
津이라 한다. '진이 빠진다'는 말은 주리가 열려서 많은 땀이 흐르는 것
을 의미한다. ○음식을 먹으면 몸에 기가 가득 찬다. 이 기운은 뼈를 적
셔 관절의 굴신을 원활하게 만들고, 뇌수를 보익하며, 피부를 윤택하게
한다. 이것을 액液이라 한다. 액이 부족하면 관절이 매끄럽게 굴신하지
못하고, 얼굴이 거칠어지며 윤기도 없어진다. 또한 뇌수가 부족해지고,
정강이가 시리며, 자주 이명이 들린다.(『침구자생경針灸資生經』)

　진액은 몸에서 여러 가지 모습으로 드러난다. 물의 특성이 본래 그

렇다. 어디든 스며들고 젖어들어 다양한 모습으로 살아간다.

신이 액을 주관한다(腎主液**)** 『난경』에서는 "신이 오액五液을 주관한다. 오액은 오장에 나뉘어 변화한다. 간에 들어가면 눈물이 되고, 심에 들어가면 땀[한汗]이 되며, 비에 들어가면 맑은 침[연涎]이 되고, 폐에 들어가면 콧물[체涕]이 되고, 신에 들어가면 침[타唾]이 된다."고 하였다.

몸에서 진액은 땀, 오줌, 침, 눈물, 콧물, 정액, 관절액, 피부 보습액 등으로 살아간다. 진액이 오장에 따라 다르게 변환된다는 말이다. 이것은 오장이 이미 구성해 놓은 공간적 프로그램에 따라 진액이 전변한 것이다. 다음과 같은 방식으로 진액의 종류를 나누기도 한다.

몸속에 있는 진액(身中津液**)** 음식과 물은 위胃와 장腸으로 들어가 5가지로 나뉜다. 추운 날 얇은 옷을 입으면 오줌과 기로 되고, 더운 날씨에 두꺼운 옷을 입으면 땀이 되며, 슬퍼하면 눈물이 되고, 위가 열熱로 늘어지면 침이 된다.(『침구자생경』)

진액 중에서도 특히 땀은 몸의 상태를 진단할 수 있는 중요한 지표다.

습열로 인해 땀이 난다(汗因濕熱**)** 『내경』에서는 "심에서 땀이 되어 나온다."라고 하였고, 또 "양기가 음에 가해지면 땀이 난다."라고 하였다. 주석에서는 "양기가 위로 치밀 때 음이 고수하면 훈증되기 때문에 땀이 된다."
고 하였다. 또한 『내경』에서는 "사람의 땀은 천지의 비와 같다."고 하
였다. ○『난경』에서는 "신의 병사가 심으로 들어가면 땀이 나온다."고 하
였다. ○땀은 심이 주관하는 진액이다. 따라서 심이 동하면 두려워하면
서 땀이 난다.(『고금의감古今醫鑑』) ○ 심은 군화이고, 비위는 토에 속한다.
땀은 토의 습과 화의 열이 부딪쳐 나는 것이다. 이는 시루에서 소주를
내리는 이치와 같다. 즉 열로 습을 훈증해야만 땀이 난다.(『의학정전』)

　화기는 몸에서 동력이 된다. 체내 동력의 가장 중요한 역할 중 하나
는 물을 순환시키는 일이다. 물이 순환해야 몸이 항상성을 유지할 수
있다. 만일 심장이 요동하게 되면 화기가 치성하게 되고 물이 끓어 넘
치게 된다. 이것이 땀이 되는 것이다. 예컨대 열심히 달리기를 하고 나
면 땀이 난다. 심장의 화기가 항진되어 진액을 끓어 넘치게 만든 것
이다. 뜨거운 것을 먹을 때 땀 나는 것도 그렇다. 습하고 열이 나는
음식이 몸의 화기와 만나 땀으로 바뀐다.
　이러한 경우는 모두 생리적인 땀이라 병증이 아니다. 또한 평소에
조금만 움직여도 땀이 잘 나는 사람도 있고, 웬만해선 땀이 잘 나지
않는 사람도 있다. 이 역시도 몸에 별 이상이 없다면 대개 체질의 차
이이므로 별 문제가 되지 않는다.

:: 땀의 병리

습열로 인해 땀이 난다(汗因濕熱) 『내경』에서는 "과식을 하면 땀이 위胃에서 나오고, 놀라서 정기가 달아나면 땀이 심에서 나온다. 또한 무거운 것을 들고 먼 길을 가면 땀이 신에서 나오고, 빨리 달리거나 두려워하면 땀이 간에서 나오며, 몸을 지나치게 움직여 일하면 땀이 비에서 나온다."고 하였다.

과식과 과로, 감정의 치우침 등은 정기 부족을 초래한다. 정기가 부족할 때 대개 식은땀이 난다. 때문에 과식과 과로 같은 부절제한 생활로 인해 식은땀이 생겼다면 이 땀은 정기 부족을 진단하는 지표가 될 것이다. 정기가 부족하면 표면에서 외사를 방어하는 위기가 약해진다.

자한自汗 자한이란 시도 때도 없이 땀이 축축하게 나고 움직이면 더욱 심해지는 것인데, 이는 양허陽虛에 속하고 위기胃氣로 인한 것이다. 치료법은 양을 보하고 위를 고르게 해주어야 한다.(『의학정전』) ○『영추』에서는 "위기衛氣는 주리腠理를 튼튼하게 하고 또한 주리를 여닫는 일도 맡고 있다."고 하였다. 그런데 위기가 허하면 땀구멍이 헐거워지고 여닫는 기능도 저하되어 땀이 나게 된다. [중략] ○자한은 기허氣虛, 습濕, 담痰에 속한다. 기허에는 인삼, 황기에 계지를 조금 넣어 쓰고, 진양眞陽[腎陽을 이름]이 허하면 부자를 조금 넣어 어린아이 오줌에 달여 먹는다.(『단계심법』) ○내상이나 허손虛損[내상이나 허손은 정기 부족과 통

한다]에 의한 자한에는 보중익기탕에 부자, 마황근, 부소맥을 조금 더
해 쓰면 효과가 좋다. 이때, 승마와 시호는 꿀물에 적셔 볶은 것을 사
용하는 것이 좋다. 이는 기운이 지나치게 올라가지 않도록 하기 위해서
이다.(이동원) ○외감外感은 기를 허하게 하고(氣虛), 기가 허하면 자한이
생긴다. 황기건중탕은 이러한 자한에 좋은 약이고, 보중익기탕은 내상
으로 기가 허해져 생긴 자한에 좋은 약이다.(이동원)

정기 부족으로 인해 위기까지 약해져 주리를 견고하게 방비하지 못
해 자한이 발생한 것이다. 주리는 피부도 아니고 땀구멍도 아닌 그 중
간쯤에 해당하는 부위를 지칭하는 말이지만 땀구멍으로 이해해도 크
게 무리는 없다. 이 밖에도 자한은 외사에 의해 기가 허해져서 생기기
도 하며, 내상, 즉 칠정과 섭식의 부조화로 인해 비롯되기도 한다.
　자한이 주로 낮에 생기는 반면, '도한盜汗'은 잘 때 흘리는 땀이다.

도한盜汗 『내경』에서는 "신腎에 병이 생기면 침한寢汗이 나고 바람을 싫
어한다."라고 하였다. 왕빙王冰의 주해에는 "침한이란 도한이다."라고 하
였다. 성무기成無己[금대의 의가]는 "도한은 잘 때만 땀이 나고 깨어나면
그친다."고 하였다.

도한의 가장 중요한 원인은 '음허陰虛'다. 몸에서 음은 물질로서의
살, 근육 그리고 수분을 말한다. 그중에서도 수분, 즉 물이 음적인 물
질을 대표한다. 그래서 음이 부족하다는 것은 흔히 물 혹은 진액이 부

족하다는 것으로 보면 된다. 그리고 물을 원료로 피가 만들어지므로 '음허'라는 개념 안에는 '혈허血虛'가 포함되어 있다. 도한의 원인을 "혈이 허하고 화기가 치성한 것"이라고 보는 이유다.

혈허로 인해 화기가 치성한 것은 음이 허해서 상대적으로 양기가 뜬 것이다. 음을 수기水氣로 양을 화기火氣로 본다면, 음허는 수기가 화기보다 상대적으로 적다는 뜻이고, 물과 교류하지 못하고 남아도는 화기가 있다는 뜻이다. 이 여분의 화기는 상화다. 상화의 작용으로 볼이 붉어지고, 오후 무렵에 열감이 오르며, 잘 때 땀이 난다. 이러한 화열火熱 병증이 음허의 증상이다.(음허는 양실陽實 혹은 실열實熱에 비해 비교적 약한 화열 증상으로 나타난다.) 따라서 도한은 음을 보하고 상화를 제어하는 치법을 써서 치료한다.

음이 부족하다는 것은 신장이 제 역할을 하지 못한다는 의미이기도 하다. 특히 좌측 신장에 문제가 생기면 음(水)이 부족해져서 상대적으로 양(相火)이 치성하면서 잘 때 땀이 난다. 이렇게 좌신의 음이 부족한 상태를 '신음허腎陰虛'라 한다.

어린아이의 도한(童子盜汗) 상화가 신腎을 핍박하면 신수腎水가 위로 올라가 심心이 허한 틈을 타서 수소음심경으로 들어간다. 그러면 심화가 타올라 폐로 들어간다. 이는 화를 억제하지 못하는 수水를 업신여긴 것이다. [폐로 심화가 전해지면] 이로 인해 피모가 열리고 땀구멍이 닫히지 않아 땀을 흘리게 된다. 먼저 양격산涼膈散을 써서 가슴속의 상화를 제거하고, 다음으로 삼황환三黃丸을 써서 심화를 덜어내어 음분을 도우면

신수가 제자리로 돌아가 땀이 저절로 멎는다.(해장)

이 밖에도 머리에서 나는 땀(頭汗), 손발의 땀(手足汗), 가슴에서 나는 땀(心汗) 같은 한증汗證이 있다.

두한頭汗 머리는 모든 양이 모이는 곳이다. 따라서 사기가 양경陽經에 침입하여 진액을 머리로 끌어 올리면 머리에서 땀이 나게 된다.(『상한명리론傷寒明理論』)

사기가 양경맥陽經脈에 침입하면 열이 상초로 올라가 머리에 땀이 나는데, 얼굴이 벌겋고 가슴이 답답하며 목이 마르는 증상을 동반한다. "평소 습이 많은 사람, 그리고 위胃가 실한 사람도 머리에서 땀이 난다."

수족한手足汗 손발에서 나는 땀은 대개 비위의 습열과 음허 때문이다. 비위에서 생긴 습열이 사지 말단까지 도달하면 손발에서 저절로 땀이 나게 된다.(『의학입문』)

앞에서 설명한 대로 음이 부족해지면 상대적으로 화기가 뜬다. 특히 손바닥과 발바닥에 분포한 음경맥陰經脈의 음이 부족해지면 그곳에 열이 생기게 되는데 이를 '오심번열五心煩熱'이라 한다. 손바닥과 발바닥을 수심手心, 족심足心이라 일컫는 데서 유래한 이름이다. 심열과 함께 양쪽 수족심에서 열이 나기 때문에 다섯 가지 번열, 즉 오심번열이라 하는 것이다. 이 열 때문에 손발에서 땀이 난다. 다시 말해 음허로 인해서도 손발에서 땀이 난다.

이와는 반대로 땀이 나지 않는 병증이 있다.

무한無汗 땀이란 혈의 다른 이름이다. 그러므로 『영추』에서는 "피를 많이 흘리면 땀이 나지 않고, 땀을 많이 흘리면 혈이 없어진다."라고 하였다. ○한여름에 목욕을 하거나 음식을 먹어도 땀이 나지 않으면 표表가 실한 것이다. 표가 실하면 땀이 나지 않는다.(『단계심법』)

땀은 피에서 나온다. 당연히 혈이 허하면 땀이 잘 나오지 않는다. 표가 실하다는 건 양기 혹은 사기가 체표에 몰려 있다는 뜻이다. 이런 기운은 표면의 땀구멍을 움켜쥐어서 땀이 나지 않는다. 또 다른 원인으로는 위胃의 진기가 고갈되어 혈이 만들어지기 어려워 혈허를 초래하니 땀이 나지 않는 것이다.

:: 눈물, 콧물, 침

눈물은 간과 관련이 깊다. 눈은 간이 주관하는 장부이기 때문이다. 소의 간을 먹으면 눈이 좋아진다는 속설도 여기에서 비롯된 것이다. 몸의 전체 수액대사는 신장이 주관하지만 그 액체가 눈으로 들어가면 간의 영향권 안에서 작용한다.

눈물(泣) 황제가 물었다. "사람이 슬퍼할 때 눈물과 콧물이 함께 나오는데 어떤 기가 그렇게 되도록 하는 것인가?" 기백이 대답했다. "심은 오장육부를 주관합니다. 그리고 눈은 종맥宗脈[12경맥의 총칭]이 모이는 곳으로, 액液이 올라가는 길이기도 합니다. 또, 코는 기가 드나드는 곳입니다. 따라서 슬퍼하거나 근심하면 심이 움직이고, 심이 움직이면 오장육부가 흔들리며, 오장육부가 흔들리면 종맥이 감응하고, 종맥이 감응하면 액이 흐르는 길이 열리고, 액의 길이 열리면 눈물과 콧물이 나오게 되는 것입니다. 액은 정精을 이끌고 구멍[공규空竅, 즉 구규九竅를 말함]을 적셔 주는 역할을 합니다. 그래서 액이 올라가는 길이 열리면 눈물이 나고, 눈물이 그치지 않으면 액이 말라 버리게 되며, 액이 마르면 정이 공급되지 않고, 정이 고갈되면 눈이 보이지 않게 됩니다. 이를 '탈정奪精'이라 합니다."(『영추』)

콧물(涕) 『난경』에서는 "신은 액을 주관한다. 액이 폐로 들어가면 콧물이 된다."고 하였다. 그러므로 콧물은 폐의 액이다. ○담膽의 열이 뇌로 들어가면 코가 시큰거리고 비연鼻淵이 된다. 비연은 탁한 콧물이 그치지 않고 줄줄 흐르는 것이다. [중략] ○폐에 열이 있으면 고름 같이 탁하고 누런 콧물이 탄환만 하게 나온다. 이것이 코 밖으로 나오지 않으면 폐가 상해서 죽게 된다. ○풍風에 상하면 갑자기 맑은 콧물이 줄줄 흐른다.(『의학강목』) ○탁한 콧물은 풍열風熱로 인한 것이고, 맑은 콧물은 폐가 차갑기 때문에 생긴다.(『만병회춘』)

콧물은 감기 등 외사에 의해서 생기는 경우가 대부분이다. 한사寒邪 혹은 열사熱邪인가에 따라서 맑은 콧물과 짙고 누런 콧물, 두 가지로 나눌 수 있다. 한사에는 맑은 콧물이, 열사에는 짙은 콧물이 나온다.

침은 연涎과 타唾 두 가지로 구분한다. 연은 비脾의 액체이고, 타는 신腎의 액체다. 토할 것처럼 속이 메슥거릴 때 입에 묽은 침이 고인다. 이렇게 "입 가장자리로 계속 흘러서 멈추지 않는 침을 '연'이라 한다." 음식물이 유연하게 넘어가도록 윤활유 역할을 하는 연이 비위가 상해 입으로 넘치게 된 것이다. 『동의보감』에서는 비의 열 때문에 연이 나온다고 설명한다.

군침(涎) 연은 비脾의 액이다. 비에 열이 있을 때 연이 나온다.(『내경주』) [중략] ○늘 맑은 물을 토하고 차가운 침이 올라오는 것은 비에 열이 있기 때문이다. 이진탕에 백출, 백작약, 승마, 황금, 황련, 치자, 신곡, 맥아, 건강, 생강을 넣고, 알약으로 만들어 먹거나 물에 달여 먹는다.(『의학입문』)

보통의 침, 즉 연보다 더 진한 침이 '타唾'이다. 점성이 있어서 잘 흘러 내리지 않는 침을 가리키는 '느침'이라는 우리말도 함께 기억해 두자.

타唾 타는 신腎의 액이다. 『내경』에서 "액은 신으로 들어가 타가 된다." 고 하였다. "타는 치아에서 생긴다." [중략] ○입 안에 고인 침을 화지華

진액津液, 담음痰飮   277

池 또는 옥천玉泉이라고도 한다. 『황정경黃庭經』에서 "옥천의 맑은 물이 영근靈根을 적셔 주니 이를 잘 다스리면 장수할 수 있다."고 하였다. 영근은 혀를 말한다.(『활인심방』) ○큰병이 나은 뒤에 자주 침을 뱉는 것은 위胃에 차가운 기운이 있기 때문이다. 이중환理中丸으로 위를 데워 준다.(장중경)

침은 중요한 진액이다. 양생법에서는 침을 모아 삼키는 것으로 정精을 다스리기도 할 만큼 귀하게 여긴다. 그래서 『동의보감』에서는 침을 뱉지 않아야 한다고 힘주어 말한다.

회진법廻津法 진인眞人은 "침을 뱉지 않는 습관을 들여야 한다."고 하였다. 입안의 침은 금장옥례金漿玉醴[금으로 만든 미음과 옥으로 담근 술]라 하여 귀하게 여겼기 때문이다. 침을 뱉지 않고 머금고 있다가 삼키면 정기가 항상 머물러 얼굴과 눈에 빛이 난다. 사람의 몸은 진액을 기본으로 한다. 피부에서는 땀이 되고, 비에서는 담痰이 되며, 눈에서는 눈물이 된다. 땀, 혈, 눈물, 정액은 한번 나오면 다시 되돌릴 수 없다. 그러나 침만은 다시 거둘 수 있다. 거둔다는 것은 살린다는 것이고, 살린다는 것은 생명이 이어진다는 뜻이다. 어떤 이가 침을 자주 뱉어 진액이 고갈되어 몸이 마르게 되었다. 지인至人을 만나 진액을 거두는 방법을 배워 실천하였더니 몸이 다시 윤택해졌다.(『삼원참찬연수서』)

:: 물, 만물의 기원

기가 쌓여서 액이 생긴다(積氣生液)　옛날 성인은 "양에서 음이 생기고 음에서 양이 생기며, 기에서 액이 생기고 액에서 기가 생긴다."고 하였고, 또한 "액이 쌓여서 기가 생기고, 기가 쌓여서 액이 생긴다."고도 하였다.(『상한직격傷寒直格』) ○주희朱熹는 "양은 변하려 하고, 음은 합하려 한다. 그렇게 양과 음이 변하고 합하여 처음에 수水와 화火를 낳는다. 수와 화는 기이기 때문에 자유롭게 유동하지만 본체는 아직 허하고 형체도 갖추지 못한 상태이다. 그 다음에 낳은 목木과 금金에 이르러서야 비로소 일정한 형태가 정해지게 된다. 수와 화는 처음에 스스로 생겨나는 것이다."라고 하였다. ○정이程頤는 "감괘坎卦는 수水이다. 가운데서 시작되는 일양一陽이 가장 먼저 생긴다."라고 하였다. 노재魯齋 포씨鮑氏[송대의 포운룡. 역학에 정통했던 인물]는 "기 가운데서 만물이 처음 생겨날 때의 형태는 수水이다. 따라서 수는 만물의 근원이다."라고 했다. 어떤 사람이 "천일天一[태극]에서 수水가 처음 생겼다는 것을 증명할 수 있습니까?"라고 묻자 말하길, "사람의 몸으로 증명할 수 있습니다. 탐욕스런 마음이 생기면 침이 나오고, 슬픈 마음이 움직이면 눈물이 나오고, 부끄러운 마음이 움직이면 땀이 나오고, 성욕이 움직이면 정액이 나옵니다. 사람의 마음이 고요히 움직이지 않을 때가 태극의 상태입니다. 마음이 움직이면 태극이 움직여 양陽을 낳습니다. 그래서 마음을 한 번 움직여 낳은 양은 수水로부터 시작합니다. 이것이 천일이 수를 처음 낳는다는 증거가 됩니다."라고 하였다.

고대 이오니아의 철학자 탈레스는 모든 사물의 일차적인 원리와 근본적인 본성은 물이라고 단언했다. 그 근거로 물은 다양한 형태를 내재하고 있다는 점을 든다. 그릇의 모양대로 변형되기도 하고, 영하의 기온에서 얼음이 되기도 하며, 수증기가 되어 모양이 없어져 버리기도 한다. 물은 이러한 가변성으로 인해 형태가 고정된 모든 사물의 공통적이고 근원적 실체가 될 수 있다. 고대 서양철학자의 이러한 주장은 물을 H₂O라는 미분적 요소로 환치하는 과학의 입장보다는 오히려 동양의 시선에서 공감을 얻을 수 있을 것 같다. 역리적으로 물은 감괘坎卦(☵)다. 감괘의 본성은 괘상 가운데 있는 긴 실선, 즉 양효陽爻에 있다. 양효(━)는 두 음효(━ ━) 사이에 위치해 있으면서 새로운 양기의 탄생을 기다린다. 다시 말해 감괘는 새로운 탄생의 근거인 동시에 물의 가변적 본성을 상징하는 것이다. 그래서 수水에 숫자 1을 배속한다. 일양一陽이 꿈틀거리며 일어나 만물이 되려는 발생의 근원이 담겨 있기 때문이다.

만물의 근원으로서의 물, 그 시원적 특성이 인체에서도 응용된다. 몇 년 전 화성탐사선 큐리오시티가 물의 흔적을 발견했다는 뉴스가 있었다. 화성 탐사의 가장 중요한 임무 중의 하나가 물을 찾는 일이다. 물을 찾는 이유는 생명을 찾기 위해서다. 최초의 원시세포가 바다에서 유래한 것처럼 모든 생명의 기원은 물이다. 인간도 양수 속에서 태어난다. 그리고 몸의 70% 이상이 물로 구성되어 있다. 땅과 바다의 비율 3:7과 엇비슷하다. 바다가 단순히 빈 땅에 고인 물이 아니듯, 몸 안의 물은 단단한 구조물들 사이의 공간을 채우고 있는 부속물이 아니다. 오히려 그 자체로 가장 중요한 장기라 할 수 있다. 인간에게 물은 몸의 기원이 되는 동시에 실존적 구성체인 것이다.

물이 움직이도록 하는 것은 양기다. 양기는 몸 자체에서 저절로 생산되기도 하지만 마음을 따라 일어나기도 한다. 마음이 가는 곳에 기도 간다. 마음은 양기를 일으키고 양기는 물을 움직인다. 고로 마음이 물을 움직일 수도 있다. 마음이 새로운 물길을 낼 수도 있다는 말이다. 이처럼 삼초와 진액은 모두 능동적으로 일어나고 움직이되, 유기적인 관계 안에서 서로를 길항하기도 하고 서로를 낳기도 한다. 이런 생성과 활동의 장이 이루어지는 것은 공간을 만드는 프레임의 역할로 인한 것이기도 하지만 물이 가지는 만물의 기원으로서의 본성 때문이기도 하다.

:: 담음, 물은 흘러야 한다

진액의 순환이 원활하지 않으면 질병이 생긴다. 흐르지 않는 물은 썩는다. 몸에서도 그렇다. 흐르지 않고 고여 있는 진액. 그 물은 다른 진액의 흐름을 방해하고 여러 가지 병증을 유발한다. 그런 물을 총칭하여 '담음痰飲'이라 한다. '십병구담十病九痰'이라는 말이 있다. 열 가지 질병 중에 아홉 가지가 담음병이라는 뜻이다. 그만큼 진액의 흐름은 잘 정체된다는 의미이다. 그도 그럴 것이 모든 장부 조직이 물을 머금고 있다. 혹은 그 물성物性 자체가 물을 근본으로 삼아 존재한다고 해도 지나치지 않다. 오장육부의 순환이라는 말은 기와 혈의 순환이기도 하지만 크게 본다면 물의 순환이라 할 수 있다. 혈은 기의 모체이고 진액은 혈의 모체이니 말이다. 그만큼 수액대사는 중요하다. 또한 그만큼 담음은 한의학적 질병에서 아주 중요한 자리를 차지하고 있다.

담음의 병태도 몇 마디로 정의할 수 없을 만큼 다양하다. 『동의보감』에서도 담음은 여러 형태로 분류된다. 크게 음병飮病과 담병痰病으로 나뉘어, 음병으로는 유음, 벽음, 담음, 일음, 현음, 지음, 복음이 있으며, 담병으로는 풍담, 한담, 습담, 열담, 울담, 기담, 식담, 주담, 경담 등이 있다. 일일이 다 소개하지는 못하지만 큰 줄기에서 한 대목을 소개하려 한다. 그 한 대목도 참 길다. 그렇지만 어떤 증상들이 소개되어 있는지 한번 들여다볼 만하다.

왕은군의 담에 대한 이론(王隱君痰論) 담증痰證에 대한 서술은 예나 지금이나 자세하지 못하다. 의서에 현음懸飮, 유음留飮, 지음支飮, 담음痰飮 등 여러 가지 음증飮證이 분류되어 있지만, 병의 근원을 밝히지는 못하고 있다. 담음이 있으면, 두풍증頭風證과 어지럼증(현훈眩暈) 그리고 이명耳鳴이 생기고, 입과 눈이 떨리거나 눈썹 사이와 귓바퀴가 가렵다. 혹 팔다리에 풍風이 들어와서 붓기도 하는데, 아픈 것 같기도, 아프지 않은 것 같기도 하다. 또 치아가 아프고 뺨이 가려우며 잇몸이 부어오른다. 이밖에도 담의 병증은 다양하다. 트림이 나거나 신물이 올라오며, 명치 밑이 쓰리고, 구역질과 딸꾹질이 나오기도 한다. 뱉어도 나오지 않고 삼켜도 삼켜지지 않는 가래가 목구멍을 막아 목이 답답하다. 가래의 색은 그을음 같고 형태는 헌 솜이나 복숭아나무 진, 혹은 가막조개의 살과 비슷하다. 명치 밑에 얼음이 머물러 있는 것 같고, 심장 끝 부위가 차갑고 통증이 있으며, 어느 때는 꿈에 기괴하게 생긴 귀신이 나타나기도 한다. 발목이 시리고 힘이 없으며 허리와 등에 갑자기 통증이 찾아온다. 팔다리의 마디마디가 쑤시고 화끈거리며, 심지어 손이 마비되는 것 같고, 팔이 접질린 것 같이 아플 때도 있다. 등에 손바닥만 한 부위가 얼음장처럼 차갑고 아프다. 그리고 온몸에 벌레가 기어가는 것 같을 때도 있다. 눈자위가 뻑뻑하고 가려우며 입과 혀가 짓무르고, 심하면 목구멍이 막히고, 목덜미 주위에 멍울이 생긴 것이 나력瘰癧[림프샘에 멍울이 생긴 것] 같기도 하고 아닌 것 같기도 하다. 가슴과 배 사이에 서로 다른 두 기운이 얽혀 있는 것 같고, 목이 메어 답답한 느낌이 있으며, 연기가 위로 오르는 것처럼 머리와 얼굴이 화끈 달아오르는 것 같기도 하다. 정신을 잃거나 미친 증상을 보이기도 하고, 중풍으로 사지를 못 쓰는 경우도 있다. 팔다리가 여기저기 쑤시거나(풍비風痺), 다리가 붓고 마비되는 증상(각기脚氣)이 나타나고, 누가 잡으러 올 것 같은 느낌에 놀라고 가슴이 두근거린다. 숨이 차면서 기침이 나고, 차가운 침과 푸른 물 혹은 검은 즙을 토하기도 한다. 심하면 폐에 농이 차면서 울체되고(폐옹肺癰), 대변에 피고름이 섞여 나오며, 힘줄이 당겨서 다리를 절기도 한다.

이처럼, 담痰에 의해 발생하는 질병이 안팎으로 백 가지도 넘는다. 진액이 뭉치면 담과 음이 된다. 이것이 상초로 오르면 입과 목이 마르고,

하초로 내려가면 대소변이 막히고, 얼굴이 뼈가 드러날 정도로 마르며, 머리카락이 푸석푸석해진다. 부인의 경우엔 월경이 나오지 않고, 소아는 잘 놀라고 경련이 자주 일어난다. 또한 간질 증상이 생길 수도 있다. 먼저 묵은 담을 몰아내고, 허실을 구분해 치료한다. 침향곤담환沈香滾痰丸을 만들어 삼초의 담을 치료한다.

담음으로 생기는 여러 가지 병(痰飮諸病) 담병의 초기에는 가래가 맑고 묽으며, 냄새나 맛도 별로 나지 않는다. 담병이 오래되면 가래가 누렇고 걸쭉하게 뭉쳐서 뱉어도 잘 나오지 않는다. 이때는 맛도 강해지는데, 신맛, 매운맛, 비린맛, 짠맛, 쓴맛 등이 나고 피가 섞여 나올 때도 있다. 담증이 처음 생길 때는 두통과 발열로 외감표증外感表證과 비슷해지고, 오래되면 기침이 나는데, 특히 밤에 더 심해져서 내상음화內傷陰火의 증상과 비슷해진다. 또, 담음이 팔다리에 생기면 풍증과 비슷한 증상이 나타나기도 한다. 다만, 담음증은 가슴이 그득해지고, 먹는 게 줄어도 피부색은 여전하며, 맥이 고르지 않은 것이 다른 병과 다른 점이다.(『의학입문』) ○담병이 생기면 기침이 나고 가래가 생기며, 헛구역질을 하고 토하기도 하며, 머리가 어지럽고 정신이 이상해지면서 가슴이 두근거리는 증상이 나타난다. 혹은 신물이 올라오고, 숨이 짧고, 가슴이 더부룩하고, 오한 발열이 있다. 이것은 모두 담에 의한 것이다.(『인재직지』) ○세속에서는 열 가지 병 가운에 아홉 가지가 담(十病九痰)이라고 하였는데, 바로 이것을 두고 한 말이다.(『의학입문』) ○손발을 잘 놀리지 못하고, 뼈마디와 온몸의 통증 때문에 누워도 편치 않은 것은 담이 뼛속에 들어갔기 때문이다. 또, 눈자위가 검게 변하고, 걸어 다니면서 신음 소리를 내며, 거동이 몹시 힘든 것도 담이 뼛속으로 들어갔기 때문이다. 이때는 뼈마디가 쑤시고 아프다. ○눈 주위가 검게 변하고 뺨이 붉어지거나 얼굴에 누런빛이 도는 것은 열담熱痰 때문이다.(『단계심법』)

담음이 돌아다니는 증상(痰飮流注證) 어떤 환자가 가슴, 등, 팔다리, 허리, 사타구니에 은은하지만 견디기 힘든 통증을 호소했다. 또한 근육과 뼈에 낚시줄을 매고 당기는 듯이 아파서, 누워도 편하지 않고 아픈 곳도 일정하지 않았다. 세속의 의사들은 이 증상을 풍으로 인한 관절염이라고 여기고 약과 침을 썼으나 모두 효과를 보지 못했다. 또, 풍독風毒으로 옹저가 생기기 전 단계라 여겨 약을 쓰기도 했다. 하지만 이것은 모두 잘못된 판단이다. 이는 담연痰涎이 가슴 부위에 잠복해 있다가 갑자기 병증을 일으켰기 때문이다. 또 어떤 환자는 맛을 잘 못 느끼고, 가래침이 걸쭉해서 밤이 되면 목구멍에서 가래 끓는 소리가 마치 톱질하는 것처럼 들리고, 침을 많이 흘리며, 팔다리가 차갑고 저린 증상을 보이기도 하는데, 이는 담음 때문에 기맥氣脈이 통하지 않는 것이니 반신불수로 오인해서 처방하면 안 된다. 이때는 공연단控涎丹만 복용해도 병이 없어질 것이다.(『세의득효방』)

일상의 곳곳에 물과 관련한 영적인 믿음이 있다. 입춘 날에 받아 놓은 물을 입춘수라고 하는데, 이 물을 마시고 합방하면 아들을 낳는다고 한다. 또한 새벽에 제일 먼저 길은 물을 '정화수'라고 하며, 이 물로 신령한 기운에 치성을 드리면 영험한 효과가 있다는 이야기도 있다. 냇물에 오줌을 누면 고추 끝이 부어올라 감자고추가 된다든지, 아기 기저귀는 냇물이 아닌 샘물을 퍼서 빨아야 한다는 금기도 물의 영적인 기운과 관련이 있다. 민간 신앙이나 신화에서도 물이 중요한 테마로 사용된다. 용왕이나 용신이 물과 관련되어 있고, 우물에 관한 신령스런 얘기도 있다. 주몽의 어머니 유화부인도 하천과 관계가 있고, 홍수 신화나 마고 신화도 물이라는 핵심적 소재에 기반한다.

물의 이러한 영적 매개성은 물의 가장 중요한 특성인 유동성에서 비롯된다. 물은 젖어들고 스며들어 사이를 메우고 물질을 섞이게 한다. 사람과 자연을 섞이게 하고, 역사와 신화를 섞는다. 또한 그 유동성은 반대로 공간을 구성하는 단단한 사물로 변이할 수 있는 가능성을 갖는다. 그래서 물은 공간을 메우기도 하지만 공간을 창출하기도 한다. 공간이 살아 있으려면 그 사이를 사람이 유동해야 한다는 점에서 공간 역시 물의 본성을 따른다. 혹은 공간도 만물의 하나라고 본다면, 공간도 물이라고 할 수 있다. 그렇다면 물의 본성대로 사람도, 사물도, 공간도 흘러가야 한다.

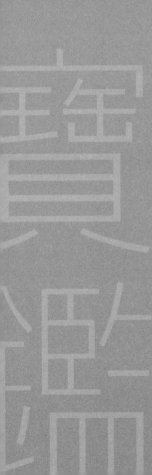

9장
———
포胞

:: 출산의 주체 ─ 포와 모성

포는 혈실이다(胞爲血室) 『내경』에서는 "여자가 14세가 되면 천계天癸가
돌기 시작하면서 임맥이 통하고 태충맥太衝脈이 가득 차서 월경이 때맞
춰 나오므로 아이를 가질 수 있다."고 하였다. 주석에서는 "계癸는 임계
壬癸를 말한다. 임과 계는 북방의 수를 가리키는 천간天干의 글자다."라
고 하였다. 충맥과 임맥이 흐르면 혈이 차올라 때에 맞춰 월경을 하게
된다. 천진天眞의 기가 내려와야 월경을 할 수 있다. 그래서 월경의 근원
이 되는 물을 천계라 하는 것이다. 그리고 충맥은 혈해血海가 되고, 임
맥은 포포胞와 태胎를 주관한다. 충맥과 임맥이 서로 돕기 때문에 아기를
가질 수 있다. 이를 달거리(月事)라고 한 것은 화평한 기운이 늘 30일
만에 한 번씩 나타나기 때문이다. 그러므로 이 주기가 어긋나면 병이
있다고 말한다.(『부인대전양방婦人大全良方』)

천계天癸는 천간의 계수癸水다. 천간은 하늘의 시간 단위인 10개의 글
자, 즉 '갑을병정무기경신임계'를 말한다. 이중에서 임壬과 계癸는 오행

중에서 수水에 배속된다. 특히 계수癸水는 음수陰水로서 시냇물처럼 물줄기가 가늘게 흐르는 물이다. 계수는 생명수다. 적은 양의 물이지만 마른 땅을 적셔 초목을 키운다. 물이 초목을 키우기 위해서는 어두운 땅 밑으로 스며들어야 한다. 그래서 물은 어둡고 추운 북방에 속한다. 어둡고 추운 땅 밑으로 들어가지만 물은 씨앗을 싹트게 하고 봄에 싹을 내는 생명의 원천으로 작용한다. 이러한 생명의 원기인 계수가 몸에서 돌기 시작한다는 것은 이제 자식을 낳을 시기가 되었다는 뜻이다.

이 하늘의 물(天癸)은 어디서 온 것일까? 정말 하늘에서 온 것일까, 아니면 몸속에 내재되어 있었을까? 옛이야기가 말하듯 삼신할머니가 내려주셨을 수도 있다. 기원이야 어쩌됐건, 하늘의 물이 몸 안에 돈다는 것, 다시 말해 아기를 낳을 조건이 되었다는 것은 기, 혈, 진액의 흐름이 천지자연과 강도 높게 접속한다는 뜻이다. 그러니 잉태야말로 몸 안의 자연성이 가장 크게 깨어나는 사건이라 할 수 있다. 물론 먹고 싸는 일도 지극히 자연스러운 일이다. 그러나 섭식과 배설은 너무나 일상적이라서 오히려 자연성을 인지하지 못한다. 그에 비하면 임신과 출산은 훨씬 강렬하고 특별한 사건이다. 그만큼 자연의 비밀을 온몸으로 체득할 수 있는 기회라 할 수 있다.

자연 안에 살고 있는 모든 존재는 자연과 교감해야 생존할 수 있다. 인간도 마찬가지다. 특히, 원시사회의 사람들은 그 교감능력이 더 절실했을 것이다. 그들에게 자연은 의식주의 터전인 동시에 생명의 위험지대였다. 자연과의 관계성은 생존의 문제였을 것이다. 아이들도 커가면서 자연과 접속하는 방법을 터득해야 했다. 그래서 일정한 나이가 되면 숲으로 들어가 강렬한 모험을 해야 한다. 이를 통해 자연과 접속됨을 체득하는 것이다. 그런데 인류학자 나카자와 신이치는 이러한 '통과 의례'를 여자들은 거치지 않아도 되었다고 한다. 왜냐하면 여자는 아이를 잉태하고 출산하는 신체를 타고났기 때문이다. 생명을 낳고 기르는 일상적 행위야말로 자연과 구체적으로 접속할 수 있는 방법이라는 것이다. 남자들의 특별한 모험에 대해 차별을 느끼지 않느냐는 인류학자의 질문에 한 마을 여성은 이렇게 대답했다고 한다.

> "가엾게도 남자들은 그렇게라도 하지 않으면 자연의 지혜에 다가갈
> 수가 없는 거예요. 하지만 여자는 그냥 자연스럽게 그것을 알죠." — 나
> 카자와 신이치, 김옥희 옮김, 『대칭성 인류학』, 동아시아, 158~159쪽

"남자들이 몰래 손에 넣었으면 하고 그토록 바라던 '비밀지秘密智'"(같은 책, 159쪽)를 여성은 이미 가지고 있었던 것이다. 하지만 이러한 여성의 자연지自然智도 지금은 거대한 의료 시스템 안에 예속되어 버렸다. 임신 검사에서 출산까지 모든 생명 탄생의 비밀은 병원의 시술에 맡겨졌다. 냉정한 의료기술 앞에서, 임신 징후에 대한 몸적 감각도, 산파의 덕담과 함께 체험하던 출생의 신비도 무너져 버렸다.

아기의 출생과정에는 기대, 사랑, 지지를 보내면서 기다려 주는 자질

을 겸비한 산파가 필요하다. [중략] 대부분의 병원에서는 여성들의 끔찍한 두려움을 돌봐주려고 하지 않고 출산을 의료화해 버린다. [중략] 우리는 경험이나 사랑하는 사람의 지지보다 의료기술을 더 많이 믿으며 이러한 믿음이 만연해 있다는 사실은 불행한 일이다. 이러한 믿음의 결과로 자연분만을 원하면서 병원에 갔던 산모들도 어떤 종류든 의술의 개입을 받고 나오게 된다. 그 이유는 분만을 할 때에는 모든 여성들이 아주 민감해지기 때문일 것이다. 정상적으로 분만할 수 있을 것이라고 믿어 주는 사람들로부터 지지를 받지 못하면 산모는 거의 모든 것에 설득당하게 된다. — 크리스티안 노스럽, 강현주 옮김, 『여성의 몸, 여성의 지혜』, 한문화, 341쪽

"최악의 경우 사망할 수 있습니다." 법적 안전장치 때문인지 의사는 환자에게 늘 이렇게 최악의 사태를 고지한다. 이에 겁먹은 환자는 점점 나약해지고 의존적으로 변한다. 보다 안전하게 출산하고 싶다는 바람은 항상 이러한 예속관계로 이어진다. 생명을 탄생시키는 일이야말로 모성이 주체가 되어야 하지 않겠는가. 의탁하려는 마음은 용기와 주체적 힘을 나약하게 만든다. 모성은 출산의 주체가 되는 데서부터 시작된다. 『동의보감』에서 모성의 원천인 포를 단전丹田이나 명문命門이라고 따로 부르는 것도 출산의 주체적 힘을 중요하게 여기기 때문이다.

포의 형상(胞形象) 포는 적궁赤宮, 단전, 명문이라고도 불린다. 남자는 포

안에 정을 저장했다가 내보내고, 부인은 포 안에서 태아를 기른다. 부인은 포가 있기 때문에 임신을 할 수 있다. 그래서 포는 낳고 기르는 근원이 된다.(이동원)

단전은 정을 저장하는 곳이고, 명문은 양기가 생성되는 곳이다. 양기는 정으로부터 생성되므로 단전과 명문의 기능적 위치는 같다. 포를 단전이나 명문으로 부르는 것은 포 안에서 생명이 자라기 때문이다. 정이라는 음적인 토양에서 양기가 발현되듯, 포의 음적 지반에서 생명의 양기가 탄생하는 것이다.

:: 달의 몰락

달이 차고 기우는 주기는 인체에 영향을 미친다. 예컨대 달의 변화에 따라 정신적인 질환이 나타나는 현상도 있다. 이러한 증상을 '루나틱lunatic'이라 하는데, 그 유래가 고대 바빌로니아까지 올라간다. 『황제내경』에서는 달이 차기 시작했을 때 혈기가 모이기 시작하고, 달이 완전히 차오르면 살이 단단해지며, 달이 기울기 시작하면 경락이 허해진다고 하였다. 항간에서는 달의 주기가 사망과 관련이 있다는 설도 있어서 만성 중풍환자는 대개 보름이 되기 전에 사망하는 이유를 거기에서 짐작하기도 한다.

달의 주기가 몸에 미치는 영향 중 대표적인 것이 월경이다. 보통 여성의 월경 주기는 28일 정도로 달의 주기(항성월 주기인 27일과 삭망월 주기인 19일의 중간에 해당함)와 일치한다. 달이 차오르듯이 충맥에 혈이 점점 모이게 된다. 혈이 어느 정도 차면 포는 잉태할 준비를 한다. 이때 남자의 정이 들어오지 않으면 혈이 계속 모이게 되고 때에 맞춰 넘치는데, 이것이 월경이다. 반면 남자의 충맥에는 혈이 머무르지 않고 계속 순환한다.

> **포는 혈실이다**(胞爲血室) 혈실은 혈이 모이는 곳이고, 영기와 위기가 정지하는 곳이며, 순환하던 경맥의 기운이 모이는 곳이다. 충맥이 바로 혈실이다. ○충맥은 혈해血海로 모든 경맥이 만나는 곳이다. 남자의 충맥에는 혈이 머무르지 않고 계속 순환하며, 여자의 충맥에는 혈이 머물러서 계속 쌓이게 된다. 혈이 가득 차면 때에 맞춰 넘치게 되는데, 이것을 월신月信 혹은 월수月水, 월경月經이라 한다. 이는 달이 차고 기우는 것을 본뜬 것이다.(『의학강목』)

월경 주기가 달의 주기와 비슷한 까닭은 여성의 몸에 음의 시간성이 내재되어 있기 때문이다. 음의 시간은 양의 시간들 사이에 있다. 오늘 낮과 내일 아침 사이, 공연과 공연 사이, 일과 일 사이 등. 그 사이의 시간에 우리는 대개 잠을 자거나 기운을 보충하고 휴식을 취하면서 양의 시간을 준비한다. 월경이 바로 이러한 음의 시간이다. 월경은 피를 내보내면서 몸을 쉬게 하고 새로운 기혈 생성의 장으로 들어서게 한다. 기혈의 교환시기인 셈이다. 이때는 약간의 통증이 있거나 조금 우울해진다. 무엇보다 생리혈이 새지 않을까 하는 조심스러움 때문에 몸을 움직이기 꺼려 한다. 이는 몸을 고요하게 두어 음의 시간을 확보하려는 몸의 정상적인 신호일 것이다. 물론 생리통이 심하거나 극도로 히스테릭한 감정이 일어나는 것은 병증이다. 월경통은 집착이 심한 성격일수록 심해지는 경향이 있다. 무언가를 비워내는 일에 매우 서투르고 신경이 예민해지면 월경혈도 잘 내보내지 못하고 통증만 심해지는 것이다.

음의 시간이 지나야 기혈이 새로워진다. 여성은 한 달에 한 번 스스로 몸을 바꿔내고 있는 셈이다. 뱀이 허물을 벗듯이, 가을과 겨울에 나무가 잎과 열매를 떨구듯이 말이다. 허물을 벗고 열매를 떨어뜨려야 새로운 신체가 되고 새싹이 돋아난다. 마찬가지로 기존의 혈을 비워내고 새로운 혈을 채워야 포에 새로운 생명이 잉태될 수 있다.

월경이 음의 시간성이 표출되는 사건이라면 포는 음의 시간성을 조절하고 주관하는 장소라 할 수 있다. 그런데 흔히 포(자궁)를 아이를 낳고 나면 가치를 잃어버린 것으로 간주한다. 특히 현대의 의료는 출산이 다 끝난 자궁을 암을 키우는 장소쯤으로 치부해 버린다.

"일반적인 산부인과 교육과정에서는 자궁이 출산이나 종양 생성 외에 다른 기능을 할 수도 있다는 사실을 충분히 다루지 않는다. 심지어 오늘날에도 생식기 부위의 질병이 있는 여성이 출산할 의사가 없으면서도 자궁을 고수하기를 원한다면, 의사들은 그녀가 지나치게 감정적

이고 감상적이거나 아니면 미신적이라고 생각한다." ─ 크리스티안 노스럽, 앞의 책, 169쪽

포는 출산을 하기까지 음의 시간을 주관해 왔고, 출산 후에도 여전히 음의 시간을 총괄한다. 폐경이 오기 전까지 월경은 기혈의 안정된 순환을 조절하는 음적 자산이다. 자궁이 적출되면 음기가 잘 확보되지 못할 것이다. 음이 부족하면 상대적으로 화기가 치솟는다. 그 화기는 가슴과 목, 얼굴 쪽으로 몰려 상부가 답답하고 어지러우며 두통을 일으키기도 한다. 또한 불현듯 치솟는 분노, 난데없이 밀려드는 슬픔 혹은 공허함 같은 심리적인 불안정으로 나타나기도 한다. 폐경이된다 해도 포의 역할이 사라지는 것은 아니다. 월경은 끝났지만 포는여전히 음의 균형을 조절하는 역할을 하는데, 이제는 월경처럼 때에맞출 필요가 없다. 일상이 휴식이자 일이고, 양적인 시간인 동시에 음적인 시간이 된다.

의학이 발달할수록 질병은 다양해진다. 없던 질병이 새로 생겨났다기보다는 질병 분류가 더 복잡해지고 진단 기술이 발달했기 때문이다. 그러나 "질병을 규정하는 질서의 차원이 높아져 가고 개인을 둘러싼 사회적 조직망이 보다 조밀해질수록 '건강'이란 점차 희소한 자원이"(미셸 푸코, 홍성민 옮김, 『임상의학의 탄생』, 이매진, 53쪽) 되어 간다. 진단 전까진 건강한 몸이었지만 진단을 했더니 간수치(GOP, GPT 등)도 좀 높고 고지혈증에 혈압도 좀 있다는 결과가 나왔다. 갑자기 환자가 된 것이다. 또, 옛날의 개구쟁이는 ADHD로 둔갑했고, 마

음을 다스려야 하는 삶의 문제는 프로작을 복용해야 하는 정신과적 '우울증'이 되어 버렸다. 진단의 과잉은 진료의 과잉으로 이어진다. 최근엔 갑상선암 발병률이 높아진 것에 대해 의사들이 양심선언을 하기도 했다. 불필요한 진단 때문에 안 해도 되는 수술을 한다는 것이다. 이런 식으로 생명현상의 주체로서의 몸은 점차 병리적 대상이 되어 버린다. 가장 우려스러운 쪽은 부인과 영역이다. 월경과 임신 그리고 출산을 비롯한 여러 생리적인 현상들을 병리적 시각으로 판단하려 한다. 불필요한 제왕절개가 늘어나는 것도 이 때문이다.

아이를 다 낳았으니 떼어내도 좋다는 자궁에 대한 천박한 논리는 이러한 배경과 무관하지 않다. 임상의학의 폭력적 논리가 계속 개입될수록 몸에 대한 원초적 체험 대신 질병에 대한 두려움만 증폭될 것이다. 포 역시 이런 식으로 두려움의 대상이 되어 간다. 어떤 인식론이 배치되는가에 따라 포는 달의 기운이 서린 음의 대지가 되기도 하고, 암이 살게 되는 공포의 폐가로 돌변하기도 한다. 포를 기계적 부품으로 여기는 순간, 몸 안의 달은 사라지게 된다. 어느 유행가 노래 제목처럼 그야말로 '달의 몰락'을 체험하게 될 것이다.

:: 폐경의 논리, 한 쪽 길이 닫히면 다른 길이 열린다

과학자들은 여성이 폐경 이후에도 계속 생명을 유지하는 것이 의문스러웠다. 왜냐하면 "번식 연령을 넘어서도 계속 살아가는 동물은 거

의 없"기 때문이다. "번식 연령이 끝나면 자신의 몸을 복구해서 보전해 둘 진화적 가치가 더 이상 없"어진다. 그래서 "자연은 번식의 종료와 죽음이 동시에 일어나도록 프로그램을 만들어 왔다."(재레드 다이아몬드, 김정흠 옮김, 『제3의 침팬지』, 문학사상, 199쪽) 그런 이치에서 보면 여성이 폐경 후에도 계속 살아 있는 것이 궁금할 만도 하다. 이 물음에 대해 다이아몬드는 이렇게 해석한다.

잘 생각해 보면 그 설명은 자명하다. 사람이 자식을 돌보는 기간은 상당히 길어 거의 20년이나 계속된다. 성인으로 자란 자녀를 거느리고 있는 노인들도 그들의 자식뿐만 아니라 부족 전체의 생존에 있어서 상당히 중요하다. 문자가 발명되기 전 노인은 결정적으로 중요한 정보의 담당자 역할을 수행해 왔다. 자연은 여성의 번식기관이 망가진 후에도 신체를 사용할 수 있게 복구하도록 인간을 만들었던 것이다. ― 같은 책, 199쪽

인간의 생존 능력은 육체적 발육뿐만 아니라 정보를 수집하고 활용하는 데서 더욱 고양된다. 육체의 발육은 대개 20세 이전에 끝나지만, 그 이후에도 인간은 사회를 구성하고 그 안에서 소통하는 법을 배워야 하고 또한 자연과 교감하는 지혜를 습득해야 한다. 그러기 위해서는 그러한 정보와 지혜를 많이 가지고 있는 나이 많은 자의 조언이 필요할 것이다. 번식이 끝난 인간에게 더 오랜 생명이 부여된 것은 이러한 효용가치가 있기 때문이라는 것이 이 인류학자의 주장이다.

폐경 때가 된 많은 여성들이 우울증을 경험한다. "우울증의 병력이 없는 여성도 폐경 주위기로 들어서면 폐경 전기에 비해 우울증이 생길 위험이 2배 정도 증가"(최인광, 「정신과 외래환자에서 폐경에 대한 태도 및 우울, 불안증상과 폐경기 증상의 심각도 간의 관계」, 고려대학교 대학원 의학과 박사논문)한다고 한다. 인류학자인 앤 라이트에 의하면 폐경기에 대해서 긍정적인 이미지를 가지고 있는 전통적인 나바오스 부족의 여인들은 폐경기 증상을 거의 경험하지 않는다고 한다. 크리스티안 노스럽이 단언한 바대로 "폐경기 그 자체는 심리적, 육체적 건강을 약화시키지 않는다."는 말이다. 그런데도 우울증이 나타나는 것은 심리적 스트레스 때문이다. 그 스트레스는 "더 이상 '여자구실'을 못할 거라는 인식"(고미숙, 『몸과 인문학』, 북드라망, 64쪽)에서 비롯되었을 수도 있고, 장성한 자녀와의 유대감의 약화로 인한 상실감으로부터 시작되었을 수도 있다. 어찌됐건 폐경의 우울증은 남편의 여자 그리고 자식의 어머니로서의 영향력이 낮아지는 데서 오는 자존감의 하락 또는 자아 정체성의 혼란 등과 연관이 있다.

그러나 재레드 다이아몬드의 주장대로라면 이런 정신적인 허탈함을 겪을 이유가 없다. 폐경이 된 여성은 공동체를 위해 삶에 필요한 정보와 지혜의 담지자로서 생존의 가치를 실현하기 때문이다. 헌데, 현대의 여성들에겐 왜 이런 증상들이 유행처럼 퍼졌단 말인가.

우선 여성이 속한 공동체란 대부분 3~4명 규모의 핵가족이다. 그나마 아이들은 커 가면서 삶에 필요한 대부분의 정보를 제도권 교육과 인터넷에서 얻는다. 현대인들에게 삶에 필요한 정보란 대개 돈을 버는 정보다. 그 정보와 기술은 제도권에서 습득된다. 그리고 아이들은 부모의 말을 잘 듣지 않는다. 폐경기가 되기 전, 한때는 남편의 내조자로서, 아이들의 막중한 보호자로서 큰 영향력을 행사하던 여성. 그러나 현대의 폐경기 이후 여성들은 성적 매력의 대상에서 낙오되어 가고, 2세 생산력도 잃어버렸으며, 자식들의 보호자도 되지 못한다. 무엇보다 그 나이에 통찰해야 할 지혜가 턱없이 부족하다. 그도 그럴 것이 행복은 돈과 명예 그리고 그것을 획득함으로써 얻게 되는 타인의 부러움에서 비롯된다고 믿었다. 이에 따라 아이들 교육의 목표는 대부분 상위권 대학과 연봉이 높은 직장 혹은 고소득 전문직이었다. 그러나 마음이 허전할 때는 무엇을 해야 하는지, 감정이 요동칠 때는 어떻게 해야 하는지, 돈은 왜 벌어야 하며 어떤 식으로 써야 하는지, 삶과 죽음은 왜 통찰해야 하는지, 운명의 법칙은 무엇인지…… 이러한 질문들을 해결할 사유가 빈곤하다. 자신이 종교에 의존한 것처럼 자식들에게도 자신이 믿는 신앙을 강권하여, 스스로 해결해야 할 번뇌를 의탁하게 하거나 심리 상담과 정신과 약을 구매해 줄 뿐이다. 그러니 "진실과 지혜로 공동체에 씨를 뿌려 주는 일"(크리스티안 노스럽, 앞의 책, 369쪽)도 없고 그로 인해 존재를 충만하게 하기는 힘들다.

안타깝지만 그러한 빈곤함은 질병으로 이어진다. 폐경기 증상이 전적으로 심리적인 원인에서 비롯된다는 주장을 받아들이지 않는다 해도, 미약한 홍조나 질건조증 이외에 극심한 우울증이나 몸이 심하게 아픈 것은 뭔가 폐경기의 정상적인 반응이라고 하기엔 좀 문제가 있다. 여자의 포(자궁)는 곧잘 대지에 비유된다. 대지가 자연을 키워내듯 포는 생명을 길러내며, 대지가 만물을 포용하듯 포 역시 오행을 아우른다. 가임기의 포가 생명을 키우는 역할을 했다면 폐경기 이후의 포는 존재와 세계를 거침없이 수용한다. 포가 어떤 오행에도 속하지 않는다는 것도 이런 음의 포용력에서 나온다고 할 수 있다.

포의 형상(胞形象) 포는 오행에 속하는 것이 아니어서 수水도 아니고 화火도 아니다. 이는 천지의 다른 이름이며, 곤토坤土가 만물을 낳는 것을 본받았다.(이동원)

이러한 포의 역할 수행에 문제가 생기면 몸의 순환도 원활하지 않다. 폐경기 여성의 여러 질병도 여기서 비롯된다. 월경이 끝나고 음의 시간성이 확대되면 여성은 더 이상 자기 아이를 낳을 수 없다. 하지만 폐경 후의 포는 이제 세상의 모든 것을 길러낼 수 있는 대지의 기운으로 거듭난다. 작고 비옥한 텃밭에서 거칠지만 광활한 대지로 전화되는 것이다. 그런데 여전히 자기 자식과 가족의 영화를 위해서만 전전긍긍하며 산다면 포는 그 확장의 욕망이 억압되어 순환이 막히게 된다. 또한 자본주의가 놓은 서비스의 덫에 걸려 오로지 소비로서만 생존할 수밖에 없는 무기력한 신체 역시 기혈의 울체에서 자유롭지 못하다.

폐경이란 말은 월경을 주관하는 경맥(충맥)이 닫혔다는 뜻이다. 경맥은 기가 지나는 길이다. 폐경으로 인해 하나의 길이 닫힌 셈이다. 그러나 모든 길은 통해 있는 법. 한쪽 길이 닫히면 다른 길이 열린다. 좁은 가족주의와 의존적인 소비의 틀에서 벗어나면 타인의 삶과 자연의 이치가 보이기 시작한다. 이런 새로운 길을 모색하는 것, 폐경기의 지혜는 바로 여기서 발휘될 것이다. 그리고 그 길 위에서 지혜의 씨를 나누게 될 친구들을 만나게 될 것이다.

∷ 덧붙이는 말

폐경기 때 홍조가 나타나는 것은 음의 시간성이 월경에 집중되지 않고 넓게 퍼지기 시작할 때 생기는 일시적인 현상일 수 있다. 음을 담당하던 월경의 기간이 사라짐에 따라 양적인 화기가 위로 치솟는 것이다. 그러나 이것은 음이 분산되고 확장되는 것이지 결코 음이 사라지는 것은 아니다. 오히려 작고 비옥한 땅이 넓고 거친 땅이 되므로 음의 영역은 확대된다고 할 수 있다. 그러므로 일시적인 홍조는 곧 사라질 것이다. 질건조증도 마찬가지다. 천계가 없어지다 보니 질과 자궁의 진액이 좀 마르게 된다. 하지만 이것은 매우 자연스런 증상이다. 폐경 이후의 진액은 자궁에 집중되기보다 몸 전체로 퍼져야 한다. 그것이 노년에 진액을 효율적으로 쓰는 방법이다.

:: 월경과 질병

여성의 질병은 크게 두 가지로 드러난다. 감정과 월경이다. 감정의
기복이 심하다는 것은 몸 안에 무슨 문제가 일어날 조짐을 보이고
있다는 증거다. 월경도 몸을 진단하는 데 중요한 지표다. 월경의 양, 형
태, 빛깔, 주기, 통증 등을 통해 여성의 몸 상태를 알 수 있다. 우선 월
경이 잘 나오지 않는 경우를 살펴보자.

월경이 나오지 않는 것(血閉) 월경이 나오지 않는 세 가지 경우가 있다. 첫
째, 위胃가 약하면 몸이 마르고 기혈이 쇠하여 진액이 생성되지 못하는
데, 진액이 부족하면 혈도 부족해져서 월경이 끊어지게 된다. 이는 중
초에 위치한 위에 열이 몰렸기 때문이다. ○둘째, 심포맥心包脈이 크고
빠르게 뛰면 흔히 조증躁症이 나타나고 대소변이 잘 나오지 않으며 월
경이 끊어진다. 이는 혈해가 마른 것으로, 하초에 있는 포맥胞脈에 열이
뭉쳤기 때문이다. ○셋째, 마음을 지나치게 써서 심화가 치성하면 월경
이 나오지 않는다. 이는 상초에 있는 심, 간, 폐에 열이 몰려서 포맥이
막혔기 때문이다.(이동원)

위가 약하면 소화가 잘 안 되고, 진액과 기혈을 잘 만들 수 없다. 혈
이 부족하면 월경이 나오지 않는다. 가장 중요한 혈의 기능은 오장육
부를 자양하고 순환시키는 것이다. 부족한 혈은 우선적으로 여기에
써야 한다. 포의 순환은 그 다음이다. 또한 진액부족은 음허를 초래하

고 상대적으로 열을 뜨게 한다. 위열이 생긴다는 것도 그런 맥락이다. 열은 혈을 다시 마르게 한다. 이런 악순환 때문에 혈이 더욱 부족해진다. 잘 먹고 잘 소화시키는 일은 아무리 강조해도 지나치지 않다.

포맥이 막혀도 월경이 나오지 않는다. 일반적으로 충맥衝脈과 임맥任脈을 포맥(혈해라고도 함)이라 부른다. 포맥은 위로는 "심에 속하고 아래로는 자궁에 연결되어 있다. 그런데 기가 역상하여 폐를 압박하면 심기가 막혀서 아래로 잘 소통하지 못한다. 그러면 월경이 나오지 않게 된다."

월경이 나오지 않는 원인 중 현대인들에게 가장 많은 경우가 마음을 지나치게 쓰는 것 때문일 것이다. 칠정七情이 과도하면 심화가 치성한다. 심열은 심장에 연결된 포맥의 혈을 말려서 월경을 막는다. 마음을 쓰는 일 중에 남녀 간의 문제만 한 것이 없다. 특히 연락 수단이 별로 없었던 시절, 먼 길을 떠난 사람에 대한 그리움은 속병을 만들기 십상이다.

월경이 나오지 않는 것(血閉) 처녀나 총각이 이성에 대한 그리움이 지나치거나 생각이 많아지면, 남자는 안색이 먼저 안 좋아지고 여자는 월경부터 나오지 않는다. 이런 감정들은 심을 손상시켜 혈을 역상逆上하게 한다. 역상된 혈은 안색을 나쁘게 만들고 월경을 끊어지게 한다.(『부인대전양방』)

월경이 나오지 않는 것도 문제지만 너무 많이 나오는 건 더욱 심각하다. 특히 월경 때가 아닌데 하혈을 하는 경우가 있다.

혈붕과 혈루(血崩血漏) 월경 때가 아닌데 피가 조금씩 나오면서 그치지 않는 것을 누하漏下라 하고, 피가 갑자기 쏟아지는 것을 붕중崩中이라고 한다.(『의학입문』)

누하와 붕중을 합쳐 대개 '붕루崩漏'라고 부른다.

혈붕과 혈루(血崩血漏) 붕루가 그치지 않는 데는 세 가지 원인이 있다. 첫째, 허해진 비위脾胃의 기운이 신장으로 내려가 신장의 상화와 섞이면, 밑에 습열이 몰리게 된다. 그러면 월경이 그치지 않고 조금씩 나오는데, 피의 색깔은 검붉은 색이고, 고기 썩는 냄새가 나며, 백대하가 생긴다. 그때, 맥이 가라앉아서 약하고 빠르게 뛰거나, 가라앉아 있으면서 굵고 크게 뛰면 열증이 분명하다. 때로는 허리가 아프거나 배꼽 밑에 통증이 있기도 한데, 치료는 비위를 크게 보하고 혈과 기를 끌어 올리는 치법을 써야 한다. ○둘째, 높은 자리에 있다가 세력이 떨어졌거나, 부자였다가 가난해졌을 때 발생한다. 이때는 화가 크게 생겨 혈맥 안에서 왕성해지고 음식도 부절제하게 먹게 되지만, 안색은 병이 없는 것처럼 보인다. 이는 병이 마음속에 생겨서 잘 진단할 수 없기 때문이다. 그렇지만 월경이 불시에 나오거나 갑자기 멎기도 하고, 혹은 사납게 쏟아져 멎지 않는 것을 보고 진단할 수 있다. 이런 환자에겐 죽지 않는다고 확신을 주어서 환자의 마음을 안정시켜야 한다. 그런 다음, 기혈을 크게 보하는 약을 써서 비위의 기운을 끌어올려야 하는데, 심화를 억제하는 약을 약간 넣는 것이 좋다. 이는 음을 보하고 양을 내리자는 의도로, 이런 처방을 쓰면 월경이 저절로 그치게 된다. ○셋째, 지나치게 슬퍼하면 포락이 끊어지고 이로 인해 붕루가 생기는데, 이것은 앞에서 설명한 바와 같다.(이동원)

요컨대 붕루의 세 가지 원인은 '비허에 의한 습열', '부의 몰락과 명예의 실추', '지나친 슬픔'이다. 비가 허해지면 습기가 차게 되는데, 이 습이 내려가서 신장의 상화와 만나면 하초에 습열이 생긴다. 습열은 월경혈을 뭉치게 한다. 그래서 월경 때 한꺼번에 나오지 않고 생리가 끝날 때가 지났는데도 쉬지 않고 조금씩 나오게 된다. 습열은 오래된 물때와 비슷하다. 물때가 오래되면 끈끈하고 고약한 냄새가 나는 것처럼, 습열로 인해 혈은 검붉은 색깔을 띠게 되고 냄새도 심해진다.

현재를 과거에 비교해 보는 습관은 그리 권할 만한 일이 아니다. 과거를 반추해 보며 현재의 삶을 고양시킬 것 같지만 대부분 그렇지 않다. 사람들은 쓰라린 과거를 통해 상처를 재생산하고, 좋았던 시절을 떠올리며 현재를 결핍의 시간으로 몰아 간다. 어떤 식으로든 현재의 삶이 메마르게 된다. 특히 높은 자리에 있다가 세력이 떨어졌거나, 부자였다가 가난해진 사람에게 현재란 어떤 느낌의 시간일까. 액면으로야 평범하게 살아가는 서민이겠지만 그 사람에겐 지옥 같은 시절일 것이다. 현재의 조건이 과거와 비교될수록 분하고 억울한 감정이 올라올 것이다. 이 감정은 화기로 일어나 혈을 끓어 넘치게 한다. 혈열이 생기면 출혈이 일어나곤 하는데, 여성의 경우엔 흔히 붕루로 나타난다. 화기가 집중되는 심장의 화기를 제거하는 약을 복용하면 붕루를 멈추는 데 도움이 된다. 더불어 과거를 의도적으로 기억해내지 않아야 하고 현재의 삶에 집중하면 더 좋은 약효가 발휘될 것이다. 슬픔도 이와 같은 맥락이다. 과거와 연결되지 않는 슬픔은 없다. 지나간 시간을 끌어올수록 현재의 감정은 음적으로 위축된다. 음적인 기운 안에서 슬픔은 재구성되는 것이다.

월경의 형태와 색깔은 기에 의해 결정된다.

월경의 형색(月候形色) 경수經水는 음혈인데 음은 반드시 양을 따르므로 화火의 색을 띤다. 혈은 기의 짝이 되어 기가 뜨거우면 혈도 뜨겁고, 기가 차가우면 혈도 차가워진다. 또한 기가 내려가면 혈도 따라 내려가고, 기가 뭉치면 혈도 뭉치며, 기가 막히면 혈도 막히고, 기가 맑으면 혈도 맑으며, 기가 탁하면 혈도 탁해진다. 흔히 월경 때 핏덩이가 나오는 것을 볼 수가 있는데, 이것은 기가 뭉친 것이다. 월경을 하려고 할 때 아픈 것은 기가 막힌 것이다. 월경이 끝난 후에도 아픈 것은 기혈이 다 허한 탓이다. 월경의 혈색이 연한 것도 기혈이 허한 것인데, 이는 혈에 물이 섞였기 때문이다. 월경 때 입이나 코에서 피가 나오는 것은 기가 어지러운 것이고, 월경의 혈색이 자주색인 것은 기가 뜨겁기 때문이며, 색이 검은 것은 열이 심한 것이다.(『단계심법』)

이 밖에도 "월경 혈이 자주색인 것은 풍風 때문"이고, "월경 혈에 재가 섞여 있는 것 같고, 초가지붕에서 떨어진 썩은 물 같으며, 검은콩 즙의 빛깔이 나거나 누런색을 띠는 것은 습담濕痰 때문이다." 월경 주기도 중요하다. "월경이 빨라지는 것은 열이 있기 때문이고, 늦어지는 것은 허하기 때문이다. 월경 전에 아프거나 월경 기간 내내 통증이 있는 것은 혈적血積이 있기 때문이고, 월경 후에도 아픈 것은 혈이 허하기 때문이다. 또한 월경을 할 때 열이 나는 것도 혈이 허한 탓이다."

10장

충蟲,
소변과 대변

:: 추억의 기생충

　초등학교 2학년 때 '수색동'이라는 서울 변두리로 이사를 했다. 내가 살던 곳은 수색동 중에서도 낙후된 곳이었고 큰 다리를 하나 건너야 나오는 낮은 판자촌이었다. 그 동네 어귀에 큰 공터가 하나 있었다. 학교에서 집에 돌아오면 거기서 동네 아이들과 해가 질 때까지 노는 게 일과였다. 공터에는 가끔 약장수들이 자리를 차지하고 약을 팔았다. 우리 자리를 빼앗기긴 했지만 노는 것 못지않게 약 파는 구경은 재미있었다. 좀 규모가 큰 약장수 팀은 원숭이까지 데려와서 쇼를 보여 주고 약을 팔았다. 내가 기억하는 것은 회충약이다. 동네 아이 중 한 명을 데리고 와서는 회충약을 먹인 후 원숭이 쇼를 보여 준다. 얼마 후 아이가 변의를 느끼자 약장수는 그 자리에서 신문지를 깔고 똥을 싸게 했다. 그리고 나뭇가지로 변에 들어 있던 회충을 건져 올렸다. 사람들은 일제히 괴성을 질렀다. 나는 그때 본 그 꿈틀거리는 녀석에 충격을 받고 "절대로 저 약을 먹지 않겠다."고 다짐을 했다. 저 벌레가 항문에서 기어 나오는 장면 자체가 끔찍했다. 차라리 뱃속에 넣고 살고 말지. 그런 일이 있고 얼마 후 엄마가 구충제를 사오셨다. 나는 온 몸으로 저항했지만, 이 약은 뱃속에서 회충이 녹아서 똥으로 나오게 한다는 엄마의 설득에 넘어갔다. 다행히(?) 꿈틀거리는 녀석들이 나오진 않았지만 한동안 난 화장실에 갈 때마다 작은 생명 때문에 두려움에 떨어야 했다.

실상 회충은 그렇게 위협적이지 않다. 감염 증상이 거의 느껴지지 않고 장기를 파괴하는 일도 없다. 드물게 빈혈이나 영양실조가 오는 경우가 있지만 그건 심하게 감염되었을 때나 그렇다. 회충이 너무 많아서 사망한 일이 벌어진 적이 있었지만 그것도 극히 이례적인 일이다. 그리고 한국의 경우 현재는 회충이 거의 없어졌다. 기생충 박멸 정책으로 구충제를 전 국민적으로 복용해 왔고, 인분비료도 쓰지 않는다. 1992년 기준으로 감염률이 0.3% 정도 된다고 하니 지금은 멸종위기(?)에 놓인 기생충이 되었다.

회충에 비하면 간흡충은 훨씬 더 위험하다. '간디스토마'라고 더 알려진 이 기생충은 주로 민물생선회를 먹을 때 감염된다. 간흡충의 매개체가 맑은 담수에서 사는 쇠우렁이기 때문에 양식 물고기나 바닷물고기에서는 발견되지 않는다. 간흡충은 담도에 기생하며 담즙을 먹고 사는데, 심하게 감염되면 배가 아프거나 피로를 많이 느끼게 되고, 때론 담도를 막아 담즙이 역류하여 황달이 되는 경우도 있으며, 어떤 경우엔 담도암을 유발하기도 한다.

피부를 뚫고 나오는 끔찍한 기생충도 있다. 메디나충('기니충'이라고도 불림)은 위장관의 벽을 뚫고 다리의 피하조직으로 이동한다. 피부 표면에 이르면 타는 듯한 통증 때문에 숙주는 차가운 물에 다리를 담근다. 이때 "상처와 물과의 온도변화로 인해 물집이 터지면서 성충이 노출되어 수백만 개의 어린 유충들이 강으로 쏟아져 나온다." (로버트 버크만, 이은주 옮김, 『기생생물에 대한 우리 몸 관찰노트』, 휘슬러, 97쪽) 메디나충은 치료제가 없다. 유일한 치료는 피부로부터 메디나충의 긴 몸을 빼내는 것이다. 그것도 아주 천천히 시행해야 한다. "꿈틀대는 메디나충이 상처 밖으로 삐죽이 고개를 내미는 걸 보면, 눈 딱 감고 잡아 빼내고 싶은 마음이 들 수도 있다. 하지만 이는 위험천만한 일로서, 말 그대로 치명적 결과를 초래한다. 메디나충의 몸통이 끊어지면 피부 밑에 남은 일부가 죽을 때 다량의 단백질이 흘러나와 치명적인 급성 쇼크를 촉발하기 때문이다. 다시 말해 단숨에 처치하려 들다가 환자를 죽음으로 몰고"(앞의 책, 98쪽) 갈 수도 있다.

:: 충인 듯 충 아닌

『동의보감』에도 다양한 기생충이 소개되어 있다. 현재 사용하는 이름과 달라서 어떤 기생충을 설명하는 것인지 짐작이 되는 것도 있고 그렇지 않은 것도 있다. 감염 경로도 지금과 비슷한 경우가 있고, 생활 환경이 판이하게 달라진 만큼 아주 생경한 장면도 있다. 또, 노채충처럼 특이한 충에 관한 기록도 있으니 소개한다.

아홉 가지 충(九蟲) 모든 충은 음식을 조절하지 못하거나 비린 회와 날것을 지나치게 먹은 것이 적체되어 생긴다. 첫째는 복충伏蟲이다. 이 충은 길이가 4치 정도 되며 모든 충의 우두머리이다. 곧 장충長蟲이다. 둘째는 회충蚘蟲. 길이가 1자 정도이고, 심장을 뚫으면 사람을 죽일 수도 있다. 곧 식충食蟲이다. 셋째는 백충白蟲. 길이가 1치이고, 어미와 새끼가 계속 새끼를 치면서 늘어나고 또한 형체가 커지고 길이가 늘어나 사람을 죽일 수도 있다. 곧 촌백충寸白蟲이다. 넷째는 육충肉蟲으로, 모습은 문드러진 살구 같다. 육충이 생기면 가슴이 답답하고 그득해진다. 다섯째는 폐충肺蟲이다. 누에처럼 생겼고 기침을 나게 한다. 여섯째는 위충胃蟲. 두꺼비처럼 생겼고 구토와 딸꾹질 그리고 가슴이 답답해지는 증상을 유발한다. 일곱째는 약충弱蟲으로 격충膈蟲이라고도 한다. 모습은 오이의 속 같고 침을 자주 뱉는 증상이 생긴다. 여덟째는 적충赤蟲. 생김새는 날고기 같은데 적충이 생기면 뱃속에서 꾸르륵 소리가 난다. 아홉째는 요충蟯蟲이다. 채소 벌레같이 작고 가는 형체를 가지고 있다. 요충이 많아지면 치질이 생기고 심하면 나병이나 피부병이 생긴다.(『외대비요外臺秘要』)

여러 가지 물질이 충으로 변한다(諸物變蟲) 산속의 독사나 거머리가 시냇물에 흘려보낸 정精을 잘못 마시거나, 과일과 채소에 붙은 벌레를 잘못하여 먹으면 가슴과 배가 찌르는 듯 아프고, 아팠다 멎었다 하는데 갖은 약을 써도 효과가 없다.(『의학입문』) ○밤중에 물을 마시다가 잘못해서 거머리를 삼키면 그것이 간으로 가서 피를 빨아먹게 된다. 이

때는 참을 수 없는 복통이 일어나고 얼굴과 눈이 누렇게 변색되면서 음식을 전혀 먹지 못해 야위어 가는데, 치료하지 않으면 죽는다. 논에서 좀 마른 진흙 한 덩이와 죽은 작은 물고기 서너 마리 그리고 껍질을 깐 파두 열 개를 함께 갈아서, 돼지기름으로 녹두 크기의 알약을 만든다. 이 약을 논에 있는 찬물로 10알 먹고 나면 잠시 후 작은 거머리가 모두 설사로 빠져나온다.(『세의득효방』) [중략] ○봄과 가을에는 교룡이 미나리 속에서 정액을 낳는다. 이때 사람이 이 미나리를 먹으면 병이 생기는데, 간질 같은 발작이 일어나고 손발이 퍼렇게 변하며 배가 그득해져서 참을 수 없는 통증을 호소한다. 한식 때 달인 엿 3홉을 하루에 3번 복용하면 머리가 두 개인 교룡 15마리를 토하고 나서 낫게 된다.(장기)

노채충勞瘵蟲 노채勞瘵를 '전시傳尸'라고도 한다. 전시란 시체를 통해 전해진다는 뜻으로 병든 사람이 죽고 난 후에 가족이나 친척에게 병을 옮기는 것을 말한다. 그래서 다른 말로 '전주傳疰'라고도 하는데, 이는 윗사람으로부터 아랫사람으로 병이 옮겨 가는 것, 즉 병이 전염되는 것을 의미한다. 집 안에서 전염되는 것, 옷으로 전염되는 것, 음식으로 전염되는 것, 모두 다른 양상으로 나타나지만 어찌 됐건 나중엔 모든 집안에 퍼져 가문이 망하게 된다.(『의학강목』) [중략] ○이런 노채병은 오랫동안 옆에서 시중드는 사람에게 전염되는 경우가 많다. 그러므로 기가 허하거나 배가 고플 때는 절대로 노채병 환자나 노채병으로 죽은 자의 집에 방문해서는 안 된다. 그 병이 의복이나 그릇을 통해 몸의 허한 틈으로 전염될 수 있기 때문이다.(『직지』)

   기생충의 알도 사람 간에 옮겨질 수 있지만 그런 경우엔 대개 기생충에 감염된 사람의 분변이 여러 경로를 통해서 다른 사람의 입으로 들어가는 것이다. 기생충은 환자의 집을 방문하는 경로로는 전염되지 않는다. 노채충의 전염 경로를 보면 세균이나 바이러스의 전염으로 보는 것이 적절하다. 그런 점에서 『동의보감』의 '충'은 서양의학적으로는 미생물을 총칭하는 개념이라고 보아도 될 것 같다. 하지만 이런 정의를 금세 무색케 하는 설화적 기록도 있다.

여러 가지 물질이 충으로 변한다(諸物變蟲) 이도넘이라는 사람이 병이 들어 저징이라는 의사가 진찰을 했다. "이것은 냉증도 열증도 아닙니다. 삶은 계란을 너무 많이 먹어서 생긴 병입니다." 하고는 마늘 한 되를 삶아 먹었다. 그런 뒤 이도넘은 한 되쯤 되는 식괴를 토해냈는데, 자세히 살펴보니 날개와 다리가 모두 갖춰진 병아리였다. 이런 일이 있은 후 병이 나았다. ○어떤 이가 허리가 아프고 심장이 당기는데 그럴 때마다 숨이 끊어질 것 같았다. 서문백徐文伯[남북조시대 남제南齊의 의사]이 이 증상을 '발가髮痂'라 진단하고 기름을 먹였다. 곧이어 머리카락 같은 것을 토했는데 이것을 조심스럽게 잡아당겨 보니 길이가 석자나 되는 것이 꿈틀거리고 있었다. 자세히 보니 한쪽 끝은 뱀 머리를 닮았다. 그런데 이것을 문에 걸어 두었더니 진액이 다 빠져나가 한 올의 머리카락으로 남았다. ○한 도인이 2년 동안 가슴과 배가 답답하고 그득한 증세가 있었다. 진립언甄立言이 이를 보고 "뱃속에 고蠱가 있습니다. 이것은 머리카락을 잘못 먹어서 그렇게 된 것입니다."라 말하고 웅황 한 제를 먹이니 조금 후에 눈 없는 뱀 한 마리가 토해져 나왔다. 이 뱀을 불에 태우니 머리카락 타는 냄새가 났다.(『의설醫說』)

삶은 계란을 먹고 병아리를 토해내고, 뱀인지 머리카락인지 모를 요물이 등장한다. 이쯤 되면『동의보감』이 소개하는 충은 기생충, 세균, 바이러스 등을 모두 포괄하면서, 당시의 의론이 병증을 진단하고 치법을 적용하는 범주를 넘어선 증상까지도 포함하는 현상이라고 봄 직하다.

:: 충이라는 장치 — 규약 혹은 카오스

이런 요사스런 신화적 존재들은 때때로 규제의 압력으로 작용한다. 내가 아주 어렸을 때만 해도 경찰관보다 망태할아버지가 더 무서웠다. 망태할아버지는 법을 집행하는 사람도 아니고, 식인 괴물도 아니었지만, 망태 속에 나를 넣어 어둡고 무서운 어딘가로 데리고 간다는 설정 자체가 공포였다. 엄마나 할머니는 폐지 수집 노인을 무서운 망태할아버지로 둔갑시켜 나에게 생활윤리를 강제했다.
충의 설화적 요소도 이와 비슷한 효과를 노리는 것으로 보인다. 실제로 보이는 충은 회충 정도다. 그렇지만 사람들은 보이지 않는 더 많은 미물들이 몸에 침범할 수 있다고 여겼을 것이다. 그 충들은 물속에 섞여 있거나 물고기 안에 숨어 있어서 잘못하면 충의 침범을 당할 수 있다. 그러니 아무 물이나 함부로 마시지 않아야 하며 회도 조심해서 먹어야 한다. 충에 대한 상상력이 커지면서 충의 압력은 삶의 윤리적인 측면까지 확대된다. 어떤 충은 몸에 통증을 주기보다 생활을 지배하여 나쁜 짓을 하게 한다. 그렇기 때문에 그 충의 침입을 피하려면 정신 똑바로 차리고 윤리적인 결단을 해야 한다.

삼시충三尸蟲 『중황경中黃經』에서는 "상충上蟲은 뇌 속에 있고, 중충中蟲은 이마(明堂)에 있고, 하충下蟲은 뱃속에 있다. 이들을 각각 '팽거彭琚', '팽질彭質', '팽교彭矯'라 한다. 이 충들은 사람이 도를 닦는 것을 싫어하고 뜻을 굽히는 것을 좋아한다."고 하였다. 상단전上丹田은 원신元神이 살고 있는 궁宮으로, 사람이 이 관문을 열지 못하면 시충尸蟲이 머물게 되어, 생사의 윤회를 마칠 기약이 없게 된다. 만일 원신을 상단전의 궁에 살게 하면 시충은 저절로 죽고 진식眞息[깊은 입정 중에 자연스럽게 일어나는 길고 안정된 호흡]이 자연스럽게 안정될 것이다. 한 구멍에서 열리면 모든 구멍이 일제히 열리고, 큰 관절이 통하면 뼈마디가 모두 통하게 되니, 이것은 하늘의 기운이 내려와서 신령하지 않은 것까지도 신령해진 까닭이다.(『양성서養性書』)

삼시충은 사람들이 도를 닦는 것을 싫어하고 뜻을 굽히는 것을 좋아한다. 그러므로 이 충의 습격을 피하기 위해서는 도를 닦아야 하고 뜻을 굽히지 않아야 한다. 구체적으로는 상단전에 원신이 살게 하여 충을 죽인다. 상단전에 원신이 들게 하려면 하단전에 정이 충만해야 하고, 정을 충만케 하려면 성욕을 절제해야 하고, 음식을 조절해야 하며, 기운을 헛되이 쓰지 않아야 한다. 놀랍게도 삼시충을 예방하기 위해서는 삶에 대한 지혜의 기술이 필요한 것이다. 결국, 이 설화적인 장치는 삶의 규율과 윤리를 스스로 구조화하게 할 뿐만 아니라, 자기 일상을 수양의 경지에 올려 놓도록 유도한다.

설화적 장치의 또 한 가지 효과는 이 세상을 '카오스적 다양성'의 세계로 만든다는 것이다. 한의학 혹은 의역학적인 사유 안에서는 보이건 보이지 않건 만물은 기에 의해 서로 연결되고 해석된다. 보이지 않는 기운은 보이는 것과 맞물려 세상을 다채롭고 카오스적으로 만든다. 예컨대 물은 다 같은 물이 아니다. 기운이 다 다르다. 『동의보감』「탕액편」에 보면 여러 가지 물이 등장한다. 새벽에 처음 길은 우물물인 정화수, 찬 샘물인 한천수, 국화 밑에서 나는 국화수, 가을 이슬물인 추로수, 겨울철에 내린 서리물, 매실이 누렇게 될 때 내린 빗물 등등 33가지가 나와 있다. 물론 현대적으로도 여러 방식으로 물을 분류할 수 있다. 우선 마실 수 있는 물과 오염된 물이 구분된다. 식수 중에서도 미네랄 함유에 따라서 종류를 나눌 수 있겠다. 하지만 이것은 보이는 세계 안에서 일어나는 방법이다. 『동의보감』에서 물을 분류하는 기준은 물의 성분이 아니라 그 안에 내재된 보이지 않는 기운이다. 보이는 것과 보이지 않은 것의 섞임. 이 카오스적 혼용이 바로 음양의 이치이며, 그 얽힘과 갈마듦은 만물에게 다양한 가능성을 선물한다.

충에 적용시키자면, 보이는 충과 보이지 않는 충이 섞여서 미물들의 거대한 세계를 이룬다. 그런데 음양의 법칙에 따라 충들은 하나의 성질 안에 갇혀 있을 수가 없다. 시간에 따른 전변과 순환의 논리에 따라 그 기운이 달라진다. 그렇기 때문에 모든 충을 사악한 적으로만 볼 수 없다. 「내경편」에서는 충이 삿된 기운으로 등장하지만, 「탕액편」의 '충부'에서는 약으로 소개된다. 그중에는 회충도 있다. 회충은 "눈이 붉고 열이 나면서 아픈 것을 치료하는" 약재로 사용된다. 또한 「내경편」의 삼시충은 「탕액편」의 오공蜈蚣(지네)이 죽이며, 「내경편」의 여러 충들에 의해서 생긴 독은 「탕액편」의 '고충'이 풀어 준다. 살다 보면 이런 일이 일어나기도 한다. 어제는 적이었는데 오늘은 생명의 은인이 되기도 하지 않는가. 사랑하던 사람이 원수처럼 되는 일은 너무나 비일비재하다. 그러고 보면 세상은 카오스적인 게 본래 면목일지 모른다. 그래서 중요한 것은 주어진 조건이 아니라 어떻게 쓸 것인가이다. 카오스의 세계에서는 정체성보다 용법의 지혜가 더 큰 재산이라 할 수 있다. 또한 충의 설화는 이렇게 세상이 카오스라는 논리를 지원하며, 그래서 자연을 함부로 다뤄서는 안 된다는 것을 은연중에 일깨운다. 자연은 나를 죽일 수도, 살릴 수도 있는 관계로 엮여 있기 때문이다. 자연은 절대자가 인간에게 하사한 지배의 대상이 아니라, 경계하면서도 의지해야 하는 공존의 장이다.

:: 애증의 동반자

이런 점들로 인해 충에 대한 『동의보감』의 치료법은 서양의 치료 체계와 다른 길을 갈 수밖에 없다. 서양 의료의 미생물 치료 목표는 병균의 박멸이다. 회충이 약이 되고 고충이 삼시충을 치료하는 다양한 법칙은 없다. 회충의 성분을 약으로 이용할 수 있는지의 문제가 아니라 질병을 보는 전제의 차이다.

서양의학은 페니실린을 등에 업고 미생물과의 전쟁을 선포했다. 그 전쟁의 역사에서 미생물의 습격에서 어느 정도 벗어나긴 했지만 그로 인해 많은 것을 잃기도 했다. 페니실린은 플레밍이 연구실에서 우연히 발견한 곰팡이로부터 만들어졌다. 페니실린은 그야말로 기적의 약이었다. 이 약이 상용화되자 감염으로 죽어가는 많은 환자들이 살아났다. 이 극적인 효과에 힘입어 스트렙토마이신, 오레오마이신, 클로람페니콜 같은 새로운 항생제도 만들어졌다. "한동안 의사들과 환자들은 감염증이 정복되었다고 믿었다. 하지만 우리가 알고 있듯이 생명은 그리 간단한 것이 아니다."(로버트 E. 애들러, 조윤정 옮김, 『의학사의 터닝 포인트』, 아침이슬, 213쪽)

무시무시한 슈퍼버그(초능력 미생물)의 등장은 생명체가 진화한다는 증거이다. 슈퍼버그는 진화를 거쳐 항생물질에 대한 저항력을 기르고 있다. 사실 연구자들과 박테리아는 끝없는 군비 경쟁을 하고 있는 셈이다. MRSA(메티실린 내성 황색포도상구균) 같은 슈퍼버그는 반코마이

신을 제외하면 모든 상용 약제로부터 스스로를 보호하는 유전적 책략들을 진화시키거나 차용했다. 항생물질로부터 살아남는 방법을 배운 병원성 박테리아들은 자신들보다 발달하지 못한 동족들을 재빨리 밀어냈다. 그리고 이 가속화된 진화의 온상은 다름 아닌 병원이다. 오늘날 20명 중 한 명은 각종 항생물질에 저항성을 나타내는 포도상구균 변종을 지니고 있다. 또한 패혈증 사례의 50퍼센트 이상이 MRSA에 의해 발병된 것으로 확인되고 있다. ─ 같은 책, 213~214쪽

페니실린으로 감염성 병원균을 멸종시킬 수 있을 거라는 발상은 음양의 이치 안에서는 현실화될 수 없다. 효용과 부작용은 만남과 이별 혹은 사랑과 증오처럼 맞물려 있기 때문이다. 페니실린에 저항하는 진화된 세균은 더 강력하게 우리 앞에 모습을 드러내고 우리는 또다시 그들을 물리칠 항생제를 진화시킨다. 그러나 이 진화의 우위 확보전에서 인간은 절대로 세균을 이기지 못한다. 음양의 법칙상 충들은 우리에게 약도 되고 병도 된다. 꼭 약이 아니더라도 우리는 미생물이 없으면 살 수 없다. 장내 세균이 없으면 장염이 발생하고 질내 세균이 없으면 질염이 생긴다. 도움이 되는 세균이 있으면 질병을 일으키는 세균도 존재하기 마련이다. 한쪽만으론 균형이 맞지 않는다. 인간에게 질병을 일으키는 세균은 사라지지 않는다. 그래서 만일 세균과의 전쟁에서 인간이 결국 완패한다면 어떻게 될 것인가.

이 경쟁에서 진다면, 우리는 500년 전에 그랬듯이 생명을 위협하는

감염증에 쉽게 공격받는 상황에 내몰릴 것이다. 그것은 플레밍이 기적적인 '곰팡이 분비물'을 세상에 선보이기 전에 나의 할머니가 처해 있던 상황과 크게 다르지 않으리라. ─ 같은 책, 214쪽

물론 그전까지 우리는 항생제의 세례를 받을 것이다. 하지만 이마저도 대가가 있다. 항생제는 결핵이나 홍역 그리고 여러 감염으로부터 생명을 지켜 주었지만, 항생제 남용과 그러한 남용의 이론적 근거를 주었던 위생담론은 천식과 아토피, 관절 류머티즘, 루푸스, 중증근무력증 같은 면역질환을 초래하는 결과를 가져왔다. 또한 체내의 유용한 미생물도 같이 제거된다는 점도 면역계의 항상성을 깨뜨리는 원인이 된다.

인체에는 세포 수보다 훨씬 많은 박테리아가 살고 있다. 이 많은 수의 박테리아는 대장, 소장, 구강, 여성의 질을 비롯해서 혈액과 피부, 심지어 눈의 투명한 표면에도 살고 있다. 대장에만 인체 세포 수의 약 10배 정도의 세균이 서식하며 종류만 해도 500종에 이른다. 이 장내 세균들은 일반적으로 무해할 뿐만 아니라 꼭 필요한 역할도 한다. 장내 세균이 잘 서식하고 있으면 다른 병원성 미생물들이 장에 침투하지 못하도록 면역력을 증가시킨다. 또한 장의 운동을 활발하게 하며 비타민 K를 합성하고 칼슘, 마그네슘, 아연의 흡수를 촉진하기도 한다. 여성의 질 내에도 세균들이 무리지어 살고 있다. 질 내에 사는 이런 정상 세균총이 자리를 잘 잡지 않으면 잡균들에 의해 질염이 생길 수 있다. 피부에도 포도상구균 등 여러 세균들이 살고 있다. 이들

은 다른 병원균이 피부에 살지 못하도록 막아 준다.

때로는 외부의 미생물이 치료에 도움을 주기도 한다. "혈액이 공급되기에는 너무 먼 부위에 감염이 생긴 경우, 아무리 항생제를 많이 투여해도 고도로 밀집해 있는 세균들에게 약물이 닿지 않는다."(로버트 버크만, 앞의 책, 104쪽) 이런 곳에 살균된 구더기를 사용한다. 구더기 떼는 궤양 안으로 코를 박고 엉덩이를 하늘로 치켜세운다. "구더기는 엉덩이로 숨을 쉬기 때문에 호흡하려고 고개를 들 필요가 없이 줄기차게 오물을 먹어댈 수 있다고 한다. 작업에 돌입하자마자 구더기는 다량의 효소를 생산하여 궤양 바닥에 가득 찬 고름과 응혈 덩어리를 분해해 녹인다."(같은 책, 106쪽) 또한 기생충을 치료에 응용하기도 한다. 알레르기가 원인으로 알려져 있는 크롬병은 과민성 면역반응 때문에 생기는 만성 염증성 장질환이다. 아직 완치에 이르는 치료법이 개발되지 않은 상태인데, 이 병에 기생충을 이용한 치료법이 소개되고 있다. 구체적으로 돼지에서 주로 발견되는 회충과 편충의 알을 환자에게 먹이는 것이다. 이때 환자의 면역계가 자극을 받으면 면역글로불린E(IgE)라는 항체가 다량 생산된다. 면역글로불린E는 다른 항체들이 민감하게 반응하지 않도록 억제시켜 결국 장에서 과민반응이 일어나지 않도록 돕는다. 충으로써 충을 치료하는 방법인 셈이다.

이와 같이 충은 우리의 목숨을 위협하기도 하고, 생존의 동반자이기도 하며, 약이 되기도 하다. 때문에 충의 위협으로부터 몸을 지키기 위해 철저한 전투태세를 갖추고 있어야 하지만, 그렇다고 전멸시켜서도 안 된다. 충은 우리와 함께 살아가야 할 운명적인 애증의 동반자다. 어떤 식으로든 이 카오스적 관계를 인정하지 않으면 안 된다. 우주 안에서 우리는 어차피 얽혀서 존재한다. 어쩌면 얽힘 그 자체가 우리의 본 모습일지도 모른다. 거기서 살아가려면 정신을 똑바로 차려야 할 것이다. 그렇게 정신 바짝 차리고 보아야 할 것은 얽힘의 관계가 자기만의 유별난 번뇌가 아니라는 것, 그리고 번뇌가 내 뜻대로 풀리지 않는다는 것, 그렇지만 분명 거기서도 자기가 할 수 있는 최선의 일이 존재한다는 것이다. 아무것도 하지 않은 채 걱정만 한다면 순식간에 삼시충에게 장악될 것이다. 도는 어떠한 경우에도 자기의 할 일을 담담하게 해내는 데서 체득되므로. 만일 감정의 편차로 아무것도 할 수 없다면 도를 잃는 것이고 삼시충에게 우리의 삶과 운명을 조종당하게 될 것이다. 믿거나 말거나.

:: 똥오줌의 기운을 살펴라

쓰레기를 보면 그 집안의 건강 상태를 어느 정도 엿볼 수 있다. 빈 참치 캔과 통조림 햄 같은 고철류와 일회용 플라스틱 용기가 많이 나오는 집은 주로 인스턴트 식품 위주의 식단이 예상된다. 거기에 과자봉지와 라면봉지도 많다면, 그 집에 사는 사람들은 어른아이 할 것 없이 순환기 질병과 소화계 장애, 내분비 질환, 피부병, 성인병을 비롯한 온갖 현대적 질병에 노출될 가능성이 농후하다.

마찬가지로 몸 밖으로 배출되는 소변과 대변을 통해서 몸의 상태를 진단할 수 있다. 우선 똥의 무게와 냄새 등으로 어떤 음식물을 먹었는지 추정할 수 있다. 섬유질이 풍부한 음식물을 먹으면 똥이 굵고 가볍게 나온다. 이러한 채식똥은 나오는 속도가 빠르고 항문에서 쉽게 빠져 나온다. 고기똥은 채식똥보다 무겁고 가늘다. 또한 대장을 천천히 빠져나온다. 그러니까 고기를 많이 먹을수록 똥을 몸속에 오래 담고 있게 된다. 음식의 대사물질이 소화관 내에 장시간 머물게 되면 메테인, 페놀, 암모니아 같은 유해물질이 다량 발생한다. 이러한 물질들은 중추신경계통에 영향을 끼쳐서 기억력을 저하시키거나 집중력을 떨어뜨린다. 그리고 고기를 많이 먹을수록 똥냄새도 강하다. 똥냄새는 스카톨과 인돌 그리고 소량의 황화수소와 메테인 가스, 암모니아 등이 섞여서 나는 냄새다. 특히 똥냄새의 주범인 스카톨과 인돌은 고기를 많이 먹으면 많이 생성된다. 그래서 고기똥은 냄새가 지독하다.

똥의 색깔과 형태, 농도로도 여러 가지를 알 수 있다. 황금색 대변이 좋은 똥이라는 사실은 누구나 알고 있다. 정확히 말하면 황갈색이 좋은 색이다. 너무 노란 색은 담즙이 순조롭게 나오지 않아 지방 소화가 잘 안 된다는 뜻이다. 신생아가 생후 4일째부터 점액질이 많은 노란 변을 보는 것도 담즙 환원이 잘 안 되어 생기는 현상이다. 담즙 안에는 빌리루빈이라는 물질이 들어 있다. 이것이 똥 색깔을 황갈색으로 만든다. 만일 담석에 의해서 담즙이 막히면 똥 색깔은 하얀색에 가까워진다. 십이지장으로 배출되어야 할 빌리루빈이 혈액 속으로 들어가 버린 것이다. 대신 우리 몸이 황갈색이 된다. 이것이 바로 황달이다. 음식이 장을 통과하는 시간이 빨라도 흰색 변을 볼 수 있다. 담즙에 의해 소화되는 시간이 아주 짧기 때문이다. 장출혈은 대변을 붉거나 검게 만든다. 출혈 부위가 항문 쪽으로 갈수록 색깔이 붉다. 피 색깔이 그대로 드러나는 것이다. 대부분 치질이나 치열, 여러 대장질환일 경우가 그렇다. 대장출혈과 달리 소장출혈은 검은 변이 나온다. 피의 산화시간이 긴 탓이다. 이외에도 팥이나 적포도주를 많이 먹었을 때 혹은 철분제를 복용했을 때도 검은 변이 나올 수 있다.

:: 설사와 변비의 진단

변비는 섬유질이 부족해도 생길 수 있지만, 위장관의 문제로 인해서 음식물의 대장 통과 시간이 지체되거나 대장의 협착 혹은 정신적인 문제로 발생할 수도 있다. 급성 설사는 대부분 감염성이다. 여행 중에 감염성 대장균이 많은 음식을 먹었을 경우에 급성설사를 맞는 경우가 대표적이다. 또는 일부 항생제나 부정맥 치료제, 항우울제, 항암치료 약물, 기관지 확장제 등에 의해서도 설사가 발생할 수 있다. 만성설사의 원인은 다양하다. 만성설사는 감염성보다는 기질적인 원인에서 비롯된다. 예를 들어, 소화기능에 문제가 생겨 섭취한 음식물이 잘 흡수되지 않으면 설사가 나온다. 소화되지 않은 음식물이 대장을 통과할 때 삼투압이 높아져 대장 안으로 물이 대량 이동하기 때문이다. 이렇게 소화되지 않은 음식물과 함께 나오는 설사를 한의학에서는 '손설飱泄'이라고 한다. 반복적으로 복용하는 약물이나 독소 혹은 잦은 음주로 인해 만성설사가 생기기도 한다. 또한 지속적인 장내 염증이 있을 때도 만성설사가 된다.

『동의보감』에서는 설사의 종류를 여러 가지로 분류한다.

습설濕泄 습설은 유설濡泄 혹은 통설洞泄이라고 한다. 물이 쏟아지듯 설사를 하고 배에서 소리가 나며 몸이 무거우나 배는 아프지 않은 증상이 습설의 특징이다.(『의학입문』)

활설滑泄 활설은 설사가 나오는 것을 참을 수 없고, 오랫동안 그치지 않으며, 항문이 대나무 통처럼 벌어져 설사가 계속 쏟아지는 병증이다. 이는 기가 아래로 쳐져 있기 때문으로 보중익기탕에 백작약, 가자, 육두구를 넣어 쓴다.(『의학입문』)

담설痰泄 담설은 설사를 했다 안 했다 하고, 설사를 할 때는 많은 양이 나오기도 하고 적은 양이 나오기도 한다. 이진탕에 건강, 말린 칡뿌리, 백출, 신곡을 넣어 쓴다. 실할 때는 해청환海靑丸을 쓰고 허할 때는 육군자탕六君子湯을 쓴다.(『의학입문』)

습설은 차갑고 습한 기운에 비위가 상하거나 습한 곳에 오래 있어서 생긴다. 때로는 비가 지나치게 많이 내려서 생기기도 한다. 대개는 물 같은 설사를 한다. 치법은 습기를 제거하는 것이다. 위에 언급된 이진탕二陳湯이 습을 제거하는 대표적인 방제다. 또한 위령탕胃苓湯에 초두구를 넣어 먹거나 국궁환^{麴芎丸}을 쓰는 방법도 있다. 위령탕과 국궁환도 비위의 습을 다스려 설사와 복통을 치료하는 방제다. 초두구는 생강과에 속하는 약초로 생강처럼 성질이 맵고 따뜻한데 주로 비위로 들어가 습을 말려 주고 중초를 따뜻하게 해주므로 설사 치료에 도움이 된다. 담설과 활설도 습설의 기전과 크게 다르지 않은데, 그건 이런 설사가 주로 습한 몸속 환경으로부터 비롯되기 때문이다.

> **풍설**風泄 풍설은 바람을 싫어하고 저절로 땀이 나며 이따금씩 대변에 선명한 피가 섞여서 나온다. 봄에 풍사風邪에 상하고 여름에 습사濕邪을 받으면 쉽게 발병하는데 급작스럽게 설사를 하는 것이 특징이다.(『의학입문』)

> **한설**寒泄 한설은 오한이 나면서 몸이 무겁고 배가 불러오고 끊어질듯 아프고, 배에서 소리가 나고 묽은 변을 보며, 속이 차가워서 소화가 덜 된 변이 나오는 증상을 말한다. 이중탕에 적복령, 후박을 넣어 쓴다.(『의학입문』)

풍설과 한설은 외사의 영향 때문이다. 여름에 갑자기 물 설사를 하는 서설暑泄도 마찬가지로 외사로 인해서 생긴다. 풍설에 쓰이는 약 중에 마황탕이라는 방제가 있다. 이 탕제는 본격적인 감기약이다. 풍설은 설사 증상인데도 감기치료약을 쓴다는 것. 이는 풍사를 다스려 설사를 치료하겠다는 의도이다. 한설은 한사의 침입으로 생긴 것이므로 중초를 따뜻하게 하는 이중탕을 쓴다. 이중탕에는 건강과 인삼이 들어간다. 건강은 말린 생강이다. 생강은 뜨겁고 인삼은 따뜻한 약이다. 이 약들이 비위를 데워 한사를 몰아내면 설사가 저절로 멎게 된다.

서설暑泄 여름에 갑자기 물 설사를 하고 얼굴에 때가 낀 것 같고 맥이 허하고, 갈증이 심하게 나며 저절로 땀이 날 때는 향유산香薷散에 이공산異功散을 합방하고 백작약, 차전자, 묵은쌀 볶은 것 100알, 오매 1개, 등심 한 움큼을 더 넣어 물에 달여 먹는다.(『만병회춘』)

화설火泄 화설은 곧 열설熱泄이다. 입이 잘 마르고 차가운 것을 좋아하며 배가 아프다가 한 번씩 급작스럽게 변을 보는데, 이때는 끈적끈적해 보이는 설사를 한다. 황련향유산에 사령산을 합방하고, 백작약, 치자 볶은 것을 더 넣어 쓴다.(『의학입문』)

화설은 한설과는 반대로 더운 열기 때문에 발생하는 설사다. 이때는 화기를 제어해야 설사를 멈출 수 있다. 황련향유산에 들어가는 황련과 향유가 바로 화기를 제어하는 차가운 약이고, 치자도 찬 약이다.

식적설食積泄 식적설은 심한 복통을 동반하는데 설사 후에는 통증이 줄어든다. 변에서 달걀 썩는 냄새가 나고 신트림이 나온다. 평위산平胃散에 향부자, 축사인, 초과, 산사자, 맥아를 넣고 달여 먹는다.(『의학입문』)

주설酒泄 술과 음식을 지나치게 먹으면 주설이 된다. 뼈가 드러날 정도로 야위고 음식을 먹지 못하며 술을 한두 잔만 마셔도 설사를 하는데 몇 년이 지나도록 낫지 않는 것이 주설의 특징이다. [중략] 평위산에 정향, 축사, 건갈, 맥아, 신국을 가한다.(『세의득효방』)

허설虛泄 피곤하고 기운이 없으면서 먹으면 바로 설사를 하는 증상이다. 배가 아플 때도 아프지 않을 때도 있다. 사군자탕에 목향, 축사인, 연자육, 묵은 찹쌀을 합해서 가루를 낸 뒤 설탕 달인 물에 타서 빈속에 먹는다.(『의학입문』)

식적설과 주설은 음식의 부절제로부터 기인한다. 식적은 말뜻 그대로 음식이 적체된 것이다. 대표적인 한방 소화제로 유명한 평위산은 비위의 식적을 제거하여 설사를 멈추게 한다. 주설에 첨가하는 건갈은 말린 칡뿌리다. 칡뿌리는 주독을 풀어 준다.

몸이 허해서 설사가 생기기도 하는데 이를 허설이라고 한다. 여기에 쓰이는 사군자탕은 기를 보하는 대표적인 방제다. 기를 보해서 설사를 치료하는 것이다. 이 밖에도 비장이 허해서 사지가 무겁고 명치가 막힌 듯한 증상을 동반한 비설脾泄, 새벽녘 설사가 특징인 신설腎泄, 물과 덩어리가 섞여 나오며 다 싼 것 같은데 또 나오기를 반복하는 폭설暴泄, 오래된 설사인 구설久泄 등 설사의 종류가 매우 다양하다.

변비(大便秘結) 변비에는 실증도 있고 허증도 있다. 실증에는 장과 위를 씻어내어 단단하게 적채된 것을 풀고 연하게 해야 한다. 대황, 망초, 지실, 후박이나 승기탕류의 약을 쓴다. 허증에는 음혈陰血을 자양해서 마른 것을 적셔 주고 맺힌 것을 풀어야 한다. 당귀, 지황, 도인, 마자인, 조금이나 윤조탕 같은 약들을 쓴다.(『단계심법부여丹溪心法附餘』)

『동의보감』에서는 변비를 크게 실증實證과 허증虛證으로 나뉜다. 변비에서 실증은 대체로 화사火邪가 왕성한 것을 말한다. 화 기운이 너무 강해서 진액을 말리면 대변도 굳어서 변비가 된다. 이때는 단단하게 뭉친 열덩어리 혹은 똥덩어리를 풀어 주는 대황과 망초, 복부의 답답함을 풀어주는 지실과 후박 등을 쓴다. 이런 약제가 들어간 방제를 대승기탕大承氣湯이라고 한다. 허증 변비도 진액이 부족해서 생기지만, 실증처럼 화기운이 진액을 말려서 그런 것이 아니라 몸이 쇠약해서 진액을 만들어내지 못하기 때문이다. 이럴 때는 음혈을 자양하는 당귀, 지황, 도인, 마자인 등을 쓴다.

∷ 오줌과 한열

서양의학에서는 진단의 지표로 오줌을 똥보다 훨씬 더 중요하게 여긴다. 서양의학적으로 똥은 한 번도 몸 안으로 들어간 적이 없는 물질이다. 음식물의 통로(GI tract)는 엄밀하게 말해서 몸 안이 아니다. 입에서 항문까지 연결된 외부다. 음식물이 이 길을 통과하면서 몸 안으로 영양물질이 흡수된다. 그리고 몸 안으로 들어가지 않은 음식은 그대로 배출된다. 그것이 바로 똥이다. 그런 의미에서 똥은 몸 안의 정보가 많이 담겨져 있지 않다고 볼 수 있다. 그러나 오줌은 피에서 유래된 것이다. 신장으로 들어간 신동맥이 사구체를 거치면서 오줌이 만들어진다. 그래서 오줌 안에는 몸의 상태를 진단하는 많은 성분이 함유되어 있다. 그래서 육안으로 판단할 수 있는 오줌의 색과 양, 혼탁도 외에 pH농도, 요단백, 요당, 케톤, 유로빌리노겐, 빌리루빈, 아질산염 같은 성분들을 검사한다.

한의학에서는 오줌을 성분으로 판단하지 않는다. 그 기운을 본다. 몸 안의 기운은 밖으로 드러난다. 특히 대변과 소변은 몸 안에 있던 것이 생생한 모습으로 나타난 것. 그래서 오줌의 색깔, 혼탁도 등 육안으로 상태를 관찰하여 몸 안의 기운을 엿볼 수 있다. 성분이 특정 장기의 이상을 판별하는 지표라면, 기운은 몸 전체의 밸런스를 파악하는 기준이 된다. 기운의 밸런스를 파악하는 대표적인 진단법은 한열寒熱과 허실虛實을 살피는 것이다. 즉 몸이 차가운 상태인지 뜨거운 상태인지, 허한지 실한지를 구별하는 것이 중요하다. 대체로 '허—한', '실—열'로 연결된다. 몸이 허하면 차고, 실하면 열하다. 예컨대 오줌의 양이 적고 색이 혼탁하거나 누렇다면 실증—열증이고, 양이 많으면서 맑으면 허증—한증으로 본다.

오줌 색에 의한 변증(辨尿色) 오줌이 혼탁한 것은 모두 열증에 속한다. ○오줌이 누런 것은 아랫배에 열이 있기 때문이다. ○간에 열이 있어도 오줌이 누렇게 된다.(『소문』) ○족양명위경足陽明胃經에 사기가 왕성해도 오줌이 노랗다.(『내경』) [중략] ○오줌에는 다섯 가지 색이 있는데, 그중에서 적색과 백색이 가장 많다. 적색은 거의 술 때문에 생기며, 백색은 하초에 원기가 부족하면서 차갑기 때문에 나타난다.(『침구자생경』) [중략] ○오줌을 참지 못하면서 오줌 색이 붉은 것은 열이 있는 것이고, 색이 흰 것은 기가 허한 것이다.(『단계심법』)

한열은 서양의학의 체온 개념과는 좀 다르다. 물론 실제적인 체온과 대부분 연계되어 있어서 체온이 높은 경우엔 대개 열증으로 판단하지만, 그것보다는 환자가 느끼는 추위와 열감에 더 주의를 기울인다. 추위를 잘 타며 따뜻한 음식이나 장소를 좋아하면 한증이고, 열감을 많이 느끼면서 차가운 음식이나 장소를 찾으면 열증이라고 본다. 차가운 기운이 있다는 것은 다른 말로 열이 부족하다는 뜻이 된다. 그리고 열이 많지 않다는 것은 기운이 부족하다는 말과 통한다. 이렇게 기가 허하면 방광의 조임근이 느슨해지고 이에 따라 양이 많고 열이 없는 맑은 소변을 보게 된다. 이런 이치는 대변에서도 통한다. 열이 부족하면 대장에서 습기를 잘 말리지 못해서 설사를 하거나, 혹은 대장의 연동운동이 잘 되지 않아 변비가 되기도 한다. 반대로 몸에 열이 많으면 열감 때문에 괴로워한다. 몸 안의 화기는 진액을 졸여서 항상 갈증이 나게 한다. 이 열증이 오줌량을 줄이고 색을 진하게 만든다. 소변을 말리는 것이다. 또한 열성변비를 조장한다.

일반적으로 한증 진단이 나오면 열성 약을 쓰고, 열증 진단이 나오면 한성 약을 쓴다. 소변과 대변의 문제도 그런 식으로 치료한다. 예를 들어 소변이 혼탁하면서 잘 안 나오는 증상엔 팔정산八正散이나 저령탕猪苓湯 등 열을 제거하는 약을 써서 치료한다. 그런데 이러한 치법은 대소변의 문제를 치료하는 한편, 몸의 음양 혹은 한열 균형도 맞추게 하여 부수적인 효과도 가져다 준다. 예컨대, 팔정산은 방광에 몰린 열을 제거하여 오줌을 내리게 한다. 뿐만 아니라, 방광열로 인해 방광이 위치한 하초의 열이 신장의 진액을 말려서 상화가 망동한다. 상화가 망동하면 너그러운 마음이 없어지고 예리하게 따지고 공격적으로 변한다. 그러면서도 항상 근심과 불안함이 잠복되어 있다. 그러니 소변불리小便不利(소변이 잘 통하지 않는 것)를 치료하면서 더불어 안정되지 못한 성격도 어느 정도 바뀌게 될 것이다.

성분이 아니라 기운으로 진단한다는 것은 바로 이런 점에서 중요하다. 의역학에서 질병의 진단이란 국소의 병변뿐만 아니라 몸 전체의 불균형을 파악한다는 것이고, 질병의 치유는 국소 병변만의 치료가 아니라 몸 전체의 균형을 향해 있다. 그래서 오줌도 중요하고 똥도 중요하다. 그것들은 내 몸의 기운을 반영하는 부분이자 전체이기 때문이다. 매일 자기 똥오줌을 살피는 일은 거울을 보는 일과 다를 바 없다. 거기서 자기의 모습을 잘 살펴야 한다.

재래식 변소를 쓰던 시절에는 자기의 똥을 잘 볼 수가 없었다. 떨어지고 나면 어떤 것이 내 똥인지 구분이 가질 않을뿐더러 어두워서 색깔과 형태를 잘 식별할 수가 없었다. 옛날에 똥을 제대로 관찰할 수 있었던 사람은 임금뿐이지 않았을까. 임금은 양변기처럼 걸터앉을 수 있는 매화틀에서 볼일을 보았다. 그 밑에 변을 받을 수 있는 용기가 놓여 있었는데 거기에 담긴 임금의 변을 어의들이 살폈고, 위중한 병중엔 심지어 변을 맛보기도 했다. 자기의 변을 봐줄 의사는 없지만 그래도 지금은 양변기를 사용하기 때문에 자기 똥과 오줌을 잘 관찰할 수 있다. 더럽다고 보지도 않고 물을 획 내려 버리면 임금이나 누릴 수 있는 똥 관찰의 기회를 놓치게 된다.

여담이지만 또 한 가지 짚고 가야 할 것이 있다. 양변기 시스템은 지구적인 물 부족 현상의 적지 않은 원인으로 작용한다. 양변기로 낭비되는 물의 양이 엄청나기 때문이다. 또한 똥은 땅으로 순환되지 않고 바다로 흘러가 수질오염의 주범이 된다. 그래서 편리한 양변기 덕분에 치러야 할 대가가 대대손손 전해진다는 사실을 잊어서는 안 된다. 그렇다고 집에 있는 양변기를 치울 수도 없는 노릇이다. 대신 다른 방법으로 물을 아껴 쓰자. 특히 너무 잦은 샤워와 목욕을 절제하는 것은 환경에 도움이 될 뿐만 아니라 피부와 면역계의 건강에도 도움을 준다. 피부에는 150여 가지의 '피부 상재균'이 거주한다. 이 균들은 땀과 피지를 먹고 사는데 이 과정에서 산성 물질이 만들어진다. 이 물질은 다시 땀, 피지와 섞여 피부보호막을 형성하게 된다. 이 막은 피부를 촉촉하게 해줄 뿐만 아니라 피부에 침투하는 잡균들을 방어하는 역할을 한다. 샤워, 특히 비누 샤워를 자주하면 이 상재균들이 사라지게 된다. 피부 상재균이 사라지면 다른 병원균들이 그 자리를 차지해서 피부 건조, 가려움증, 진물 등을 유발한다. 한의학적으로도 잦은 샤워는 진액을 말리고 위기衛氣의 손상을 초래한다. 만일 진액이 마르고 위기가 손상되면 위와 같은 증상들이 피부로 발현될 뿐만 아니라, 몸의 진액이 말라서 정이 소모되기도 한다. 정은 몸의 원천이 되는 에너지이다. 그러므로 정이 소모되면 기력이 쇠약해지며, 낯선 것과 섞이는 것을 싫어하게 된다. 그래서 샤워를 더 자주 하게 되는 악순환이 일어난다. 신경증적 증상 중에 샤워를 자주하는 결벽증이 있다는 점이 이런 사이클을 증명한다.

에필로그

고대로부터 내려온 여러 민족의 의학은 한의학 외에도 주목할 만
것들이 많다. 인도의 아유르베다, 이슬람 토속의학인 우나니의학, 아
즈텍 문화에서 유래된 중남미 토속의학, 인디언의학, 티벳의 전통의
학 등. 이들 전통의학의 공통점은 인간을 자연과 소통하는 존재로 여
긴다는 것과 치유법에 있어서 인체의 에너지 균형을 우선시한다는 것
이다. 한의학적으로 보면 음의 상태는 양으로 끌어올리고, 양적인 항
진은 음적으로 안정시킨다. 이로써 환자는 신체의 컨디션과 마음의
안정을 적절하게 유지하게 된다. 때로는 이런 의학의 효능이 서양의학
의 치료보다 훨씬 좋은 결과를 가져오기도 한다는 것을 현대의학 연
구자들이 알리고 있다.

그러나 그보다 더 귀중한 것은 그 안에 담긴 이치다. 이들 전통의학,
특히 한의학에 담긴 보물은 임상적으로 좋은 효능을 발휘하는 전문
적 의술이기도 하지만, 그 이전에 존재와 세계를 연결하고 해석하는
원리라는 점을 기억해야 한다. 일반인이 의학의 구체적인 기술을 쓰기
란 현실적으로 어렵다. 하지만 이치와 원리를 깨우치는 것은 스스로

해야 할 일이다.『동의보감』은 동북아시아의 사유와 의학적 기술이 포괄적으로 녹아 있는 드넓은 대지다. 의사들은 이 대지 위에서 임상의 길을 갈고닦아 왔다. 하지만 그 길은 너른 대지에 비해선 미미하기만 하다. 그도 그럴 것이 대지 위로 드러나지 않은 대부분의 길들은 임상적 의술의 뿌리가 되는 이론적 원리로서의 길이기 때문이다.

그 이론의 토대는 유불도이며, 특히 도가적 경향이 짙다. 유불도가 근대의 여타 분과학문으로도 연결되듯이『동의보감』의 사상적 원류도 다른 분야로 얼마든지 확대될 수 있다.『동의보감』의 텍스트는 반드시 의술로서만 기능하는 것이 아니라, 다른 어떤 학문 그리고 삶의 다양한 스펙트럼과 만날 수 있으며, 그 과정에서 개념들의 변형과 치환도 일어날 수 있다. 예를 들어, 하늘과 사람이 닮았다는 손진인의 말은 중국사상사의 오랜 화두인 천인상응의 개념과 연결되고, 몸이 곧 국가라는 갈홍의 언표는 한나라 초기의 황로사상을 떠오르게 한다. 사람의 생명이 태역에서 시작된다는『건착도』의 발생론은 장재 혹은 서경덕의 우주론과 만날 수 있으며, 지수화풍을 근원으로 한 존재론은 그 자체로 불교적인 사상이다. 어디 유불도뿐이겠는가. 좋아하는 것을 줄이고, 싫어하는 것도 줄인다는『동의보감』의 양생법은 나쓰메 소세키 소설『갱부』의 마지막 장면을 생각나게 하고, 광대를 부르고 거짓말로 치료했던 주단계의 심리전은 정신분석과 연결될 수 있을 것도 같다. 이렇듯『동의보감』은 문학과 철학, 과학과 인류학 등 다양한 분과학과의 접목 가능성을 암시하는 무수한 텍스트를 담고 있다. 이런 접합 능력은 몸을 세계와 연결시키려는『동의보감』의 의도와도 맞아떨어진다.

　모든 순환은 음양이 서로 교대하면서 이루어진다. 바꿔 말해, 모든 움직임은 상응하는 가운데 일어난다. 음과 양은 만나게 될 운명이지만 서로 대립하는 국면 속에 존재한다. 다른 것 같지만 만나게 될 운명. 어쩌면 경계를 두고 있는 모든 존재들은 그런 운명 속에 놓여 있는지도 모른다. 이러한 상응의 운명은『동의보감』과 다른 이질적인 학문 사이에도 존재한다. 다만 잠재적으로 존재할 뿐이다. 이제 그 상응의 길을 닦는 일이 남았다. 이 책은 그 입구까지만 안내하는 이정표일 뿐이다. 대지에 길을 내는 더 새로운 과제들이 남았다.『동의보감』이 임상적 의술이라는 한계를 넘어 그 근원적 토대인 생명과 우주의 원리를 세상의 언어로 드러낼 수 있도록 다양한 사유의 모험이 시작되어야 할 것이다.

• 부록

함께 읽으면 좋은 책들

• 허준, 동의문헌연구실 옮김, 『신증보 대역 동의보감』, 진주표 주석, 권영규·김광중 외 감수, 법인문화사, 2012
법인문화사에서 펴낸 『동의보감』 완역본이다. 명확한 번역과 친절한 주석 그리고 원문과 쉽게 대조할 수 있는 편집이 이 책의 장점이다.

• 고미숙, 『동의보감, 몸과 우주 그리고 삶의 비전을 찾아서』, 북드라망, 2012
『동의보감』의 의학이론을 놀라운 통찰로 대중에게 쉽고도 깊이 있게 풀어 쓴 입문서. 같은 저자의 책 『몸과 인문학』과 함께 일독하기를 권한다.

• 신동원·김남일·여인석, 『한권으로 읽는 동의보감』, 들녘, 1999
『동의보감』을 읽는 세미나에서 참고로 하면 좋을 책이다. 원전의 목차에 따라 「내경편」부터 「침구편」까지 모든 내용을 잘 정리해 놓았다.

• 유아사 야스오, 이정배·이한영 옮김, 『몸의 우주성』, 모시는사람들, 2013
인간과 우주의 관계를 몸이라는 주체로 풀어 간다. 저자는 신화와 철학, 정신분석과 의학을 넘나들며 동서양의 사상들을 종횡으로 꿰고 있다. 몸에 대한 사유를 확장시키는 데 도움을 준다.

• 구리야마 시게히사, 정우진·권상옥 옮김, 『몸의 노래』, 이음, 2013
한의학의 맥진과 경맥 등을 서양의학에서 보는 몸의 시선과 비교해 놓았다. 풍성하게 서술된 동서양의 의학사도 함께 공부할 수 있다는 장점이 있다.

• 나카자와 신이치, 김옥희 옮김,『대칭성 인류학』, 동아시아, 2005
인간의 무의식 안에 자연과 연결될 수 있는 대칭적이고 유동적인 지성이 잠재되어 있다는
것을 인류학적으로 밝힌 책이다.『동의보감』의 사상적 지반인 천인상응의 논리를 이해하는
데 도움을 준다.

• 덴다 미쓰히로, 장연숙 옮김,『제3의 뇌』, 열린과학, 2009
저자는 여러 사례와 실험을 통해 피부가 뇌의 역할을 한다는 것을 밝힌다. 그래서 피부는 제
3의 뇌다. 이로써 마음이 뇌 안에만 존재한다는 기존의 신경과학에 반기를 들었다. 저자의
표현대로 동양의학을 다시 생각하게 한다.

• 크리스티안 노스럽, 강현주 옮김,『여성의 몸 여성의 지혜』, 한문화, 2000
저자는 산부인과 의사로서 현대 의료체계가 여성의 몸에 대해서 얼마나 무지했는지 보여
준다. 그리고 여성의 몸에서 울리는 내면의 목소리에 귀 기울여야 함을 강조한다.『동의보
감』「내경편」의 '포胞'를 공부할 때 참조하면 도움이 된다.

• 류시성·손영달,『갑자서당』, 북드라망, 2011
부제는 '사주명리 한자교실'이라고 적혀 있지만, 여기서 설명하고 있는 어휘들이『동의보감』
에 거의 다 나온다.『동의보감』공부에 필요한 중요한 용어를 익히는 데 유용하다.

『동의보감』「내경편」원목차

『동의보감』의 편찬 경위는 본문에서 밝힌 대로 1596년에 시작되었다. 하지만 정유재란 (1597~98)이 터지면서 작업에 참여한 사람들이 흩어져 일도 중단되고 말았다. 1601년 선조가 작업을 재개하도록 다시 하교하니, 이때부터 허준은 단독으로 편찬을 맡게 되었다. 1608년 선 조가 승하하자 그때까지 편찬을 마치지 못한 책임을 물어 허준은 유배되었다. 유배지에서도 집 필은 계속되었다. 1609년 허준은 해배되자마자 서울로 돌아와 집필을 마치고 이듬해 1610년 이를 광해군에게 바쳤다.

『동의보감』은 1613년(광해군 5년) 25권 25책으로 간행되었다. 2015년 6월에 국보로 지정된 것 은 현존하는 초간본 3종이다. 『동의보감』은 이보다 먼저 2009년 7월에 유네스코 세계기록유 산으로 등재되었다.

『동의보감』 25권은 「내경편」 4권, 「외형편」 4권, 「잡병편」 11권, 「탕액편」 3권, 「침구편」 1권, 각 편의 세부항목을 모아 정리한 「목록」만 상하 2권으로 이루어져 있다. 다섯 개의 편은 모두 '문門 -항項'으로 체계를 세워 편집되어 있다.(예를 들면, 「내경편」, 身形(문), 形氣之始(항)) 「목록」 2권 은 본문의 색인 노릇을 하여 검색과 참조가 매우 용이하다.

내경편 제1권(內景篇 券之一)

집례集例
역대의방歷代醫方
신형장부도身形臟腑圖

신형(身形)
형과 기의 시작(形氣之始) | 잉태의 시작(孕胎之始) | 사대가 형체를 이룬다(四大成形)
기의 성쇠(人氣盛衰) | 늙으면 자식을 낳지 못한다(年老無子)
수명을 다하는 것과 요절하는 것의 차이(壽夭之異)
형과 기가 수명을 다하는 것과 요절하는 것을 정한다(形氣定壽夭)

기가 부족하면 병이 생긴다(氣不足生病) | 기가 끊어진 증후(氣絶候) | 금기禁忌
약 쓰는 법(用藥法) | 기병을 두루 치료하는 약(通治氣藥) | 단방 | 육자기결六字氣訣 | 침구법

신(神)

신은 한 몸의 주인이 된다(神爲一身之主) | 다섯 가지 맛에서 신이 생긴다(五味生神)
심은 신을 간직한다(心藏神) | 사람의 몸에 있는 신의 이름(人身神名)
오장은 칠신을 간직한다(五藏藏七神)
장의 기가 끊어지면 신이 밖으로 나타난다(藏氣絶則神見於外) | 맥법
신은 칠정을 다스리니 상하면 병이 된다(神統七情傷則爲病)
　　기뻐하는 것(喜)/ 화내는 것(怒)/ 근심하는 것(憂)/ 생각이 많은 것(思)/ 슬퍼하는 것(悲)/ 놀라는 것(驚)/ 두려워하는 것(恐)
경계驚悸 | 정충怔忡 | 건망健忘 | 심이 두근거리고 몹시 뛰는 것(心澹澹大動) | 전간癲癇
전광癲狂 | 탈영증과 실정증(脫營失精證) | 오지상승으로 치료한다(五志相勝爲治)
신병의 불치증(神病不治證) | 신병에 약을 쓰는 비결(神病用藥訣)
신병을 두루 치료하는 약(神病通治藥餌) | 단방 | 침구법

내경편 제2권(内景篇 券之二)

혈(血)

음혈은 수곡에서 생긴다(陰血生於水穀) | 혈은 영기가 된다(血爲榮)
혈은 기의 짝이 된다(血爲氣配) | 맥법 | 열은 혈을 상하게 한다(熱能傷血)
칠정은 혈을 요동하게 한다(七情動血) | 내상으로 인해 피를 흘리는 경우(内傷失血)
여러 가지 출혈 증상(失血諸證) | 혈색의 신구를 구별한다(辨血色新舊) | 축혈증蓄血證
혈병의 길흉(血病吉凶) | 망혈증과 탈혈증(亡血脫血證) | 코피(衄血) | 구혈과 토혈(嘔血吐血)
박궐증薄厥證 | 해혈, 수혈, 타혈, 각혈咳衄唾血咯血 | 요혈尿血 | 변혈便血
장벽증腸澼證 | 치뉵齒衄 | 설뉵舌衄 | 혈한血汗 | 구규출혈九竅出血
외상에 의한 출혈(外損失血) | 출혈 후의 어지럼증(失血眩暈)
검은 약은 피를 멎게 한다(黑藥止血) | 금기 | 혈을 다스릴 때 약 쓰는 방법(治血藥法)
혈병을 두루 치료하는 약(通治血病藥餌) | 단방 | 침구법

몽(夢)

혼백이 꿈이 된다(魂魄爲夢) | 음사가 꿈을 꾸게 한다(淫邪發夢)

오장의 허실에 따라 꿈을 꾼다(五藏虛實爲夢)

양기의 드나듦에 따라 깨어나거나 잔다(陽氣之出入爲寤寐)

정신이 혼미하고 잠이 많은 것(昏沈多睡) │ 허번으로 잠을 자지 못하는 것(虛煩不睡)

혼이 떠나 잠을 자지 못하는 것(魂離不睡) │ 생각이 지나쳐서 잠을 자지 못하는 것(思結不睡)

노소의 잠자는 것은 다르다(老少之睡不同) │ 잠자는 것으로 음양과 허실을 구별한다(睡辨陰陽虛實)

잠자리가 편안하지 않은 것(臥不安) │ 몸이 무거우면 잠자기를 좋아한다(身重嗜臥)

사람을 싫어하고 혼자 있으려고 하는 것(惡人欲獨處) │ 잠자는 법(寢睡法)

악몽을 피한다(辟惡夢) │ 약 쓰는 법 │ 단방 │ 침구법

성음(聲音)

목소리는 신에서 나온다(聲音出於腎) │ 목소리를 듣고 병증을 판단한다(聽聲音辨病證)

갑자기 목소리가 나오지 않는 것(卒然無音) │ 잡병으로 목이 쉬거나 나오지 않는 것(因雜病失音)

궐기로 말을 하지 못하는 것(厥氣爲瘖) │ 말을 하지 못하는 데는 두 가지가 있다(瘖瘂有二)

목소리가 쉰 것(聲嘶) │ 신겁증과 실음은 비슷하다(腎怯與失音相似)

숨쉴 때 소리가 나는 것(息有音) │ 불치증不治證

상한호혹증에 말을 하지 못하는 것(傷寒狐惑聲瘂)

소아 감리증에 말을 하지 못하는 것(小兒疳痢聲瘂)

목소리를 두루 치료하는 약(通治聲音藥) │ 단방 │ 침구법

언어(言語)

폐는 목소리를 주관하여 말을 하게 한다(肺主聲爲言)

말하는 것과 헛소리하는 것(言語譫妄) │ 음병으로 말하지 못하는 것(瘖不得語)

담이 막거나 망혈이 되어도 말을 하지 못하게 된다(痰塞亡血亦爲瘖) │ 맥법 │ 정성鄭聲

말소리가 약한 것(言微) │ 고함소리(呼) │ 웃음소리(笑) │ 노랫소리(歌) │ 울음소리(哭)

하품(欠) │ 재채기(嚔) │ 트림(噫) │ 한숨(太息) │ 크게 놀라서 말을 못하는 것(大驚不語)

중풍으로 말을 못하는 것(中風不語) │ 말을 더듬는 것은 모두 풍이 원인이다(語澁皆屬風)

부인이 산전이나 산후에 말을 못하는 증상(婦人産前不語産後不語)

어린아이가 말이 늦은 것(小兒語遲) │ 말하는 방법(言語法) │ 불치증 │ 침구법

진액(津液)

몸 안에 있는 진액(身中津液) │ 신이 액을 주관한다(腎主液) │ 맥법

습열로 인해 땀이 나는 것(汗因濕熱) │ 자한自汗 │ 도한盜汗 │ 어린아이의 도한(童子盜汗)

두한頭汗 │ 심한心汗 │ 수족한手足汗 │ 음한陰汗 │ 혈한血汗 │ 황한黃汗 │ 누풍증漏風證

간장(肝臟)

간의 형상(肝形象) | 간의 부위(肝部位) | 간이 주관하는 때(肝主時日)
간에 속하는 것들(肝屬物類) | 간장의 대소(肝臟大小) | 간이 상한 증상(肝傷證)
간병의 증상(肝病證) | 간병의 허실(肝病虛實) | 간병이 가벼워지거나 중해지는 때(肝病間甚)
간기가 끊어진 증후(肝絶候) | 간장 수양법肝臟修養法 | 간장 도인법肝臟導引法 | 단방

심장(心臟)

심의 형상(心形象) | 심의 부위(心部位) | 심이 주관하는 때(心主時日)
심에 속하는 것들(心屬物類) | 심장의 대소(心臟大小) | 심이 상한 증상(心傷證)
심병의 증상(心病證) | 심병의 허실(心病虛實) | 심병이 가벼워지거나 중해지는 때(心病間甚)
수소음경에는 수혈이 없다(手少陰無輸) | 심병 치료법(心病治法)
심기가 끊어진 증후(心絶候) | 심장 수양법 | 심장 도인법 | 단방

비장(脾臟)

비의 형상(脾形象) | 비의 부위(脾部位) | 비가 주관하는 때(脾主時日)
비에 속하는 것들(脾屬物類) | 비장의 대소(脾臟大小) | 비가 상한 증상(脾傷證)
비병의 증상(脾病證) | 비병의 허실(脾病虛實) | 비병이 가벼워지거나 중해지는 때(脾病間甚)
비병 치료법(脾病治法) | 비기가 끊어진 증후(心絶候) | 비장 수양법 | 비장 도인법 | 단방

폐장(肺臟)

폐의 형상(肺形象) | 폐의 부위(肺部位) | 폐가 주관하는 때(肺主時日)
폐에 속하는 것들(肺屬物類) | 폐장의 대소(肺臟大小) | 폐가 상한 증상(肺傷證)
폐병의 증상(肺病證) | 폐병의 허실(肺病虛實) | 폐병이 가벼워지거나 중해지는 때(肺病間甚)
폐병 치료법(肺病治法) | 폐기가 끊어진 증후(肺絶候) | 폐장 수양법 | 폐장 도인법 | 단방

신장(腎臟)

신의 형상(腎形象) | 신의 부위(腎部位) | 신이 주관하는 때(腎主時日)
신에 속하는 것들(腎屬物類) | 신장의 대소(腎臟大小) | 신이 상한 증상(腎傷證)
신병의 증상(腎病證) | 신병의 허실(腎病虛實) | 신병이 가벼워지거나 중해지는 때(腎病間甚)
신병 치료법(腎病治法) | 두 장의 부는 하나로 같다(兩臟同一腑) | 신기가 끊어진 증후(腎絶候)
신장 수양법 | 신장 도인법 | 단방

국립중앙도서관 출판시도서목록(CIP)

동의보감 : 양생과 치유의 인문의학 / 안도균 지음. -- 서울 :
작은길출판사, 2015
p. ; cm.

권말부록: 함께 읽으면 좋은 책들 ;「동의보감」「내경편」원목차
ISBN 978-89-98066-08-6 04510 : ₩17000
ISBN 978-89-98066-12-3 (세트) 04080

동의 보감[東醫寶鑑]
한의학[韓醫學]

519-KDC6
610.951-DDC23   CIP2015028875

동의보감

양생과 치유의 인문의학

2015년 11월 11일 초판 1쇄 펴냄
2023년 4월 20일 초판 6쇄 펴냄

안도균 지음

펴낸이 김경희 | 펴낸곳 작은길출판사 | 출판등록 제2018-000084호
주소 서울 마포구 월드컵북로5가길 17, 3층(서교동) | 전화 02-337-0764
팩스 02-337-0765 | 전자우편 footwayph@naver.com

ISBN 978-89-98066-08-6 04510
ISBN 978-89-98066-12-3 04080(세트)

ⓒ 안도균 2015